数字化转型时代

精准医学创新研究与产业发展报告

（2022 年版下册）

心脑血管疾病、阿尔茨海默病、
儿童先心病、传染性疾病精准防诊治

王建安　王拥军　黄国英　张文宏　主编

清華大学出版社

北京

图书在版编目（CIP）数据

数字化转型时代：精准医学创新研究与产业发展报告：2022年版．下册，心脑血管疾病、阿尔茨海默病、儿童先心病、传染性疾病精准防诊治 / 王建安等主编 . — 北京：清华大学出版社，2023.3

ISBN 978-7-302-62914-6

Ⅰ．①数… Ⅱ．①王… Ⅲ．①医学—技术发展—研究报告—中国— 2022 Ⅳ．① R-12

中国国家版本馆 CIP 数据核字（2023）第 038425 号

责任编辑：孙　宇
封面设计：钟　达
责任校对：李建庄
责任印制：宋　林

出版发行：清华大学出版社
　　　　　网　　　址：http://www.tup.com.cn，http://www.wqbook.com
　　　　　地　　　址：北京清华大学学研大厦 A 座　　　　邮　　　编：100084
　　　　　社 总 机：010-83470000　　　　　　　　　邮　　　购：010-62786544
　　　　　投稿与读者服务：010-62776969，c-service@tup.tsinghua.edu.cn
　　　　　质量反馈：010-62772015，zhiliang@tup.tsinghua.edu.cn
印 装 者：北京博海升彩色印刷有限公司
经　　销：全国新华书店
开　　本：185mm×260mm　　　　　印　张：17.25　　　　字　数：325 千字
版　　次：2023 年 3 月第 1 版　　　　　印　次：2023 年 3 月第 1 次印刷
定　　价：198.00 元

产品编号：100235-01

编 委 会 名 单

序　言

当今世界正处在一个科技革命的历史拐点上，从基因测序到纳米技术，从可再生能源到量子计算，从人工智能到机器学习，从互联网到物联网，数字、物理和生物三大技术领域的互动和融合，科学技术越来越成为推动经济社会发展的主要力量，正在引发全球经济发生深刻的变革。

2020 年 9 月 11 日，习近平总书记在科学家座谈会上提出，要"坚持面向世界科技前沿、面向经济主战场、面向国家重大需求、面向人民生命健康"，为我国"十四五"时期以及更长一个时期推动创新驱动发展、加快科技创新步伐指明了方向。"四个面向"客观上要求我们提高科技原创能力，抢占科技创新制高点，更加关注世界科技前沿和发展动向，更加重视基础研究和原创能力，寻找重大突破，夯实科技强国建设的根基；要求我们面向经济主战场，推动科技与经济深度融合，形成科技创新支撑产业创新、产业创新拉动科技创新的正反馈效应，为经济高质量发展提供强大的科技支撑；要求我们坚持需求导向，努力破解国家发展战略、关键领域和"卡脖子"的难题，抢占科技制高点，寻求新的增长点，为国家富强提供深厚的科技支撑；要求我们坚持以人为本、人民至上、生命至上，以胸怀天下的家国情怀细心呵护人民生命安全、护佑人民身体健康，满足人民日益增长的美好生活需要，实现人民幸福。

数字智能时代的到来，为精准医学、智慧医学发展带来了前所未有的机遇和挑战。精准医学是建立在人类个体基因、环境及生活方式差异基础上对疾病开展预防和治疗的一个新兴医学领域，涉及多学科融合，面临着基础研究、临床应用、技术开发、产业化、投资等多方面的需求和挑战。在数字化转型的大背景下，我国政府高度重视、积极推动精准医学发展。在"十三五"期间，启动了国家重点研发计划"精准医学研究"重点专项，聚焦新一代临床用生命组学技术的研发，大规模人群队列研究，精准医学大数据的资源整合、存储、利用与共享平台建设，疾病防诊治方案的精准化研究，精准医疗集成应用示范体系建设等五大专题。经过五年的努力，取得了多项研究成果，推动精准医学创新研究、成果转化和产业发展，很大程度上满足了人民群众日益增长的医疗卫生服务需求，并在抗击新型冠状病毒肺炎疫情中发挥了重要作用。

为了及时了解全球科技、数字经济和精准医学发展具有重大影响的技术突破和未来发展方向，归纳和梳理我国精准医学、智慧医学的进程，为政策制定、学科创新和产业发展提供咨询依据，在国家卫生健康委员会、科技部和中华医学会的指导下，上海医学创新发展基金会和清华大学医院管理研究院等单位，组织 16 位领域牵头专家和 140 位研究人员启动和完成《数字化转型时代：精准医学创新研究与产业发展》课题，形成了一份主报告和十五份专题分报告。

这是在数字化转型和科技创新的大时代背景下具有里程碑意义的研究工作，研究的主报告有以下亮点：

1. 由 16 位我国医疗卫生行业权威带领 140 位研究人员共同完成，体现了跨领域多学科合作的特点。

2. 研究报告涵盖了数字化经济、科技创新和健康战略时代背景分析，以及新型冠状病毒肺炎疫情对精准医学的影响，具有时代特点。

3. 研究报告完成了从重大疾病精准防诊治、转化医学、健康医疗大数据、人群队列、影响精准医学发展的前沿科技到产业发展和研究案例等的系列分析，展示了精准医学创新研究与产业发展的领域完整性。

4. 研究报告选取了肝细胞癌、肺癌、乳腺癌、传染病、心血管疾病、脑血管病、儿童先天性心脏病和阿尔茨海默病等重大疾病研究领域，并由领域顶级专家牵头，显示了研究的国际化水准。

5. 研究报告通过 186 项前沿科技分析，让读者了解生命科学、临床药学、数据科学、医工交叉系统及平台建设等前沿科技发展。

6. 市场潜力、企业发展及健康科技产业园区的力量是精准医学生态价值链中重要的一环，报告体现了研究的完整性。

7. 研究报告图文并茂，具有很强的可视性和可读性。

本研究报告透过专家视野，分析了精准医学发展的机遇和挑战，为政策制定、科学研究和行业整合搭建参考与研究平台，是国内外首部将研究与产业相结合的研究报告。在健康中国战略的指引下，共同推动医学和健康事业及产业的发展。希望本报告的出版能够为有关政府部门制定和完善相关政策体系，鼓励创新和成果转化，为学界进一步深化精准医学创新研究，以及相关产业发展、投融资、企业发展提供参考。

希望课题组再接再厉，在未来不断更新精准医学领域的相关研究报告，亦请读者不吝赐教，共同探讨二十一世纪促进人类健康的发展机遇和创新模式！

陈竺

二〇二二年五月二十日

前　言

　　数字化推动着生产、生活和社会治理方式的深刻和系列变革。互联网、大数据、云计算、人工智能、区块链等技术加速创新，日益融入社会和经济发展各领域全过程，数字化发展速度之快、辐射范围之广、影响程度之深前所未有，正在成为重组全球要素资源、重塑全球经济结构、改变全球竞争格局的关键力量。新型冠状病毒肺炎疫情（以下简称新冠疫情）的持续蔓延，使得人们更多地依赖信息技术，加深了数字化进程对人们生产生活的实际影响。我国党和政府非常重视数字化转型和数字经济的发展，党的十八大以来实施了网络强国战略和国家大数据战略。根据 2021 全球数字经济大会的数据显示，我国数字经济规模已经连续多年位居世界第二。特别是新冠疫情暴发以来，数字技术、数字经济在支持抗击疫情、恢复生产生活方面发挥了重要作用。

　　在数字经济和创新科技发展的大时代背景下，医疗卫生健康领域借势时代浪潮，依靠科技创新，推动医疗行业数字化和产业化发展。生命科学特别是组学的创新研究、数据科学的发展和应用、医工交叉系统和平台的推广，让临床医学从经验性的"一刀切"治疗，改进成分层治疗，再到精准的个体化治疗。为此，精准医学作为医学的重要发展方向，受到政府、医学界、科技界、产业界等各方高度关注。为推动精准医学的创新发展，2016 年我国政府启动并实施了国家重点研发计划"精准医学研究"重点专项，近年来取得了多项成果。

　　为更好地推动精准医学的科学技术研究、成果转化和产业发展，在国家卫生健康委员会（以下简称国家卫生健康委）、科技部和中华医学会的指导下，由上海医学创新发展基金会、清华大学医院管理研究院、上海医疗质量研究中心、上海广慈转化医学研究发展基金会和源墨健康研究院等单位发起，组织了由 16 位中国医疗行业权威专家院士领衔、140 位多领域研究人员参与完成了 2022 年《数字化转型时代：精准医学创新研究与产业发展》研究报告。

　　研究报告涵盖了在数字化经济、科技创新和健康战略时代背景下，重大疾病精准防诊治、转化医学、健康医疗大数据、人群队列、影响精准医学发展的前沿科技到产业发展等多个领域。从重大疾病原创研究、重点领域原创研究、前沿科技分析、产业发展分析、研究案例和文献检索六大方面系统展现精准医学前沿技术的发展，尤其关注影响国民健康的重大疾病，如肝细胞癌、肺癌、乳腺癌、心血管疾病、脑血管病、先天性心脏病、阿尔茨海默病和传染病等。与临床一线专家一起，从流行病学、社会经济负担、前沿基础研究、临床创新技术应用以及产业化发展多个角度，系统阐述和研究了精准防诊治的策略。与此同时，从国际视野追踪智慧医学和未来技术的前沿科技发展，从生命科学、临床医学和药学、数据科学、医工交叉系统及平台建设五个领域梳理和分析了 186 项前沿技术以及对行业发展的影响潜力；透过专家视野、案例研究和文献检索，报告分析了我国精准医学研究和产业发展面临的机遇和挑战，为政策制定、科学研究和行业融合搭建对话平台，从而推动健康中国战略实施。

在此，我们感谢顾问团队陈赛娟院士、詹启敏院士、宁光院士、黄荷凤院士、董家鸿院士、贾伟平院士、代涛教授、张俊华教授、王兴鹏教授、朱晓明教授、Tien Wong 教授和 Gareth Goodier 博士的指导！感谢参加课题的领域牵头专家（按姓氏拼音排序）及研究人员，他们是：

陈赛娟［中国工程院院士　国家转化医学中心（上海）］及团队闻朝君、田强和陈银银。

代敏（中国医学科学院北京协和医院）及团队陈宏达、张愉涵和陆斌，人群队列研究参与团队中国医学科学院肿瘤医院魏文强、陈茹、赵方辉、胡尚英、赵雪莲，北京大学肿瘤医院潘凯枫、李文庆和金昱，浙江大学医学院附属第二医院丁克峰、肖乾、朱应双和刘成成，天津医科大学肿瘤医院陈可欣、宋方方和黄育北。

樊嘉（中国科学院院士　复旦大学附属中山医院）及团队史颖弘、王鹏翔和祝桂琦。

赫捷（中国科学院院士　中国医学科学院肿瘤医院）及团队高亦博、孙英丽、王鑫、曾红梅、邵飞、王远卓、周潇翔和张震。

黄国英（复旦大学附属儿科医院）及团队刘芳、盛伟、储晨、赵趣鸣、高涵、李萍和田友平。

郭毅可（英国皇家工程院院士　香港科技大学）。

饶克勤（中国卫生经济学会　清华大学医院管理研究院）及参与上海医学创新发展基金会阿尔茨海默病研究课题的专家：葛延风、李大魁、陈彪、吴凡、陈晓春、管一晖、郭起浩、施炯、王华丽、贾建平、陈生弟、肖世富、刘军、张宝荣、沈璐、唐毅、王刚、陈芹、徐群。

宋尔卫（中国科学院院士　中山大学附属孙逸仙纪念医院）及团队胡海、崔国辉、赵健丽、林桂平和崔秀英。

王波（上海医学创新发展基金会）及团队张艳琴和王晓岚，上海医疗质量研究中心团队陈莘伊、马逸洲、郝蓉、顾荃晟、袁兴标、苏纯和房杉杉，合作伙伴安永 - 帕特侬咨询公司宿骅和王秋怡。

王建安（浙江大学医学院附属第二医院）及团队胡新央、蒋峻、刘先宝、徐银川、沈建、王贺阳、朱齐丰、郭宇超、吴蓉蓉和何佳。

王拥军（首都医科大学附属北京天坛医院）及团队许杰、徐俊、姜季委、薛婧、程爱春和曹爽，复旦大学附属华山医院董强，南京大学医学院附属鼓楼医院徐运，中国人民解放军总医院贾建军，北京大学第一医院孙永安。

杨广中（英国皇家工程院院士　上海交通大学医疗机器人研究院）。

郁金泰（复旦大学附属华山医院）及团队黄钰媛、张亚茹、陈仕东、吴凯敏、郭宥廷、郭钰、黄舒怡、邓悦婷和吴邦胜。

张文宏（复旦大学附属华山医院）及团队孙峰、应峻、王钰琛、李杨和张雨萌。

张勇（源墨健康研究院）及团队韩早、戴庆、曹砺文、范帆、石金冬、姜松明、崔庆阳、陈金玉、唐正莉、雷蕾、李迎亚、李杰和古兰。

张宗久（清华大学医院管理研究院）及团队边妗伟、曹子健、何美慧、康玥、刘穗斌、李昶锋、刘宝琴、宋琦、王颖航、严越、杨菁、尤治灵、张天问、张兆璐、赵莉娜和赵宁。

课题研究工作得到渤健生物、恒瑞制药和高德纳咨询公司（Gartner）等合作伙伴支持，由源墨健康研究院团队提供研究分析支持，张江集团、罗氏、晨泰、麦肯锡等企业团队提供支持，在此我们一并表示感谢！

本书编委会

2022 年 10 月

目　录

第一章　心血管疾病精准防诊治研究

摘　要

随着人口老龄化的加剧，心血管疾病已成为我国居民死亡原因的首要，冠状动脉粥样硬化性心脏病和心脏瓣膜病成为心血管疾病的主要类型。严重影响着我国国民经济发展和人民生命健康。现有的重大心血管疾病治疗手段无法修复损伤组织和逆转疾病进程，因此通过对涉及心血管疾病损伤与修复的细胞、分子、代谢等调控机制的基础研究及相关前沿技术的开发，来寻找心肌损伤修复的新干预手段迫在眉睫。近 5 年来，基础研究领域的前沿技术如遗传谱系示踪技术、单细胞测序、空间转录组、代谢组学、干细胞及其衍生物与组织工程结合、心肌转分化或去分化、免疫治疗、3D 心脏打印、仿生电子血管等的重大突破，为寻找心肌损伤修复的新干预策略带来新的突破口。基于"3P"（预防医学、预测医学和个体化医疗）医学时代的到来，心血管疾病精准预防与诊断治疗是目前的难题和研究热点。在冠心病诊治领域，高效、便捷、准确的冠状动脉功能学评估和以药物洗脱球囊为代表的支架替代手段仍处于完善阶段。近年来，基于冠状动脉影像的血流储备分数分析途径、基于心脏影像的功能学分析系统的出现，以及新型药物洗脱球囊的研发进一步推进了冠心病的精准防诊治。而在心脏瓣膜病的诊治领域，实时三维超声、多层螺旋 CT、心脏磁共振、PET-CT 等精准化诊疗技术的发展以及经导管瓣膜介入治疗新技术日趋成熟为心脏瓣膜病的诊治带来了新的机遇。本章就目前重大心血管疾病防诊治领域存在的重大挑战、基础研究领域的前沿科学技术重大突破及创新技术的产业化发展展开论述，旨在进一步推进冠心病及心脏瓣膜病等重大心血管疾病的精准防诊治发展。

第一节　前　言

一、疾病介绍及流行病学

心血管疾病是人类健康的"第一杀手"，占我国居民所有死亡原因的 43.81%，严重影响我国国民经济发展和人民生命健康。目前，我国共有心血管疾病患者 3.3 亿人，平均每 10 秒就有 1 人死于心血管疾病，仅 2017 年我国用于心血管疾病的治疗费用就高达 5 406 亿元人民币。随着人口老龄化的加剧，冠状动脉粥样硬化性心脏病及心脏瓣膜病成为最常见的心血管疾病类型。

（一）冠状动脉粥样硬化性心脏病

冠状动脉粥样硬化性心脏病（coronary atherosclerotic heart disease）指冠状动脉发生粥样硬化引起管腔狭窄或闭塞，导致心肌缺血缺氧或坏死而引起的心脏病，简称冠心病（coronary heart disease，CHD）。本病多发于 40 岁以上成人，但目前疾患者群有年轻化趋势，是目前成人院外猝死的最重要原因，占比可达 80%，是威胁人类健康的主要疾病之一。

《中国卫生健康统计年鉴（2020）》及《中国心血管健康与疾病报告 2020》数据显示，我国患冠心患者数量为 1 100 万人，自 2012 年以来呈现连续增长趋势。而农村和城市心血管病分别占死因的 46.66% 和 43.81%，占所有疾病死因构成比的首位。而同期，以美国为代表的欧美国家，心血管的发病率和死亡率进入平台期，并呈现下降趋势。与之相对应，我国 2018 年仅缺血性心脏病住院费用就达到 1 119.82 亿元，同期缺血性心脏病住院人数达 855.88 万人次，人均住院费用达 13 083.8 元，同期我国人均年可支配收入为 28 228 元，占比达 46.35%，给患者家庭造成了极大的经济负担。尽管目前中央政府通过药品器械集中采购、合理统筹医保资金等综合管理措施，冠心病患者的个体经济负担已呈现出下降趋势，然而，我国目前依旧是全球最大的发展中国家，人口基数极其庞大，使用欧美的基于全人群的粗犷型冠心病防治策略，国家及家庭的经济负担依然很重，严重制约我国实现全面小康社会、实现全民健康的宏伟目标。

（二）心脏瓣膜病

心脏瓣膜病（valvular heart disease，VHD）是一种严重影响人类健康的心血管疾病。主动脉瓣、二尖瓣、三尖瓣等任一心脏瓣膜出现结构或功能异常，都会对人体机能及寿命产生重大影响。主动脉瓣是连接左心室与主动脉的瓣膜，以主动脉瓣狭窄（aortic stenosis，AS）为例，一旦出现症状若不及时干预，中期生存期仅为 2 ~ 3 年，甚至比很多恶性肿瘤的预后还要差。二尖瓣是连接左心室与左心房的瓣膜，以二尖瓣反流（mitral regurgitation，MR）为例，二尖瓣反流可以分为器质性（原发性）和功能性（继发性）。按照病情严重程度，二尖瓣反流可以分为轻度和重度二尖瓣反流；按照病情急缓程度，可分为急性和慢性二尖瓣反流。轻度二尖瓣反流可在很长时间内不出现临床症状，预后较好。重度二尖瓣反流可产生心悸、胸闷、气急等症状。急性重度二尖瓣反流的患者耐受性很差，很容易出现死亡。慢性重度二尖瓣反流，无症状者 5 年内心血管死亡和心血管事件发生率分别为（14±3）% 和（33±3）%，而出现严重心力衰竭者每年死亡率达 34%。三尖瓣是连接右心室与右心房的瓣膜，以三尖瓣反流（tricuspid regurgitation，TR）为例，根据发病机制不同，三尖瓣反流可以分为器质性（原发性）和功能性（继发性）。其中，原发性 TR 较为罕见，病因主要包括先天性、风湿性心脏病、心内膜炎、三尖瓣创伤和黏液瘤样变性等；继发性 TR 最为常见，由右心室扩张、瓣环扩张、乳头肌位移等所致，常继发于左心功能障碍（二尖瓣功能障碍和 / 或左心室功能不全）、肺动脉高压和房颤等疾病。轻度及以下的 TR 在很长时间内不出现临床症状，预后较好，对患者影响较小，不需要干预治疗；而中重度 TR 可产生心悸、胸闷、气急等症状，且提示与不良临床预后相关，对长期结果产生不利影响。有研究表明，在单独的三尖瓣连枷导致的严重 TR 患者中，导致了每年 3.8% 的额外死亡率。因此根据 TR 患者人数和影响而言，对 TR 治疗的重要性和必要性日益增加。

早发现、早诊断、早治疗对心脏瓣膜病患者来说具有重要的临床意义。传统的治疗方法包括药物保守治疗和外科换瓣手术治疗。药物治疗不能解决心脏瓣膜病的根本问题、效果差，外科手术创伤大、恢复慢，对于发病率高的老年人群来说具有明显的局限性。

随着人口老龄化和生活方式的改变，老年退行性病变所致的心脏瓣膜病发病率明显上升，75 岁以上老年人心脏瓣膜病发病率高达 13.3%，发病率甚至有逐渐超过高血压、冠心病等常见老年心血管疾病的趋势，正成为威胁老年人心血管健康的重大隐患。

主动脉瓣狭窄预后差，发病率相较二尖瓣、三尖瓣疾病低，且已逐渐从既往的风湿性病变向老年性退行性病变转化。二尖瓣反流是最常见的心脏瓣膜疾病，其发病率是主动脉瓣狭窄的 5 倍以上。发达国家最新流行病学调查显示，二尖瓣反流在西方总体人群中的发病率约为 1.7%，且发病率随着年龄增加而增长。据估计，在美国，有 450 万例 MR 患者，其中 167 万例患者需要手术治疗。我国人口基数大、老龄化严重，MR 患者的数量也在持续增长，据估测，我国二尖瓣重度（≥Ⅲ级）反流患者超过 1 000 万例。我国一项基于 14 万例患者的超声数据显示，中度和重度三尖瓣关闭不全患者检出率分别约为 2.22% 和 1.39%，因此基于中国人口基数推测，我国三尖瓣中度以上关闭不全的患者约为 800 万人，且发病率随着年龄增加而增长，在 75 岁及以上年龄的人群中，患病率为 3.96%，随着我国人口老龄化进程日益加剧，患者人数持续增长。

二、基础研究和精准防诊治的技术进展和前景

（一）冠心病

1. 冠心病基础研究进展　从炎症学说到基因修饰，从干细胞治疗到生物材料替代，冠心病基础研究方兴未艾，对冠心病发病机制的探讨有助于进一步认识疾病的发生及发展过程，切实提高治疗的精准度。

（1）冠心病与免疫炎症：免疫与炎症作为冠心病的基础理论，已经被广泛接受，然而目前仍缺乏有效的干预治疗措施。近几年来，随着检测技术及药物研发技术的发展，炎症、免疫、肠道微生物在冠心病的发病过程中的作用再次成为研究热点。Nemet 等研究发现，肠道代谢产物苯乙酰谷氨酰胺（PAGln）促进冠心病的进展，此外，工程化的 T 细胞可抑制心肌纤维化过程。心脏中存在多种亚群的巨噬细胞，巨噬细胞可吸收心肌细胞中损伤的线粒体等组织，保持心肌组织的稳定；淋巴系统本身在保护心脏功能上也有重要意义，心肌梗死后抑制干扰素（IFN），抑制白细胞介素 -1（IL-1）可显著改善心功能。此外，AIM2 炎症小体可显著促进动脉粥样硬化的发生发展。自噬作为细胞炎症反应调控的重要组成部分，对心肌细胞的修复具有重要意义。多种细胞因子［如 Thioredoxin（TRX）-1 等］参与动脉粥样硬化的发生及发展。

（2）冠心病与基因治疗：冠心病作为一种遗传相关性疾病，尽管目前尚缺乏明确的治病基因，然而，进一步阐明心脏的发育及疾病发生过程中基因的时空转录变化，对冠心病精准治疗意义重大。利用 GWAS 可能发现潜在的冠心病相风险基因，而 Lescroart 等利用单细胞测序描绘了心血管细胞的起源。Asp 等绘制了人类胚胎心脏发育的单细胞转录图谱，而 Van Heesch 等研究了成人心肌单细胞水平的蛋白质翻译过程调节，Litviňuková 等绘制了成人心脏单细胞 RNA 图谱，Su 等发现静脉来源的细胞在形成冠状动脉中的作用。此外，研究发现 5 型胶原蛋白、IL-11 在心肌损伤后瘢痕组织修复中起重要作用。Leach 等发现抑制 Hippo 信号通路促进心肌梗死后的心功能恢复。这些研究为明确心脏的发育及代谢提供了基础。

（3）冠心病与心脏再生：自 2006 年日本科学家中山伸弥发现多能干细胞后，成体细胞的逆分化及转分化一直是研究的热点。而心脏作为终末分化器官，其再生功能一直受到极大关注。Shiba 等利用同种异体 iPSC 分化而来的心肌细胞，Murry 等利用 iPSC 衍生的心肌细胞贴片促进非人类灵长类心肌梗死后心功能恢复。Bassat 等发现

心脑血管疾病、阿尔茨海默病、儿童
先心病、传染性疾病精准防诊治

心脏细胞外基质 agrin 可促进心肌再生。Liu 等利用单细胞测序方法描述了心脏成纤维细胞向心肌样细胞转分化的基因转录过程。Mohamed 等发现过表达细胞周期蛋白依赖激酶 1 等蛋白可促进成体心肌细胞分裂，同样缺氧、Meis1-Hoxb13 轴、Klf4 也可促进心肌细胞分裂。Bargehr 等发现心外膜来源的干细胞可促进细胞再生。Das 等发现 CXCR4/CXCL12 在新生小鼠心脏损伤后侧支循环建立中的作用，而 Döring 发现该通路可抑制动脉粥样硬化进展。miRNA 等一系列非编码 RNA 在心肌增殖、动脉粥样硬化中发挥作用。此外，干细胞移植治疗心肌梗死的修复机制目前认为是得益于局部的免疫调节作用。

（4）冠心病与组织工程：依据个体特异性的类器官的体外构建，包括心脏、血管等，可以更好地测试相关药物的疗效及副作用，从而实现冠心病的个体化精准治疗。Zhao 等通过搭建新型心肌组织培养平台，构建基于个体化的高效药物分子筛选模式。Hofbauer 在体外构建了类心腔结构。Lee 等通过 3D 打印技术构建体外心脏模型用于病理生理研究。Drakhlis 等通过体外构建心脏类器官模拟心脏发育过程。而纳米工程技术则通过改善药物递送等方面促进损伤心肌的修复，通过构建基于微环境响应的组织工程材料进一步改善心肌修复。

2. 冠心病精准防诊治技术前景　目前冠心病的诊治策略更新依旧是基于大规模临床对照研究证据，而大规模随机临床研究存在几个显著的缺陷，比如，研究时限长、研究人群具有选择性等，而其中最重要的是，同一干预措施人群中，仅有部分患者获益。例如，发表在《新英格兰杂志》的《高出血风险患者经皮冠状动脉支架置入术后双重抗血小板治疗》的研究文章显示，冠状动脉支架置入术后缩短双联抗血小板治疗不增加术后主要心血管不良事件发生率（6.1% *vs.* 5.9%），但是可显著降低患者出血风险（6.5% *vs.* 9.4%）。然而，在此研究中，仍需要看到的是：即使延长了双联抗血小板药物治疗，术后仍有 5.9% 的患者再次发生了心血管不良事件，同时即使缩短了双联抗血小板治疗，仍有 6.5% 的患者出现了药物相关性出血。而此研究只纳入了近 3 000 位患者，若推广至所有冠心病患者群，将有大量的患者无法得到有效救治，且出血患者数量巨大。因而，如何有效识别高危人群，实现更高效、精准的防控，是冠心病诊治未来的研究方向。

（二）心脏瓣膜病

1. 心脏瓣膜病基础研究前景

目前心脏瓣膜病的基础研究主要在于瓣膜病致病基因寻找、阐明瓣膜病致病关键机制，二叶式主动脉瓣畸形致病基因鉴定、瓣膜钙化重要通路鉴定等。钙化性或退行性主动脉瓣疾病是老年人常见的瓣膜病变，目前瓣膜病基础研究领域主要关注钙化性主动脉瓣疾病（calcific aortic valve disease，CAVD）的致病机制。多因素和细胞类型的多样性导致 CAVD 的组织病理学多样性，例如，巨噬细胞异质性促进人钙化动脉粥样硬化斑块中的破骨细胞低活性和主动脉瓣叶的矿化。线粒体分裂的关键调节因子 Dynamin- 相关蛋白 1（Dynamin relative protein 1，DRP1）在调节胶原蛋白分泌和心血管钙化方面发挥作用。基因组关联研究提示 sortilin 通过促进平滑肌细胞来源的细胞外囊泡的钙化潜能在微钙化灶的发展中起关键作用，因此心血管代谢风险因素、炎症因素与心血管系统钙化形成的机制研究已成为主动脉瓣钙化假说形成的关键。

CAVD 与动脉粥样硬化可能具有共同的机制，因为多达 50% 的 CAVD 患者伴有冠状动脉粥样硬化疾病。钙化性主动脉瓣狭窄的易感人群包括纵隔放射、肾功能衰竭、家族性高胆固醇血症或钙代谢紊乱病史的患者群。既往研究表明钙化性主动脉瓣疾病与年龄、男性性别、血脂异常、高血压、吸烟、糖尿病和代谢综合征之间可能存在关联。CAVD 还是一种涉及炎症、纤维化和钙化相关的细胞和分子机制的动态疾病过程。既往的研究表明，脂蛋白 a（lipoprotein a，LPa）对于 CAVD 是一个危险因素。升高的 LPa 水平和相应的基因型与一般人群中主动脉瓣硬化的风险增加相关。循环氧化低密度脂蛋白（oxidized low density lipoprotein，ox-LDL）水平升高与钙化 AS 中瓣膜组织的纤维钙化重塑较差有关，ox-LDL 含量较高的瓣膜显示炎性细胞密度显著增加，TNF-α 表达增加，组织重塑评分。

在主动脉瓣钙化的病理过程中瓣膜间质细胞发挥关键作用，主要是瓣膜间质细胞转分化为成骨样表型和纤维化表型，同时分泌钙化基质囊泡沉积在主动脉瓣中。骨代谢途径分子（如 WNT 途径）在主动脉瓣钙化中发挥作用。非经典 WNT 配体 WNT5a、WNT5b 和 WNT11 在人钙化的主动脉瓣膜中表达上调，这三个 WNT 配体可以通过丝裂原激活蛋白激酶 p38 亚基（mitogen-activated protein kinase p38 subunit，MAPKp38）和糖原合酶激酶 3β（glycogen synthase kinase-3 beta，GSK3β）信号通路促进瓣膜间质细胞的凋亡和成骨样转化，进而促进主动脉瓣钙化的发生。

由动脉粥样硬化、钙化和骨化的活跃过程引起的退行性心脏瓣膜病是发达国家和发展中国家主动脉瓣狭窄最常见的原因，目前尚无确定的药物治疗方法。最近的一系列研究证明了氧化脂质、炎症反应和生物矿化在 CAVD 中的重要调节作用，但是这些相关分子是否可以作为临床干预和延缓主动脉瓣钙化的靶点尚需开展进一步的研究。

2. 心脏瓣膜病精准防诊治的技术进展和前景

目前心脏瓣膜病的防诊治主要依赖于体格检查以及相关辅助检查。超声心动图简便经济，可测量瓣膜钙化严重程度、瓣口面积、心室心房大小及心功能等，是诊断心脏瓣膜病的首选无创检查。实时三维超声可以提供额外的诊断信息，并且在外科瓣膜置换术中可以实时评估瓣膜工作情况，在经导管介入治疗领域可以提供术前诊断信息，对于术中操作指导有着至关重要的作用。多层螺旋 CT 目前并非瓣膜病诊断的必要检查方法，但其不受负荷和血流动力学影响，但是可宏观量化钙化程度，辅助心脏瓣膜疾病的诊断，从而作为心脏彩超的有效补充，并为严重瓣膜病变患者手术提供资料，如为经导管主动脉瓣置换，经导管二、三尖瓣介入治疗提供术前筛查、手术规划等。心脏磁共振（cardiac magnetic resonance，CMR）心脏瓣膜病进展至后期，可出现心肌肥厚伴心肌缺血性坏死，患者常需治疗，CMR 可为手术治疗提供准确的心脏瓣膜周径尺寸信息。除此之外，使用钆剂造影后的延迟钆增强（late gadolinium enhancement，LGE）成像能可视化定量心肌纤维化体积，有研究发现 LGE 的强化程度是主动脉瓣膜置换术后死亡的独立预测因子，并可作为疾病进展的重要影像学标记。目前正电子发射断层扫描（PET-CT）被广泛应用于科研，它可以反映瓣膜炎症的活动性，而炎症被认为是钙化的关键因素。研究表明，CAVD 患者瓣膜 ^{18}F- 氟代脱氧葡萄糖摄取增加，与疾病快速进展相关，从而可以很好地预测 CAVD 进展。

心脏瓣膜病的治疗是近年来研究热点，尤其在药物治疗方面，然而目前尚无抑制瓣膜钙化进展的有效药物上市，潜在药物治疗研究方向主要包括以下几类：降低 Lp（a）水平，维生素 K_1，双膦酸盐等。手术干预分为外科瓣膜置换术和经导管瓣膜置换术。近 10 年，随着以经导管主动脉瓣置换术（TAVR）为代表的瓣膜治疗新技术日趋成熟，在国外已成为外科主动脉置换术的有效替代手段。TAVR 过去主要解决外科中高危手术风险患者的治疗。近来使用率明显增加，目前已被应用于从低危到高危的患者，美国国家住院患者样本数据显示 TAVR 的比例从 2012 年的 11.9% 上升到 2016 年的 43.2%。我国经导管瓣膜介入技术发展迅速，自主研发多种瓣膜，如 VenusA 系列针对二叶式主动脉瓣膜钙化患者，TaurusOne 瓣膜降低瓣周漏发生率，Dragonfly 系列针对二三尖瓣反流患者。同时技术上创新性改进原 TAVR 手术方式，国内提出的"杭州方案"在国际具有重要影响力。

心脏瓣膜病精准预防与诊断是目前的热点，以多螺旋 CT、心脏磁共振、PET-CT 等为代表的精准化诊疗技术为心脏瓣膜诊治带来了新的机遇。目前经导管瓣膜介入治疗发展方兴未艾，经导管主动脉瓣置换术已拓展适应证至低危患者，改善患者预后及减少术后并发症是心脏病学家的研究重点，未来的研究将更多地聚焦于患者的个体术式选择，使得获益风险比最大化。目前钙化性心脏瓣膜疾病的药物治疗研究火热，药物将在心脏瓣膜患者治疗中起重要作用。

第二节　基础研究领域的前沿技术重大突破
（2016—2021 年）

一、遗传谱系示踪技术

遗传谱系示踪技术（genetic lineage tracing）是一种利用 Cre-loxP 位点特异性重组系统研究体内特定细胞类型起源及命运转归最常见及最有效的方式。中国科学院生物化学与细胞生物学研究所周斌研究组将 Dre-rox 同源重组系统引入传统的基于 Cre-loxP 重组系统的遗传谱系示踪技术中，有效规避了由于 Cre 表达的不特异性而导致的非特异同源重组，实现更为精准的遗传谱系示踪，为发育、干细胞及再生等领域的深入研究奠定了坚实的基础。周斌教授课题组进一步利用该系统解决了成体心脏 c-Kit+ 心脏干细胞的问题，证实 c-Kit+ 干细胞在成体心脏生理稳态和损伤修复过程中均不会分化形成心肌细胞，主要通过血管新生参与心脏修复。课题组进一步利用遗传谱系示踪及功能验证试验，发现胚胎发育晚期，已经存在的胚胎心肌冠状动脉丛通过 dll4-notch1 信号通路使扩张的心肌血管化，并通过类似机制重建新生儿心脏。

二、单细胞测序

基于单细胞分辨率的基因组、表观遗传组、转录组、蛋白质组等多组学测序方法使得深入分析细胞类型和细胞状态的多样性成为可能，能全面描述单个细胞的基因表达和相互关系。美国 Gladstone 心血管研究所的研究小组利用单细胞测序对小鼠心脏发育过程中近 40 000 个心脏前体细胞进行深度分析，发现转录因子 Hand2 在决定细胞命运方面发挥关键作用，Hand2 缺失会破坏心脏发育。中国医学科学院阜外医院胡盛寿院士、王利教授团队，对 21 422 个心脏组织细胞进行了单细胞转录组测序和分析，绘制了世界首张成人心脏的单细胞图谱。王利研究组进一步利用单细胞测序首次大规模评估成年小鼠心肌细胞从代偿性肥大发展为心力衰竭过程中主要细胞类型（心肌细胞、内皮细胞、成纤维细胞及巨噬细胞）的转录组学动态变化，证实了巨噬细胞活化在肥厚性心脏功能不全中的关键作用，使用抗炎药物 TD139 和 Arglabin 能有效维持心脏功能和减轻纤维化，为后续探索心力衰竭的干预策略奠定了基础。

三、空间转录组

组织中空间原始位置上的基因表达模式对于了解其中细胞的类型和功能至关重要。为突破单细胞转录组测序无法表征单细胞空间分辨率下的基因表达特征和细胞类型图谱，研究人员借助空间转录组测序技术结合单细胞转录组测序技术，探究了人类心脏发育过程中基因的时空表达模式，揭示了人类胚胎心脏中细胞类型在空间组织中的分布特征，为人类心脏三个主要发育阶段构建了一个空间亚细胞图谱，为未来人类心脏发育的研究提供了重要借鉴。近期，德国亚琛大学和荷兰鹿特丹伊拉斯谟医学中心研究组在预印本 *bioRxiv* 发表了题为 *Spatial multi-omic map of human myocardial infarction* 的文章，该研究利用单细胞核转录组，单细胞 ATAC 联合空间转录组首次定位了处于稳态和心肌梗死后不同阶段的人类心脏组织，构建了心脏重构的多组学高分辨率整合图谱。

四、代谢组学

代谢组学通过对体内代谢物水平的筛选、定性、定量及验证分析，是寻找心血管疾病生物标志物、发病机制及治疗靶点的有力手段。美国宾夕法尼亚大学研究小组，通过对 110 位患者动脉、冠状窦和股静脉的血液进行了代谢组学研究，量化了人类心脏对 277 种代谢物（包括所有主要营养素）的摄取和释放，全方位解读了人类健康心脏和心衰心脏的代谢图谱。密歇根大学心血管研究中心对 2 330 名年轻成年人队列利用代谢组学研究机体代谢的动态变化，结合心血管疾病如心功能不全、血管钙化等，揭示了早期成年人心血管疾病相关的机体代谢紊乱分子特征，为心血管疾病的早期诊断和预防干预提供了理论依据。

肠道菌群能通过产生生物活性代谢产物，在调节宿主心脏代谢方面发挥重要作用。美国克利夫兰研究小组，对 1 162 名受试者的血浆进行了非靶向代谢组学研究，发现了一种血浆代谢物——苯乙酰谷氨酰胺化合物（PAGln），并通过 4 000 名受试者的独立队列，显示苯乙酰谷氨酰胺与心血管疾病和重大不良心血管事件（如心肌梗死、脑卒中或死亡）相关。PAGln 作为一种新型的促进心血管疾病的肠道微生物依赖性代谢产物，拓展了心血管疾病潜在肠道微生物机制方面的研究，将作为心血管疾病个性化诊治的潜在靶标。美国杜兰大学研究小组采用前瞻性巢式病例对照研究，纳入 760 名健康女性，利用基于质谱的靶向代谢技术评估 10 年的血浆中肠道微生物代谢产物三甲胺 N- 氧化物（TMAO）变化与冠心病发生的相关性。结果显示，TMAO 的长期升高与冠心病危险性增高相关，10 年以上反复检测 TMAO 可提高冠心病高危人群的识别率。

五、干细胞及其衍生物与组织工程结合

因干细胞治疗可激活心脏内源性修复机制和替代坏死心肌细胞，是目前治疗心力衰竭的潜在有效手段。人多能干细胞（hPSC）包括胚胎干细胞（ESC）和人诱导多

能干细胞（hiPSC）能分化为心肌细胞，在非人灵长类、猪心梗模型中移植 hPSC 衍生心肌细胞取得了良好的疗效。利用 hPSC 衍生心肌细胞构建心肌补片移植，有助于恢复心梗后心脏的电生理特性。南方医科大学研究小组构建了由甲基丙烯酸弹性蛋白、明胶及碳纳米管组成的可注射且具有导电性能的支架，避免了外科开胸植入的创伤，植入含有 hPSC 衍生心肌细胞的心肌贴片能促进小型猪梗死心脏的功能恢复。法国的 Pucéat 团队发现 iPSCs 可以作为种子细胞应用于心脏瓣膜的组织工程，并真实再现瓣膜疾病患者瓣膜发生的人类细胞模型。iPSCs 还可以分化成血管平滑肌细胞，用于生产组织工程血管移植物，并利用可生物降解支架、增量脉动拉伸和最佳培养条件，使血管移植物的机械强度与用于动脉旁路移植的本地血管相似。在植入 hiPSC 来源的血管移植物模型中，大鼠主动脉显示出良好的通畅，没有管腔扩张，并有效地维持机械和收缩功能，具有很好的应用前景。人胚胎干细胞来源的内皮细胞也可以用于生产组织工程血管移植物，用人胚胎干细胞来源的内皮细胞血管移植物在梗死大鼠心脏内可以与冠状动脉血管良好结合，治疗组的梗死大鼠心脏显示出更多的心肌细胞和血管密度，为下一代心脏组织工程设计提供参考依据。

hPSC 也可以作为通过形成类器官，作为筛选药物靶点和研究病理机制的平台。澳大利亚昆士兰大学开发了一种基于 96 孔的高通量设备，用于 hPSC 衍生心脏类器官的功能筛选。美国密西根州立大学研究小组利用 hPSC 通过自组装生成与发育相关的人类心脏类器官，该类器官在转录组、结构和细胞水平上与人类胎儿心脏组织一致，呈现心脏发育过程中的腔室结构、电生理变化和血管化，并将该心脏类器官用于孕前糖尿病诱发的先天性心脏病建模，为研究人类先天性心脏病发病机制提供了有利模型。

细胞外囊泡（extracellular vesicles），又名外泌体，是干细胞旁分泌因子的重要组成部分，外泌体治疗为修复心梗后损伤心肌提供了潜在的解决方案。美国阿拉巴马大学伯明翰分校的张建一教授团队和浙江大学的胡新央和王建安教授团队，分别通过大动物心肌缺血模型，证实了干细胞来源的外泌体能有效促进心肌修复，且不会增加致心律失常并发症的发生率。将外泌体精准靶向至损伤心肌组织对于其发挥修复疗效至关重要。解放军空军军医大学和西安交通大学研究小组利用三氧化二铁芯、二氧化硅壳和 CD63 抗体、MLC 抗体构建磁性纳米颗粒作为外泌体的运输机，有效收集、运输和释放循环中的细胞外泌体到梗死心脏组织中，从而达到减少梗死面积、改善心脏功能的作用。同时，通过血管注射、心肌注射或心肌补片方式递送外源外泌体，可能存在驻留率低、开胸手术创伤大等缺点。北卡罗来纳州立大学研究小组设计、制造和测试了一种基于 MSCs 的微创外泌体喷雾剂，该外泌体喷雾能有效修复梗死心肌，并避免了外泌体治疗中开胸手术创伤。

六、心肌转分化或去分化

众所周知，成年心肌细胞几乎没有再生能力，因此研究心脏损伤或心脏疾病刺激后心肌细胞再生及修复意义重大。通过基因重编程（Bmi1）或者小分子化合物在体条件下将梗死局部的心脏成纤维细胞成功诱导为心肌细胞，促进心梗后的心肌修复及心脏功能的恢复。德国马克斯普朗克心肺研究所主导的研究团队，证明了心脏特异性表达重编程因子OSKM能诱导成年心肌细胞去分化，使其拥有再生能力，在心梗前后进行短期的OSKM表达可以减少心肌损伤并改善心功能，意味着短暂的可控的去分化和重编程过程能使哺乳动物的心肌细胞重新进入细胞周期循环，促进心脏再生。

七、免疫治疗

CAR-T疗法是通过基因修饰技术，使T细胞在体外被修饰加工后，能够直接识别肿瘤细胞并被激活，通过释放穿孔素、颗粒酶素B等直接杀伤肿瘤细胞，同时还通过释放细胞因子募集人体内其他免疫细胞杀伤肿瘤细胞，从而达到治疗肿瘤的目的，还可形成免疫记忆T细胞，从而实现长期特异的抗肿瘤效果。目前在肿瘤的生物治疗上，设计针对不同肿瘤抗原的CAR-T疗法已经有了很多成熟的研究，并在临床上取得了一定的疗效。此前有美国学者提出CAR-T疗法可以应用于治疗心脏纤维化，在这项研究中，研究人员提出了在肿瘤之外疾病应用CAR-T疗法的可能性。研究发现在活化的心脏成纤维细胞中成纤维细胞激活蛋白α（FAP）高度上调，可作为设计CAR-T细胞的重要靶点。通过过继转移表达抗FAP嵌合抗原受体的T细胞，可显著减少小鼠心肌纤维化并恢复心肌功能，证明这种重定向T细胞靶向治疗小鼠病理性心脏纤维化的有效性和特异性，为心脏疾病免疫治疗药物的开发提供了理论依据和新的研究方向。这项重要的发现得到了国内外专家学者的高度关注，*Nature Immunology*和*JAMA*杂志都分别发表了针对该工作的评述。

使用RNA干扰技术可以通过使基因不能正常转录和/或启动细胞质内靶mRNA序列特异性的降解机制，发挥特异性剔除或关闭特定基因表达的作用。有研究开发了基于纳米颗粒的RNA干扰载体，并利用内皮易吸收的活性纳米颗粒装载五个小干扰RNA，有效地沉默了内皮细胞中五个重要的黏附分子，减少心肌梗死后中性粒细胞和单核细胞聚集到动脉粥样硬化病变中，并降低基质降解斑块蛋白酶活性。同时，五基因联合RNAi也减少了缺血心肌的白细胞募集。这提示靶向多基因沉默可能预防急性心肌梗死后的并发症。

近20年利用免疫球蛋白补充（IA/IgG）治疗扩张型心肌病的方法逐渐成熟，开展的多个单中心临床试验均取得良好疗效。2016年德国科学家对IA/IgG治疗前和治疗后 6 个月收集的 33 对扩张型心肌病患者心肌内膜活检组织进行了转录谱分析。分析结果显示，与基线相比，IA/IgG 应答者心衰标志物（如血管紧张素转换酶 Ⅱ 或骨膜蛋白）表达降低，且结缔组织生长因子、纤维连接蛋白和 Ⅰ 型胶原的基因表达也都显著减少。

损伤后局部促炎症和促纤维化的免疫反应是成人心脏损伤后修复困难，心脏功能减退的一个重要原因。心脏局部注入成体干细胞可以有效改善心肌梗死后的心脏功能，但干细胞治疗患者急性心肌梗死或失代偿性心力衰竭的免疫调控作用和机制还不明确。在 2016 年有研究学者发现使用源于自己骨髓的 $CD90^+$ 间充质干细胞和 $CD45^+CD14^+$ 自发荧光 + 巨噬细胞混合，基于导管的经心内膜注射治疗缺血性扩张型心肌病症状性心力衰竭患者，可以有效改善心力衰竭患者的心脏功能、临床症状和生活质量。干细胞还可通过短暂诱导局部 $CCR2^+CX3CR1^+$ 巨噬细胞的急性无菌免疫反应，改变心脏成纤维细胞的活性，减少梗死边缘区细胞外基质的含量，并增强损伤区域的力学性质，并使心脏梗死区域的机械特性恢复活力，显著改善心肌梗死后的心脏功能。

八、3D 心脏打印

自 2019 年以来，有关通过生物 3D 打印技术实现血管化人工心脏的突破性科研成果陆续被报道。以色列特拉维夫大学在 *Science* 发表的研究成果显示，其团队以患者自身的组织为原材料，成功打印出了一颗具有细胞、血管、心室、心房，并且可以收缩的微缩版人造心脏。该研究开发了一种 "悬浮水凝胶自由可逆嵌入" 的生物 3D 胶原蛋白技术，可以在水凝胶中印刷精准胶原蛋白，并构造出从毛细血管到整个器官的各种尺度的人类心脏全功能部件。通过这一技术，研究团队顺利打印出了具有收缩能力的左心室和能够承载生理压力的三尖瓣，这表明胶原结构在人体中的机械完整性。在动物实验中，将 3D 打印对象植入小鼠皮下，其能够生成完整的血管网，并通过灌注实验进一步验证了血管网的畅通性。最后研究团队打印出新生儿比例的人体心脏胶原模型，由此证明悬浮水凝胶自由可逆嵌入打印技术实现 "大型" 结构的能力。

九、仿生电子血管

南方科技大学的蒋兴宇教授课题组联合中国医学科学院阜外医院张岩教授于 2020 年报道了一种具备出色的生物组织相容性及血液相容性的柔性电子血管，该血管由聚 L- 丙交酯 -ε- 己内酯结合液态金属构成，通过集成柔性电子器件与三层血管细胞，以模拟自体血管结构。团队通过连续电刺激，成功促进了人工血管内皮化进程，并可以通过电穿孔进行特定区域的基因递送，从而实现原位基因治疗。在兔子颈动脉置换模型中植入柔性电子血管 3 个月后，超声与动脉造影结果显示，电子血管与自体血管的匹配性良好，均显示出极大的通畅性，且没有观察到狭窄迹象。

十、新型生物瓣膜

目前，临床上所使用的生物瓣叶材料均为戊二醛交联的猪心包或牛心包组织，其具有较高的血栓原性和钙化风险。因此，如何在满足瓣膜的基本使用性能的前提下，提高其抗凝血和抗钙化性能等是目前瓣膜病领域的重要前沿技术。四川大学王云兵教授课题组，开发了基于自由基聚合的生物组织交联体系，避免了戊二醛交联生物组织易钙化的问题，同时其具有优异的力学性能、组分稳定性和生物相容性。由于自由基聚合反应条件温和并具有较高反应活性，该团队在本工作中进一步通过自由基共聚的方式在细胞外基质（extracellular matrix，ECM）材料中引入两性离子聚合物进行功能修饰，显著提高了生物组织的抗凝血性能，并同时保持自由基聚合交联生物组织的其他优点。该项工作首次提出了将两性离子通过共价方式引入 ECM，并全面评估了该种杂化生物组织用作新型生物瓣膜的潜力，与以往报道的改性 ECM 材料的方法相比，具有以下显著优势：ECM 的组分稳定性和抗凝性能同时显著提高；改善了抗凝分子嫁接密度低的情况，同时避免了抗凝分子解离问题；该方法制备的生物组织具有良好的内皮化潜能，有利于维持长期抗凝性能；该方法制备的生物组织与临床使用的戊二醛交联生物组织具有相当的力学性能和抗疲劳性能；该制备工艺条件温和、操作简便，适于工业化生产。因此，该项工作不仅为人工生物瓣膜材料，还包括人工血管、人工器官等在内的血液接触 ECM 材料，提供了一种抗凝抗钙化交联处理新策略。团队将相关成果发表在了 *Chemical Engineering Journal*（2020）。

十一、聚合物瓣膜

人工瓣膜成为应用最广泛的生物医学植入物之一，然而，目前临床上可使用的人工瓣仅为机械瓣和生物瓣，其主要并发症，如血栓和衰败，仍是临床应用过程中较严重的问题。聚合物作为研究最广泛的材料之一，使得聚合物瓣膜（polymeric valve）成为一种很有吸引力的替代品，随着材料科学的进步，更优越的聚合物不断诞生，尤其是近年来 TAVR 等技术的出现，迫切需要能够折叠并尽可能小的人工瓣膜，使得聚合物瓣膜领域又重新迎来了高光。2019 年美国密歇根州的 Baumont 医院实施了世界上第一例主动脉聚合物瓣膜外科置换术，植入了 Flodax 公司的 Tria 瓣膜。Tria 瓣膜采用 LifePolymer（LP），即为 Siloxane poly（urethane-urea）（SiPUU），中文名：硅氧烷聚（氨脂 – 脲）。Tria 瓣膜可表现出心脏瓣膜小叶必不可少的特性，包括低动态模量（25 ~ 35 MPa）、高拉伸强度（≥ 30 MPa 极限拉伸强度）、最小蠕变和优异的生物稳定性。早期动物实验期间，研究者将灭菌后的 Tria 主动脉瓣膜植入了 8 只绵羊的主动脉中，并在另 2 只绵羊中植入 Carpentier-Edwards Perimount 主动脉瓣作为对照。总计 140 天的观察期间内，两组均未观察到试验动物的健康受损。Tria 瓣膜和对照组瓣膜均未观察到钙化、出血或瓣膜表面血栓，两组均在缝线附近观察到轻微的炎症反应，对照组可观察到少量的纤维组织覆盖，无内皮化；而 LP 瓣膜不支持纤维组织覆盖或内皮化。

十二、智能传感器瓣膜

Bernhard Vennemann 等在 2020 年发表了一种新型的无电池智能植入式传感器，可以远程监测人造心脏瓣膜功能。这项研究介绍了一种植入式磁性血流传感器的特征，将该传感器在小尺寸和低功耗上进行了优化，以实现无电池操作。数据可以被无线传输到患者的智能手机以进行深度处理。从而可实现患者的远程管理，而不受临床医疗水平的限制。研究中使用三种不同实验装置进行的测试证实，使用电磁流量计技术进行无线和无电池的血流记录是可行的，并且传感器系统能够监测瓣膜下游的血流特征，从而有效评估瓣膜衰败情况。同时美国佐治亚理工学院（Georgia Institute of Technology，GT）的科学家设计并构建了一种非侵入式传感器芯片，该芯片是一种结合了加速度计的高科技电子听诊器，被称为"加速度计接触式麦克风"。它能监测人体体内发出的振动，同时过滤来自体外的干扰杂音，如空气传播的声音，从而可以实现监测心肺等器官的参数信息。这款传感器芯片可同时记录心跳的详细情况，包括心脏通过身体发出的波动、呼吸速率和肺部声音，甚至可以跟踪佩戴者的身体活动（如行走、跑步）。

第三节　精准防诊治的创新技术和临床应用进展

一、冠状动脉粥样硬化性心脏病

21 世纪，人类的健康问题将逐渐步入"3P"医学时代，即预防（prevention）医学、预测（predictable）医学和个体化（personal）医疗，在冠心病诊治领域，主要体现为高效、便捷、精准的冠状动脉功能学诊断以及以药物洗脱球囊为代表的支架替代治疗手段。血流储备分数（FFR）是目前公认的冠状动脉功能评估金标准，但其操作步骤繁琐、器械操控性差，易受到血流流速不稳定、压力信号偶变以及导丝阻塞等情况的影响，患者经济能力以及医师认知程度等因素的影响，普及率并不高，亟待进一步开发更加便捷、高效和（或）无创性的冠状动脉功能学检测手段；而药物洗脱球囊支架作为介入无植入理念的具体表现，其在工艺设计上仍有较大的改良和完善空间，同时在支架内狭窄以外的病变类型中的有效性及安全性仍需要大量的循证医学研究做出客观和科学的评估。

近年来，基于冠状动脉 CTA 影像的无创 FFR（FFR-CT）分析成为研究冠状动脉功能性缺血的新途径。FFR-CT 是以静息冠状动脉 CTA 影像数据为基础重构得到冠状动脉三维模型，采用计算流体力学（computational fluid dynamics，CFD）方法计算冠状动脉内血流的速度和压力，从而得到冠状动脉狭窄远端与主动脉压力的比值，即无创 FFR 数值。其不仅与有创 FFR 高度相似，且已在多项研究中被证实可用于疑似胸痛人群的初步筛查以及冠状动脉临界血管病变治疗策略的精确制定。目前国外有关基于冠状动脉 CTA 的无创 FFR 计算研究的主要研究机构有美国的 HeartFlow。HeartFlow 最初的 DISCOVER-FLOW 研究对 103 例患者（159 支血管）的 CCTA 和FFR-CT（以有创 FFR 为标准）识别冠状动脉狭窄引起缺血进行比较，表明 FFRCT在识别狭窄处引起心肌缺血的特异度由原来采用 CCTA 的 39.6% 提高到 82.2%，诊断准确性由 58.5% 提升到 84.3%，在诊断精确度上提高了 42%，而且降低了 59% 的假阳性率，FFR-CT 可以无创地、较准确地判断导致缺血的冠状动脉病变。HeartFlow也进行了其他几个临床研究，从设计的临床研究可以看出无创 FFR-CT 相比于其他常规检查更加准确可靠，与有创 FFR 具有较高的相关性和准确性，特别是从无创的角度或者是减少医疗费用来看，更具有优越性，但是目前 FFR-CT 仍然需要进一步地提高计算效率和准确性。从国内外的各项研究来看，以导丝测量的 FFR ≤ 0.8 为金标准，基于 CTA 影像的无创 FFR 计算来判断是否需要进行 PCI 治疗的准确率在75% ~ 90%，而以 CTA 影像显示的狭窄率大于 50% 来判断是否需要治疗的准确率为40% ~ 60%。

当冠心病患者进入介入导管室后，可以采用基于有创冠状动脉造影的计算 FFR来进行诊断。我国研究人员通过三维定量冠状动脉造影（QCA），采用 TIMI（心肌梗死溶栓）帧数结合三维 QCA 计算充血时的平均体积流量。随后应用计算流体力学，提出了一种新的 FFR 计算方法 QFR，以导丝测量的 FFR 为参考标准，评价计算出的 FFR（FFRQCA）的诊断性能。在随后的一些临床试验中，以导丝测量的FFR ≤ 0.8 为标准，QFR 判断患者是否需要进行 PCI 治疗的准确率分别为 85%、83% 和 86.8%。国外的 Medis 公司也采用类似的方法重构出狭窄血管的三维模型，然后采用数值算法得到的 QFR 的准确率在 85% 左右；同样也有通 ICA 影像重构出多支血管的三维模型，总体的准确率为 92%。从目前的一些研究来看，以导丝测量的FFR ≤ 0.8 为金标准，基于 ICA 影像的无创 FFR 计算来判断是否需要进行 PCI 治疗的准确率在 80% ~ 95%，而以 ICA 影像显示的狭窄率大于 50% 来判断是否需要治疗的准确率为 50% ~ 70%。相比较而言，基于 ICA 影像的计算 FFR 的准确率较高，主要是因为 DSA 造影的图像以及血流速度的获取都比 CTA 影像要好。但是，ICA 影像是二维图像，从二维到三维重构过程中有一些近似算法，并且很多研究只是重构出单支血管，因此也限制了对于复杂情况下的应用。

冠状动脉腔内影像 IVUS 或者 OCT 可以用来辅助冠心病的诊断和治疗，通过最小管腔面积进行冠状动脉狭窄的功能学评估，通过对血管的斑块、结构或者支架的识别，辅助医师进行冠状动脉狭窄的介入治疗。对于冠状动脉 IVUS 影像的处理方法，现在大量的计算机视觉和图像处理技术和方法被用来分割冠状动脉 IVUS 图像。冠状动脉 IVUS 实时分割的准确性和效率是当前研究的重点。采用快速行进法（FMM），结合纹理梯度和灰度梯度对冠状动脉壁进行分割。在过去的几十年中，机器学习和深度学习在计算机视觉和图像分析方面有了很好的发展。近年来，深度卷积神经网络（deep convolutional neural network，DCNN）在医学影像学分析中得到了广泛的应用，并取得了显著的效果。人工神经网络（ANN）和深度全卷积神经网络（DFCN）由于具有自动提取特征的能力，已经被用来检测 IVUS 中的腔和介质 – 外膜边界。

对于冠状动脉 IVUS 影像的 FFR 方法，值得注意的是，在应用 CFD 计算方法进行 IVUS 血管的血流动力学计算时，需要重建冠状动脉血管的分支，否则会影响 CFD 计算结果的准确性，因为 CFD 的原理是流量守恒，如果在 IVUS 重建过程中，不考虑分支的话，血流量是不守恒的。在文献中，Bezerra 等考虑到了 IVUS 的分支重建，而 Wang 等未考虑到 IVUS 分支的重建。前者在边界条件设置时，应用的是计算心搏量，后者应用的是 TIMI 帧数计算来获得对应血管的边界条件。与基于 IVUS 图像重建的 FFR 计算过程类似，在重建得到冠状动脉光学相干断层成像术（OCT）的内腔之后，就可以进行血流动力学参数计算得到 FFR 的分布，血流动力学参数的计算可以通过如下不同的方法获得：①根据传统的流体力学进行计算；②通过简化的流动方程进行计算。但是这些基于 IVUS 和 OCT 影像的功能学参数 FFR 都存在结果不够准确的问题，辅助治疗的功能方面都存在不够精准的问题。

目前，对于基于人工智能的冠心病的辅助筛查，诊断和治疗的一体化系统在国内外尚无相关研究报道，通常是体现在某一个功能软件模块上，例如基于冠状动脉 CTA/ICA 影像计算 FFR，基于人工智能的冠状动脉 IVUS 图像识别的初步探究上。一体化系统有利于整合医疗资源，规范诊疗标准，增加心血管疾病诊疗的安全有效性。

基于冠状动脉 CTA/ICA/IVUS/OCT 等医学影像的大数据分析，通过机器深度学习、医学影像三维重建技术进行冠状动脉三维重构技术的开发，研发基于医学影像、生物力学等大数据的人工智能辅助筛查、诊断和治疗系统，同时采用基于冠状动脉血管血流动力学的功能学参数分析技术，进行基于 IVUS/OCT 影像的管腔、斑块等的识别和定量分析以及血管管腔的三维重建与手术规划系统的开发，并且将这些系统融合在一起，进行心血管疾病的大数据智能化决策和治疗支持，目的为：①通过人工智能方法对冠状动脉CTA影像进行三维重构，10 min内完成冠状动脉功能学的分析，对疑似冠心病患者进行早期的筛查，为冠心病患者的早期诊断提供可靠的方法；②开发有创冠状动脉造影ICA影像的功能学评估和虚拟支架系统，构建冠状动脉狭窄病变的诊断和治疗分析系统，为临床医师快速实时地确定患者的病变进行评估和治疗方案提供有效的依据；③通过人工智能的方法对冠状动脉血管腔内IVUS和OCT影像的管腔和斑块以及血管结构进行识别，融合ICA影像进行冠状动脉血管的三维重构，进行功能学的精准分析，对冠状动脉狭窄的治疗提供指导，并且对治疗后的效果进行智能分析，辅助医师对治疗效果进行有效的评估；④采集患者临床资料、功能学结果，结合冠状动脉功能学的早筛和诊断智能系统、基于ICA影像的功能学评估和虚拟支架系统和基于人工智能的冠状动脉血管腔内影像的血管结构精准识别和功能学的冠心病分析系统，建立冠心病的早期筛查和诊断预警平台，同时建设冠心病的诊断、治疗方案以及治疗后效果精准评估的流程体系。

除冠状动脉血流储备分数外，基于心脏影像的功能学研究目前同时涉及的领域还包括左心室重构和微循环阻力测定。左心室（LV）壁在四个心腔中最厚，将含氧的血液泵出到整个身体的远处组织。从舒张期和收缩期左室容积得出的射血分数（EF），左室重量（LVM）和壁增厚（WT）以及壁运动异常（WMA）等是定量分析心脏总体和局部功能的临床指标。因此，准确的LV体积分割对这些指标的准确性以及对CVD的诊断和治疗至关重要。在临床中，通常使用心脏超声评估心脏功能，主要包括M型超声心动图以及二维超声心动图。M型超声心动图将左心室假想为一定形状的几何体，通过测得各切面的内径值，将其代入相应的公式计算得到左心室容积，但实际应用中左心室形状多变，很难用单一形状几何体表示，故该方法虽操作简单，但准确性较低。二维超声心动图常用的算法有Simpson法和面积－长度法，Simpson法不受左心室几何形态的限制，但需要增加断面数量，测定和计算方法复杂，对操作人员要求较高。临床上最常用的是面积－长度法，通过标记心内膜并测定其面积与内径计算左心室容积，受左心室几何形态以及图像质量影响较大。另外，尽管心脏MR被认为是评估心脏功能的金标准，但需要患者长时间仰卧位并反复屏气检查，以致容易出现运动伪影，并在严重充血性心力衰竭和呼吸困难患者中受到限制。目前，人们已经意识到心脏CT血管造影（CCTA）是补充和完善心脏功能评估的可靠方法，其在保留非侵入性的基础上，更具有可重复性高、检查时间极大缩短、干扰因素少等主要优点。冠状动脉微循环是指由微动脉、微静脉以及毛细血管构成的微循环系统，是组织细胞与血液进行物质交换的主要场所。在现有技术中，无法通过影像学直接观察到冠状动脉微血管，只能通过特定参数来反映微循环功能。微循环阻力指数（index of microvascular resistence，IMR）是近年来提出的评价冠状动脉微循环的新指标，可以特异性地评价冠状动脉狭窄远端的微循环功能，其定义为最大充血状态下冠状动脉狭窄远端压力（Pd）与平均传导时间（Tmn）的乘积，临床上常采用温度稀释法测量。

药物洗脱支架是目前世界范围内处理冠状动脉发狭窄病变最常用的处理手段，但是，其仍然面临着植入物长期存在进而引发的一系列支架相关并发症的问题。随着人们对冠状动脉狭窄病变认识的不断深入，介入无植入的治疗理念越发深入人心，而药物洗脱球囊正是目前最常使用的支架替代治疗方法。近年来，其在设计工艺上又有了进一步的改进和完善，具体来说，普通药物洗脱球囊在扩充时容易导致内膜撕裂，出现夹层，进而需要补救性支架置入。针对这一问题，目前国内已有厂家改良设计出新型的巧克力球囊，与普通球囊相比，其在内膜保护、药物释放时间、药物损失率以及远段血流阻断等方面有了明显的改善作用，降低了夹层、血栓等药物球囊治疗并发症的发生风险。

二、心脏瓣膜病精准诊断治疗技术进展

心脏瓣膜病精准防诊治是目前的热点，以实时三维超声、多螺旋CT、心脏磁共振、PET-CT等为代表的精准化诊疗技术为心脏瓣膜诊治带来了新的机遇。

实时三维超声心动图（real-time three dimensional echocardiography，RT-3DE）技术的发展日新月异。RT-3DE可实时、快速地采集图像，并可同步立体显示心脏瓣膜的解剖结构，它可全方位观察心脏瓣膜结构、病变性质及功能异常改变，使精确观察和量化评价心脏瓣膜成为可能，从而更准确地引导介入或手术治疗各种心瓣膜病。实时三维超声心动图可完整显示主动脉瓣的立体结构，包括主动脉瓣膜、瓣口及瓣口上下的结构等，可从不同角度实时观察并量化评估主动脉瓣结构的改变及功能异常。潘翠珍等发现RT-3DE可检出传统二维超声心动图漏诊的先天性四叶式主动脉瓣畸形，且诊断结论与手术结果几乎一致。对于主动脉瓣反流的诊断，RT-3DE可通过充分显示反流束的走行及空间形态对反流程度进行评估，在探查不同反流束的复杂几何形态时有明显的优势，且RT-3D-TTE可更加准确地定量评价血流汇聚情况和缩流大小，与传统二维超声心动图测量缩流宽度相比，RT-3DE可更为简单准确地通过测量缩流面积来评价主动脉反流程度。潘翠珍等研究认为RT-3D-TEE对TAVI术的术前病例筛选以及术中实时监测引导起着重要作用，并可通过检测植入瓣瓣周反流程度评估患者术后预后情况，且诊断结果与多排计算机断层扫描有较好的一致性。在二尖瓣疾病中，RT-3DE能够实时获取与外科手术视野一致的图像。因此，RT-3DE可更为清晰地检查出二尖瓣瓣叶、瓣环以及瓣周结构形态异常。对于二尖瓣脱垂的诊断，从

胸骨旁左心室长轴切面观察，传统二维超声心动图主要显示二尖瓣前叶 A2 区和后叶 P2 区，无法完整显示其他区域的瓣叶脱垂，因此传统二维超声心动图具有局限性，而 RT-3DE 可从多个角度实时观察二尖瓣立体结构，并能定量测量二尖瓣瓣叶的各项参数，极大地提高了诊断准确性。关于二尖瓣反流的诊断，三维彩色多普勒超声检查无须进行血流动力学假设，可立体显示反流束并定量评估瓣膜反流情况，显著提高了超声定量评估瓣膜反流的准确性。经食管实时三维超声心动图（transesophageal real-time three-dimensional echocardiography，RT-3D-TEE）在经导管二尖瓣介入术中能准确定量二尖瓣瓣膜脱垂部位或瓣叶脱垂高度以及容积等，为手术方案提供重要指导意义。费洪文等研究认为 3D-TEE 在评价二尖瓣置换术后瓣周反流存在与否、反流位置以及程度等方面较传统二维超声心动图具有更高的诊断准确性。

心电门控 CTA 已成为经导管主动脉瓣术前评估手术策略的金标准。CT 具有高各向空间分辨率、良好的时间分辨率、宽视野、3D 多平面重建能力和快速的运行周转时间，于瓣膜术前可用于获得重要的瓣膜测量值，如面积、周长、交界间距离等，还可通过软件在 CT 数据中放置虚拟瓣膜来模拟 LVOT 阻塞的风险，术前即可评估瓣膜着陆区和瓣下装置的解剖结构，以及器械与相邻结构间的关系，例如瓣中瓣时的冠状动脉闭塞风险，还可定位术中角度，评估经房间隔等各类通路。荷兰研究者 Floortje van Kesteren 教授（University of Amsterdam）等于 2017 年发表的单中心回顾分析，认为 TAVR 术前的 CTA 因检查范围较广，经常能揭示患者潜在的恶性病变，该中心 2009—2014 年收治的 564 名 TAVR 患者中，139 名患者（25%）CTA 检查提示存在潜在恶性病变，而这些位于肝、肾、卵巢、乳腺、尿路上皮等脏器的恶性发现（但是预期寿命大于 1 年，仍属于适应证人群），是 TAVR 患者术后的全因和非心血管原因死亡的独立预测因子。对于拟行微创小切口二尖瓣和三尖瓣手术的患者，使用超快低剂量高频 CTA（100 kV，160 mA）扫描整个主动脉、锁骨下动脉、腋动脉和髂动脉，也能显著降低术中插管的血管相关并发症，且整个 CTA 组没有患者住院期间死亡。筛选分析表明，每 29 名患者中就有 1 名可能从术前 CTA 中获益。目前随着心内介入手术的发展，像 TAVR、TMVR 和 LAAO 等手术日趋成为治疗结构性心脏病的首选手术方式。但是由于患者生理结构、年龄等差别，给术者带来很多手术操作上困难。如果术前能够进行几个手术方案的模拟，规划手术路径，将会有助于术者在术中更好实施手术。目前 FEops 已开发一款仿真的模拟软件——Heart Guide，Heart Guide 是一个基于云计算软件，提供先进的个性化计算建模和仿真，为临床医师和医疗器械制造商提供术前洞察经导管结构心脏设备与特定患者解剖结构之间的相互作用。当前 Heart Guide 适用于经导管主动脉瓣植入术（TAVI）和左心耳封堵术（LAAO），已经获得 CE 批准。未来将扩展到其他结构性心脏病经导管介入手术。Heart Guide 通过将常规术前 CT 图像与患者特定的 CM&S 相结合，预测 TAVI 器械与患者独特解剖结构之间的相互作用，包括植入后变形、主动脉瓣反流和传导异常的风险。在二尖瓣主动脉瓣病例中使用 Heart Guide 可以为医师提供关于瓣膜置换与患者解剖结构之间相互作用的详细术前信息，帮助其改善结果并降低风险。

心肌磁共振（cardiovascular MR，CMR）可以观察心脏瓣膜患者大动脉与大静脉、心脏及毗邻结构的形态结构特点，还可以检验测试血流流速状况，为医师提供压力差距、组织学参数等详细信息，便于诊断病情，提高患者生存率。CMR 技术手段目前已能显示心脏瓣膜导致的早期心肌细胞结构与功能障碍所发生的一系列病理生理变化信息，临床应用价值逐渐提高。4D Flow MRI 可同时快速编码多个维度，得到患者的 3D 相对位对比电影。获取的 3D 相对位对比电影可以直观地仔细察看心脏、大动脉与大静脉的血流特点。在其扫描的范围之内，可观察随意部位的血流、反流分数等具体状况，以便操作人员及时掌握患者常规血流动力学参数。另外，4D Flow MRI 对于检测患者细微血流异常情况（如能量损耗、湍流动能、管壁剪切力的定量参数）、判断湍流类型，有积极作用。因此，4D Flow MRI 对于评估 VHD 血流动力学改变作用明显，可为治疗和改善 VHD 预后提供显效信息。T1-Mapping 及细胞外间质容积分数（ECV）评估心脏瓣膜早期心肌钙化。T1-Mapping 可以测定肌细胞所组成的肌组织的 T1 值，利用相应的公式，得到 ECV。量化心肌弥漫性纤维化指标，帮助诊断 VHD 以及改善预后。CMR 应变分析（CMR feature tracking，CMR-FT）给予稳态自由进动序列（steady-state free precession，SSFP），可有效对 VHD 心肌应变作局部或整体评估，成像对比度高，不再依赖于操作者，可与超声斑点追踪技术相一致，克服声窗限制及采集角度限制，可重复操作，准确度高，能够很好识别亚临床期心功能异常，以尽早干预 VHD 患者室壁运动异常，提高瓣膜病患者预后。

PET-CT 心肌代谢显像是指利用正电子核素标记相关代谢底物作为显像剂，随血液循环进入心脏，被心肌细胞摄取，再利用 PET-CT 进行扫描，显示显像剂在心脏的分布，了解心肌局部血流灌注及代谢情况，利用螺旋 CT 对 PET 图像进行衰减校正，从而获得病变区域心肌代谢图像。从分子水平上讲，PET-CT 对心肌的生理、生化等变化均具有较高的敏感性，且 PET 与 CT 结合可以使图像相互参照，弥补 CT 定性诊断困难和 PET 定位不精确的缺陷，极大地提高了诊断效能。通过注射不同的显像剂，不仅可显示心肌的血流灌注，测定心肌能量代谢，定位心脏病变部位，评估心肌缺血程度及临床治疗效果，还可以评价心脏不同受体及其功能情况，利于某些疾病的诊断和治疗。[18]F- 氟化物 PET 可以评估生物心脏瓣膜的早期变化，从而预测其后续的退化。[18]F- 氟化物的摄取吸收也与超声心动图中显示瓣膜功能退化的各项常用测量参数一致。[18]F- 氟化物 PET 显示了其对主动脉生物瓣膜早期退化的预测能力。[18]F- 氟化物

PET 似乎能够鉴别不同的退行性过程，包括纤维化、血栓形成和胶原结构变化时的瓣膜小叶退化。^{18}F-NaF 能够测量疾病活动度并预测主动脉瓣狭窄的疾病进展和临床事件。最近对 ^{18}F-NaF PET 的优化使其成为主动脉瓣狭窄疾病活动的敏感且可重复的标志物，在多项正在进行的随机对照试验中提供了重要的病理学见解和疗效终点。

经导管心脏瓣膜病介入治疗技术，包含经导管主动脉瓣置换术（transcatheter aortic valve replacement，TAVR）、经导管二尖瓣修复术、经导管三尖瓣修复术等一系列技术。经导管心脏瓣膜病介入治疗作为近年心血管诊疗领域的一项里程碑式的进展，由于其创伤小、适用人群广等优势，已经成为心脏瓣膜病的一线治疗方案。

以 TAVR 为例，通过选择合适的外周动脉入路（最常见为股动脉）将人工瓣膜输送到主动脉根部，取代发生病变的瓣膜以改善患者症状。对于外科手术禁忌的 AS 患者，TAVR 相对于药物保守治疗可明显降低死亡率并改善患者的症状。对于外科手术高危的 AS 患者，TAVR 不劣于甚至优于外科主动脉瓣置换术（SAVR）。对于外科手术中危患者，PARTNER 2 研究证实 TAVR 可以成为其替代治疗手段。对于外科手术低危的 AS 患者，2020 年发表于《新英格兰杂志》的大型研究确认其接受 TAVR 术的安全性及有效性均不劣于外科手术。目前欧美指南已将外科手术极高危、高危及中危患者列为 TAVR 的适应证。与外科手术相比，TAVR 展现了其巨大的应用价值。

二尖瓣的经导管介入修复治疗是一种新型技术，无须开胸，可在超声等医学影像的引导下穿刺患者的体表血管或心尖等部位，借助直径极小的导管，将用于修复的医疗器械送到病变的二尖瓣部位，对二尖瓣进行修复。导管入路的主要方式有经外周血管及外科小切口经心尖，也有其他方式如经肺静脉或右心房入路。该技术是目前心脏介入治疗领域的热点，发展前景良好，尤其是近十几年来，随着技术的成熟和应用的增多，经导管二尖瓣介入修复技术得到了快速发展，有望成为像冠心病介入诊疗那样得到广泛应用的技术，为二尖瓣反流患者带来新希望。国际上已有 50 种以上的二尖瓣反流介入修复器械进入动物实验阶段，其中 20 多种器械进入人体探索阶段。目前已获得欧洲 CE 认证的二尖瓣反流修复产品包括 Abbott Vascular 公司的 MitraClip 系统、Edwards Lifescience 公司的 PASCAL 系统、Cardiac Dimensions 公司的 Carillon 系统、Mitralign 公司的 Mitralign 经导管瓣环成形术系统、Valtech Cardio 公司（后被美国 Edwards Lifesciences 公司收购）的 Cardioband 瓣环成形术系统、NeoChord 公司的 NeoChord DS1000 系统。其中 MitraClip 系统同时获得美国食品药品管理局（FDA）及 NMPA 认证（2020 年 6 月）。二尖瓣的经导管介入治疗技术开辟了二尖瓣反流的微创化治疗新纪元。以 MitraClip 及 PASCAL 为代表的二尖瓣介入缘对缘修复的原理及可行性已经得到了充分验证。从目前临床研究证据来看，二尖瓣介入缘对缘修复的益处包括：明显减少二尖瓣反流且不引起二尖瓣狭窄，改善急性期血流动力学，包括降低左心房压、左心室舒张末压，提高心排血量及降低体循环阻力；同时缩小左心房，逆转左心室重构；改善患者 6 min 步行距离、NYHA 分级及生活质量评分；远期来讲，可能会降低患者的死亡率。

经导管三尖瓣反流介入治疗，将成为继经导管主动脉瓣置换术与二尖瓣修复术后的又一经导管治疗爆发增长点。目前三尖瓣反流治疗手段有限，单纯药物无法完全治愈疾病，外科治疗具有明显局限性且应用范围小，该部分患者的生活质量及预后亟待改善。国际上已逐步出现安全有效的经导管三尖瓣介入治疗技术，其临床应用研究或早期可行性临床试验的结果显示了这些介入修复的安全性与不同程度的有效性。其中，经导管三尖瓣缘对缘修复技术是三尖瓣介入治疗主要发展方向。而经导管三尖瓣缘对缘修复技术在国内临床应用上尚处于起步阶段，国内目前仍无可供临床常规使用的经导管三尖瓣缘对缘修复器械，探索研发具有通用性全覆盖潜能（即满足各种类型瓣膜解剖）且能最大程度降低反流量的国产经导管介入治疗方案，打破国际垄断，引领国内技术发展，是目前经导管三尖瓣介入治疗领域的最重要任务。

此外，在以人工智能、工程学等医工信交叉模式为基础的心脏瓣膜病精准诊疗技术方面，以 TAVR 为例，传统方法通过术前 CT 影像测量预估瓣膜植入后传导系统、冠状动脉等毗邻结构的影像，以及瓣膜植入后的整体形态结构及功能，主观性强，准确度差。TAVR 术后新发左束支阻滞发生率为 10.5% ~ 52.3%，术后起搏器植入率为 2.3% ~ 36.1%，严重瓣周漏发生率为 11.7%，冠状动脉阻塞发生率约 1%。比利时的 FEops 公司研发的 Heart Guide（一个基于患者个性化建模的有限元分析预测平台）是目前国际最受认可也是唯一的基于影像的有限元分析平台。该平台针对主动脉瓣已形成了较为成熟的术前规划体系，利用 TAVR 患者真实的主动脉几何形状的有限元建模，预测器械 – 解剖结构的生物力学相互作用，从而优化选择 TAVR 瓣膜尺寸和植入位置，并预测传导阻滞、冠状动脉阻塞等并发症风险，通过术前模拟精准指导 TAVR 手术过程，该项关键技术突破将会推动经导管心脏瓣膜精准化介入治疗领域发展，提高心脏瓣膜手术成功率和疗效，节省国家的医疗成本和患者治疗费用，实现心脏瓣膜病的"精准诊疗""智慧诊疗"。

第四节　创新技术与临床应用相结合的产业化发展

为实现创新技术与临床应用相结合，走产业化道路，需要产学研医等多方一致的理念及行动。理念上，各方均应坚持走内涵式发展道路，以"解决人类健康若干医学难题"为己任，以"原创性重大临床研究成果"为导向，以"攻克重大疾病"为目标，聚焦原始创新，搭建完整支撑平台，打造临床科学家梯队，形成"医 – 学 – 政 – 企"

多方高效合作的"创新中心"机制，开展创新技术、创新研究和创新转化的联合攻关，以产学研医一体化体系推动医学发展攻坚克难，积极探索基础与临床深度融合创新，解决关键"卡脖子"问题，以关键技术为核心，勇于攀登临床新业务"制高点"，敢于抢占新技术新项目"最高峰"，全面提升重大疑难危重症疾病诊治能力，为人民群众提供全生命周期的健康服务。

以浙江大学医学院附属第二医院心血管内科王建安教授心脏团队（以下简称团队）为例，团队围绕心脏瓣膜病经导管介入器械研发及冠脉功能学精准指导冠心病血运重建领域关键难点，联合企业工程师团队、材料学专家、基础研究科学家等优势力量，组建了"产－学－研－医"一体化团队，整合优势力量进行攻关，在经导管心脏瓣膜介入治疗以及冠脉功能学领域取得了一系列突破。目前，临床医生、大学教授（材料学专家、基础研究科学家等）、企业工程师之间形成了紧密、通力合作研发临床新技术、新产品的良好氛围，这种跨团队、整合式的合作模式，推动了新技术研发的飞跃发展。

一、政院企同向，共破医疗器械研发高成本问题

医疗器械研发涉及前期器械涉及、动物验证、临床早期验证、临床多中心注册研究及国家药监局审批等步骤，最终才可上市。这一过程往往需要经历长达数年甚至十余年漫长的周期，且最终仍有大部分医疗器械不能得到临床医生的一致认可，而失去了进一步应用。时间成本及经济成本的双重压力，导致各方对医疗器械研发的热情始终位于冰点。

政府通过灵活、开放的政策，以及土地、资金、税收等方方面面的支持，上至国家，下至地方政府，全方位地鼓励医疗器械创新及医疗器械企业发展。比如，中国国家食品药品监督管理总局开通了"绿色通道"审批途径，可大大缩短创新医疗器械的审批时间。医院层面，在研究经费上，对于获得政府课题立项支持的，医院将会给予额外配套资金支持，并成立创新俱乐部，每年举办创新大赛，对于优秀的项目给予奖励并推进转化。

二、地校院合力，组建跨学科跨领域融汇式器械研发团队

过去，中国医疗器械创新往往表现为角色单一、职责相互分离的状况。医生负责临床诊治，只使用医疗器械，很少向其工程师反馈、讨论使用体验和遇到的问题；医疗器械企业则关注于产品研发、销售；大学则致力于基础生命科学研究，极少关注临床转化；大学和政府并不明确鼓励医生参与医疗器械研发。这一状况延缓了中国医疗器械的研发速度。

为破解这一难题，团队分别成立了创新中心及瓣膜研究院，以医生为核心，让医生成为政府、大学和企业之间的桥梁。不同团队之间的工作相互关联、互为补充。创新中心主要专注于心脏瓣膜相关领域的基础研究，而瓣膜研究院则专注于器械的研发和更新。学校鼓励医工信交叉培养的学生培养模式，博士研究生培养实行"双导师制"，将接受来自心血管专业导师及交叉方向（工程学、材料学、信息学、化学、生命科学等）导师的双重科研训练与指导。

心脏内科、心脏外科、心脏超声、心脏电生理、麻醉科、放射科等临床医生，与企业研发工程师、材料学专家、3D打印专家、基础研究专家等共同组成了一支多学科、多角色、深度互动的瓣膜研发团队。研发工程师跟台手术，接受术者关于瓣膜性能的实时反馈。每两周召开一次工程师、医生例会，讨论前两周手术、研发过程中遇到的问题。这种切实有效的制度大大加快了瓣膜产品研发。

三、加强国际合作，解决领域内重大关键科学问题

不断加强与国际顶尖研究团队的深入交流，双方共同围绕领域内难点及热点，不断提炼科学问题，开展高质量临床研究，改写临床诊疗范式。团队聚焦冠脉功能学及影像学指导冠脉临界病变患者血运重建孰优孰劣这一关键科学问题，与韩国团队深入合作开展国际多中心随机对照研究（FLAVOUR研究），发现冠脉功能学指导可显著减少支架植入患者数量。研究成果发表于《新英格兰医学杂志》。上述研究模式有力推动了团队的发展，大大提升了我国在冠心病领域的地位。

参考文献

[1] Aghajanian H, Kimura T, Rurik JG, et al. Targeting cardiac fibrosis with engineered T cells[J]. Nature, 2019, 573(7774): 430-433.

[2] Ameling S, Bhardwaj G, Hammer E, et al. Changes of myocardial gene expression and protein composition in patients with dilated cardiomyopathy after immunoadsorption with subsequent immunoglobulin substitution[J]. Basic Res Cardiol, 2016, 111(5): 53.

[3] Asp M, Giacomello S, Larsson L, et al. A Spatiotemporal Organ-Wide Gene Expression and Cell Atlas of the Developing Human Heart[J]. Cell, 2019, 179(7): 1647-1660.

[4] Bax JJ, Delgado V, Hahn RT, et al. Transcatheter Aortic Valve Replacement: Role of Multimodality Imaging in Common and Complex Clinical Scenarios[J]. JACC Cardiovasc Imaging, 2020, 13(1 Pt 1): 124-139.

[5] Bezerra CG, Hideo-Kajita A, Bulant CA, et al. Coronary fractional flow reserve derived from intravascular ultrasound imaging: Validation of a new computational method of fusion between anatomy and physiology[J]. Catheter Cardiovasc Interv, 2019, 93(2): 266-274.

[6] Blanke P, Weir-McCall JR, Achenbach S, et al. Computed Tomography Imaging in the Context of Transcatheter Aortic Valve Implantation (TAVI)/Transcatheter Aortic Valve Replacement (TAVR):

An Expert Consensus Document of the Society of Cardiovascular Computed Tomography[J]. JACC Cardiovasc Imaging, 2019, 12(1): 1-24.

［7］Bonow RO, Leon MB, Doshi D, et al. Valvular heart disease 1 Management strategies and future challenges for aortic valve disease[J]. Lancet, 2016, 387(10025): 1312-1323.

［8］Cardinal MH, Meunier J, Soulez G, et al. Intravascular ultrasound image segmentation: a three-dimensional fast-marching method based on gray level distributions[J]. IEEE Trans Med Imaging, 2006, 25(5): 590-601.

［9］Cardinal MH, Soulez G, Tardif JC, et al . Fast-marching segmentation of three-dimensional intravascular ultrasound images: a pre- and post-intervention study[J]. Med Phys, 2010, 37(7): 3633-3647.

［10］Chen Y, Lüttmann FF, Schoger E, et al. Reversible reprogramming of cardiomyocytes to a fetal state drives heart regeneration in mice[J].Science, 2021, 373(6562): 1537-1540.

［11］Chin CW, Pawade TA, Newby DE, Dweck MR. Risk Stratification in Patients With Aortic Stenosis Using Novel Imaging Approaches[J]. Circ Cardiovasc Imaging, 2015, 8(8): e003421.

［12］Corrigan FE, 3rd, Gleason PT, Condado JF, et al. Imaging for Predicting, Detecting, and Managing Complications After Transcatheter Aortic Valve Replacement[J]. JACC Cardiovasc Imaging, 2019, 12(5): 904-920.

［13］De Backer O, Landes U, Fuchs A, et al. Coronary Access After TAVR-in-TAVR as Evaluated by Multidetector Computed Tomography[J]. JACC Cardiovasc Interv, 2020, 13(21): 2528-2538.

［14］de Soysa TY, Ranade SS, Okawa S, et al. Single-cell analysis of cardiogenesis reveals basis for organ-level developmental defects[J]. Nature, 2019, 572(7767): 120-124.

［15］Delgado V, Clavel MA, Hahn RT, et al. How Do We Reconcile Echocardiography, Computed Tomography, and Hybrid Imaging in Assessing Discordant Grading of Aortic Stenosis Severity?[J] JACC Cardiovasc Imaging, 2019, 12(2): 267-282.

［16］Delling FN, Rong J, Larson MG, et al. Evolution of Mitral Valve Prolapse: Insights From the Framingham Heart Study[J]. Circulation, 2016, 133(17): 1688-1695.

［17］Douglas PS, Pontone G, Hlatky MA, et al. Clinical outcomes of fractional flow reserve by computed tomographic angiography-guided diagnostic strategies vs. usual care in patients with suspected coronary artery disease: the prospective longitudinal trial of FFR(CT): outcome and resource impacts study[J]. Eur Heart J, 2015, 36(47): 3359-3367.

［18］Dvir D, Bourguignon T, Otto CM, et al. Standardized Definition of Structural Valve Degeneration for Surgical and Transcatheter Bioprosthetic Aortic Valves[J]. Circulation, 2018, 137(4): 388-399.

［19］Dziadzko V, Dziadzko M, Medina-Inojosa JR, et al. Causes and mechanisms of isolated mitral regurgitation in the community: clinical context and outcome[J]. Eur Heart J, 2019, 40(27): 2194-2202.

［20］Fearon WF, Achenbach S, Engstrom T, et al. Accuracy of Fractional Flow Reserve Derived From Coronary Angiography[J]. Circulation, 2019, 139(4): 477-484.

［21］Francone M, Budde RPJ, Bremerich J, et al. CT and MR imaging prior to transcatheter aortic valve implantation: standardisation of scanning protocols, measurements and reporting-a consensus document by the European Society of Cardiovascular Radiology (ESCR)[J]. Eur Radiol, 2020, 30(5): 2627-2650.

［22］Gao L, Gregorich ZR, Zhu W, et al. Large Cardiac Muscle Patches Engineered From Human Induced-Pluripotent Stem Cell-Derived Cardiac Cells Improve Recovery From Myocardial Infarction in Swine[J]. Circulation, 2018, 137(16): 1712-1730.

［23］Gao L, Wang L, Wei Y, et al. Exosomes secreted by hiPSC-derived cardiac cells improve recovery from myocardial infarction in swine[J]. Sci Transl Med, 2020, 12(561).

［24］Goody PR, Hosen MR, Christmann D, et al. Aortic Valve Stenosis: From Basic Mechanisms to Novel Therapeutic Targets[J]. Arterioscler Thromb Vasc Biol, 2020, 40(4): 885-900.

［25］Hampton T. Exploring the Potential of CAR-T Therapy for Heart Failure[J]. JAMA, 2019, 322(21): 2066-2067.

［26］He L, Li Y, Li Y, et al. Enhancing the precision of genetic lineage tracing using dual recombinases[J]. Nat Med, 2017, 23(12): 1488-1498.

［27］Heianza Y, Ma W, DiDonato JA, et al. Long-Term Changes in Gut Microbial Metabolite Trimethylamine N-Oxide and Coronary Heart Disease Risk[J]. J Am Coll Cardiol, 2020, 75(7): 763-772.

［28］Hu P, Liu XB, Liang J, et al. A hospital-based survey of patients with severe valvular heart disease in China[J]. Int J Cardiol, 2017, 231: 244-247.

［29］Hu W, Wu R, Gao C, et al. Knockdown of estrogen-related receptor alpha inhibits valve interstitial cell calcification in vitro by regulating heme oxygenase 1[J]. FASEB J, 2021, 35(2): e21183.

［30］Huang C, Tu W, Fu Y, et al. Chemical-induced cardiac reprogramming in vivo[J]. Cell Res, 2018, 28(6): 686-689.

［31］Iung B, Vahanian A. Epidemiology of valvular heart disease in the adult[J]. Nat Rev Cardiol, 2011, 8(3): 162-172.

［32］Iung B. A prospective survey of patients with valvular heart disease in Europe: The Euro Heart Survey on Valvular Heart Disease[J]. European Heart Journal, 2003, 24(13): 1231-1243.

［33］J Ross Jr, E Braunwald. Aortic Stenosis[J]. Circulation, 1968, 38(1 Suppl):61-67.

［34］Jilaihawi H, Asch FM, Manasse E, et al. Systematic CT Methodology for the Evaluation of Subclinical Leaflet Thrombosis[J]. JACC Cardiovasc Imaging, 2017, 10(4): 461-470.

［35］Kania A, Klein R. Mechanisms of ephrin-Eph signalling in development, physiology and disease[J]. Nat Rev Mol Cell Biol, 2016, 17(4): 240-256.

［36］Kim JB, Kobayashi Y, Moneghetti KJ, et al. GDF-15 (Growth Differentiation Factor 15) Is Associated With Lack of Ventricular Recovery and Mortality After Transcatheter Aortic Valve Replacement[J]. Circ Cardiovasc Interv, 2017, 10(12):e005594.

［37］Kluin J, Talacua H, Smits AI, et al. In situ heart valve tissue engineering using a bioresorbable elastomeric implant - From material design to 12 months follow-up in sheep[J]. Biomaterials, 2017, 125: 101-117.

［38］Koo BK, Erglis A, Doh JH, et al. Diagnosis of ischemia-causing coronary stenoses by noninvasive fractional flow reserve computed from coronary computed tomographic angiograms. Results from the prospective multicenter DISCOVER-FLOW (Diagnosis of Ischemia-Causing Stenoses Obtained Via Noninvasive Fractional Flow Reserve) study[J]. J Am Coll Cardiol, 2011, 58(19): 1989-1997.

［39］Lee A, Hudson AR, Shiwarski DJ, et al. 3D bioprinting of collagen to rebuild components of the human heart[J]. Science, 2019, 365(6452): 482-487.

［40］Lewis-Israeli YR, Wasserman AH, Gabalski MA, et al. Self-assembling human heart organoids for the modeling of cardiac development and congenital heart disease[J]. Nat Commun, 2021, 12(1): 5142.

［41］Li Q, Xu Y, Lv K, et al. Small extracellular vesicles containing miR-486-5p promote angiogenesis after myocardial infarction in mice and nonhuman primates[J]. Sci Transl Med, 2021, 13(584).

［42］Liu S, Chen X, Bao L, et al. Treatment of infarcted heart tissue via the capture and local delivery of circulating exosomes through antibody-conjugated magnetic nanoparticles[J]. Nat Biomed Eng, 2020, 4(11): 1063-1075.

［43］Liu YW, Chen B, Yang X, et al. Human embryonic stem cell-derived cardiomyocytes restore function in infarcted hearts of non-human primates[J]. Nat Biotechnol, 2018, 36(7): 597-605.

［44］Lu P, Wang Y, Liu Y, et al. Perinatal angiogenesis from pre-existing coronary vessels via DLL4-NOTCH1 signalling[J]. Nat Cell Biol, 2021, 23(9): 967-977.

［45］Luo J, Qin L, Zhao L, et al. Tissue-Engineered Vascular Grafts with Advanced Mechanical Strength from Human iPSCs[J]. Cell Stem Cell, 2020, 26(2): 251-261.

［46］Mann TD, Loewenstein I, Ben Assa E, et al. Natural History of Moderate Aortic Stenosis with Preserved and Low Ejection Fraction[J]. J Am Soc Echocardiogr, 2021, 34(7): 735-743.

［47］Maurice Enriquez-Sarano 1 J-FA, David Messika-Zeitoun, Delphine Detaint, et al.Quantitative Determinants of the Outcome of Asymptomatic Mitral Regurgitation[J]. N Engl J Med, 2005, 352(9): 875-883.

［48］Mills RJ, Titmarsh DM, Koenig X, et al. Functional screening in human cardiac organoids reveals a metabolic mechanism for cardiomyocyte cell cycle arrest[J]. Proc Natl Acad Sci U S A, 2017, 114(40): E8372-E8381.

［49］Miotto R, Wang F, Wang S, et al. Deep learning for healthcare: review, opportunities and challenges[J]. Brief Bioinform, 2018, 19(6): 1236-1246.

［50］Murashige D, Jang C, Neinast M, et al. Comprehensive quantification of fuel use by the failing and nonfailing human heart[J]. Science, 2020, 370(6514): 364-368.

［51］Murthy VL, Reis JP, Pico AR, et al. Comprehensive Metabolic Phenotyping Refines Cardiovascular Risk in Young Adults[J]. Circulation, 2020, 142(22): 2110-2127.

［52］Nakazato R, Park HB, Berman DS, et al. Noninvasive fractional flow reserve derived from computed tomography angiography for coronary lesions of intermediate stenosis severity: results from the DeFACTO study[J]. Circ Cardiovasc Imaging, 2013, 6(6): 881-889.

［53］Nath J, Foster E, Heidenreich PA. Impact of tricuspid regurgitation on long-term survival[J]. J Am Coll Cardiol, 2004, 43(3): 405-409.

［54］Nemet I, Saha PP, Gupta N, et al. A Cardiovascular Disease-Linked Gut Microbial Metabolite Acts via Adrenergic Receptors[J]. Cell, 2020, 180(5): 862-877.

［55］Neri T, Hiriart E, van Vliet PP, et al. Human pre-valvular endocardial cells derived from pluripotent stem cells recapitulate cardiac pathophysiological valvulogenesis[J]. Nat Commun, 2019, 10(1): 1929.

［56］Nguyen V, Cimadevilla C, Estellat C, et al. Haemodynamic and anatomic progression of aortic stenosis[J]. Heart, 2015, 101(12): 943-947.

［57］Nkomo VT, Gardin JM, Skelton TN, et al. Burden of valvular heart diseases: a population-based study[J]. Lancet, 2006, 368(9540): 1005-1011.

［58］Onuma Y, Dudek D, Thuesen L, et al. Five-year clinical and functional multislice computed tomography angiographic results after coronary implantation of the fully resorbable polymeric everolimus-eluting scaffold in patients with de novo coronary artery disease: the ABSORB cohort A trial[J]. JACC Cardiovasc Interv, 2013, 6(10): 999-1009.

［59］Otto CM, Nishimura RA, Bonow RO, et al. 2020 ACC/AHA Guideline for the Management of Patients With Valvular Heart Disease: Executive Summary: A Report of the American College of Cardiology/American Heart Association Joint Committee on Clinical Practice Guidelines[J]. Circulation, 2021, 143(5): e35-e71.

［60］Park SJ, Cho SW, Kim SM, et al. Assessment of Myocardial Fibrosis Using Multimodality Imaging in Severe Aortic Stenosis: Comparison With Histologic Fibrosis[J]. JACC Cardiovasc Imaging, 2019, 12(1): 109-119.

［61］ Patel AN, Henry TD, Quyyumi AA, et al. Ixmyelocel-T for patients with ischaemic heart failure: a prospective randomised double-blind trial[J]. The Lancet, 2016, 387(10036): 2412-2421.

［62］ Pawade TA, Newby DE, Dweck MR. Calcification in Aortic Stenosis: The Skeleton Key[J]. J Am Coll Cardiol, 2015, 66(5): 561-577.

［63］ Peeters F, Meex SJR, Dweck MR, et al. Calcific aortic valve stenosis: hard disease in the heart: A biomolecular approach towards diagnosis and treatment[J]. Eur Heart J, 2018, 39(28): 2618-2624.

［64］ Plissiti ME, Fotiadis DI, Michalis LK, et al. An automated method for lumen and media-adventitia border detection in a sequence of IVUS frames[J]. IEEE Trans Inf Technol Biomed, 2004, 8(2): 131-141.

［65］ Prihadi EA, van der Bijl P, Gursoy E, et al. Development of significant tricuspid regurgitation over time and prognostic implications: new insights into natural history[J]. Eur Heart J, 2018, 39(39): 3574-3581.

［66］ Redd MA, Zeinstra N, Qin W, et al. Patterned human microvascular grafts enable rapid vascularization and increase perfusion in infarcted rat hearts[J]. Nat Commun, 2019, 10(1): 584.

［67］ Ren Z, Yu P, Li D, et al. Single-Cell Reconstruction of Progression Trajectory Reveals Intervention Principles in Pathological Cardiac Hypertrophy[J]. Circulation, 2020, 141(21): 1704-1719.

［68］ Rodriguez-Gabella T, Voisine P, Puri R, Pibarot P, Rodes-Cabau J. Aortic Bioprosthetic Valve Durability: Incidence, Mechanisms, Predictors, and Management of Surgical and Transcatheter Valve Degeneration[J]. J Am Coll Cardiol, 2017, 70(8): 1013-1028.

［69］ Rutkovskiy A, Malashicheva A, Sullivan G, et al. Valve Interstitial Cells: The Key to Understanding the Pathophysiology of Heart Valve Calcification[J]. J Am Heart Assoc, 2017, 6(9):e006339.

［70］ Sager HB, Dutta P, Dahlman JE, et al. RNAi targeting multiple cell adhesion molecules reduces immune cell recruitment and vascular inflammation after myocardial infarction[J]. Sci Transl Med, 2016, 8(342).

［71］ Shekhar R, Cothren RM, Vince DG, et al. Three-dimensional segmentation of luminal and adventitial borders in serial intravascular ultrasound images[J]. Comput Med Imaging Graph, 1999, 23(6): 299-309.

［72］ Sonka M, Zhang X, Siebes M, et al. Segmentation of intravascular ultrasound images: a knowledge-based approach[J]. IEEE Trans Med Imaging, 1995, 14(4): 719-732.

［73］ Su S, Hu Z, Lin Q, et al. An artificial neural network method for lumen and media-adventitia border detection in IVUS[J]. Comput Med Imaging Graph, 2017, 57: 29-39.

［74］ Syedain Z, Reimer J, Schmidt J, et al. 6-month aortic valve implantation of an off-the-shelf tissue-engineered valve in sheep[J]. Biomaterials, 2015, 73: 175-184.

［75］ Tang GHL, Zaid S, Ahmad H, et al. Transcatheter Valve Neo-Commissural Overlap With Coronary Orifices After Transcatheter Aortic Valve Replacement[J]. Circ Cardiovasc Interv, 2018, 11(10): e007263.

［76］ Taylor CA, Fonte TA, Min JK. Computational fluid dynamics applied to cardiac computed tomography for noninvasive quantification of fractional flow reserve: scientific basis[J]. J Am Coll Cardiol, 2013, 61(22): 2233-2241.

［77］ Topilsky Y, Inojosa JM, Benfari G, et al. Clinical presentation and outcome of tricuspid regurgitation in patients with systolic dysfunction[J]. Eur Heart J, 2018, 39(39): 3584-3592.

［78］ Tu S, Barbato E, Koszegi Z, et al. Fractional flow reserve calculation from 3-dimensional quantitative coronary angiography and TIMI frame count: a fast computer model to quantify the functional significance of moderately obstructed coronary arteries[J]. JACC Cardiovasc Interv, 2014, 7(7): 768-777.

心脑血管疾病、阿尔茨海默病、儿童
先心病、传染性疾病精准防诊治

［79］Tu S, Westra J, Yang J, et al. Diagnostic Accuracy of Fast Computational Approaches to Derive Fractional Flow Reserve From Diagnostic Coronary Angiography: The International Multicenter FAVOR Pilot Study[J]. JACC Cardiovasc Interv, 2016, 9(19): 2024-2035.

［80］Vagnozzi RJ, Maillet M, Sargent MA, et al. An acute immune response underlies the benefit of cardiac stem cell therapy[J]. Nature, 2020, 577(7790): 405-409.

［81］Vahanian A, Beyersdorf F, Praz F, et al. 2021 ESC/EACTS Guidelines for the management of valvular heart disease[J]. Eur J Cardiothorac Surg, 2021, 60(4): 727-800.

［82］Visan I. CAR T cells for heart disease[J]. Nat Immunol, 2019, 20(11): 1414.

［83］Wang L, Liu Y, Ye G, et al. Injectable and conductive cardiac patches repair infarcted myocardium in rats and minipigs[J]. Nat Biomed Eng, 2021, 5(10): 1157-1173.

［84］Wang L, Yu P, Zhou B, et al. Single-cell reconstruction of the adult human heart during heart failure and recovery reveals the cellular landscape underlying cardiac function[J]. Nat Cell Biol, 2020, 22(1): 108-119.

［85］Wang ZQ, Zhou YJ, Zhao YX, et al. Diagnostic accuracy of a deep learning approach to calculate FFR from coronary CT angiography[J]. J Geriatr Cardiol, 2019, 16(1): 42-48.

［86］Westra J, Andersen BK, Campo G, et al. Diagnostic Performance of In-Procedure Angiography-Derived Quantitative Flow Reserve Compared to Pressure-Derived Fractional Flow Reserve: The FAVOR Ⅱ Europe-Japan Study[J]. J Am Heart Assoc, 2018, 7(14): e009603.

［87］Westra J, Tu S, Winther S, et al. Evaluation of Coronary Artery Stenosis by Quantitative Flow Ratio During Invasive Coronary Angiography: The WIFI Ⅱ Study (Wire-Free Functional Imaging Ⅱ)[J]. Circ Cardiovasc Imaging, 2018, 11(3): e007107.

［88］Yan AT, Koh M, Chan KK, et al. Association Between Cardiovascular Risk Factors and Aortic Stenosis: The CANHEART Aortic Stenosis Study[J]. J Am Coll Cardiol, 2017, 69(12): 1523-1532.

［89］Yao J, Huang K, Zhu D, et al. A Minimally Invasive Exosome Spray Repairs Heart after Myocardial Infarction[J]. ACS Nano, 2021, 15(7):11099-11111.

［90］Yosuke Miyazaki 1 OIIS, Mohammad Abdelghani, Athanasios Katsikis, et al. Acute performance of a novel restorative transcatheter aortic valve: preclinical results[J]. EuroIntervention, 2017, 13(12): e1410-e1417.

［91］Zafar F, Hinton RB, Moore RA, et al. Physiological Growth, Remodeling Potential, and Preserved Function of a Novel Bioprosthetic Tricuspid Valve: Tubular Bioprosthesis Made of Small Intestinal Submucosa-Derived Extracellular Matrix[J]. J Am Coll Cardiol, 2015, 66(8): 877-888.

［92］Zhou Y, Wang L, Vaseghi HR, et al. Bmi1 Is a Key Epigenetic Barrier to Direct Cardiac Reprogramming[J]. Cell Stem Cell, 2016, 18(3): 382-395.

［93］Zhou Y, Zhang J. Single-Cell Transcriptomics: New Insights in Heart Research[J]. Circulation, 2020, 141(21): 1720-1723.

［94］Zilberszac R, Gabriel H, Schemper M, , et al. Asymptomatic Severe Aortic Stenosis in the Elderly[J]. JACC Cardiovasc Imaging, 2017, 10(1): 43-50.

第二章 脑血管病精准医学研究与产业发展

摘 要

随着社会经济的发展，国民生活方式发生了显著变化，尤其是人口老龄化及城镇化进程的加速，导致脑血管病的发病人数持续增加，脑血管病流行病学特点也发生了变化。脑血管病是严重危害国民健康的重大慢性非传染性疾病，给家庭和社会带来了沉重的疾病负担。近年来，中国脑卒中防治体系建设及精准医疗研究取得了举世瞩目的进展，例如基于药物基因组学的精准治疗方案、开展多组学技术探索新型诊断试剂及药物靶点和基于人工智能的脑血管病临床决策系统的建立。以首都医科大学附属北京天坛医院神经内科王拥军教授为牵头人设计开展的 CHANCE-2 研究发表于《新英格兰医学研究》杂志上，开启了脑血管病精准医疗研究新的篇章。除此之外，随着医疗卫生信息化的不断发展，与脑卒中相关的创新技术及产业开始蓬勃发展。人工智能疾病辅助诊疗系统及快速精准基因分型检测技术应用于临床，给疾病的预防和诊治带来了极大的便利。本章就目前脑卒中的疾病负担、流行病学及卫生经济学做了详细介绍，并总结脑卒中领域前沿技术重大突破、脑卒中精准防治的创新技术和临床进展，以及脑卒中精准诊疗的产业化发展方向。

第一节 前 言

一、脑血管病疾病负担和卫生经济学

脑血管病是危害人们身体健康和生命的主要疾病之一，具有高发病率、高致残率、高死亡率、高复发率、高经济负担五大特点，给患者、家庭和社会带来了沉重的负担和痛苦。它与心脏病、恶性肿瘤构成人类三大致死疾病，也是成人首要的致残疾病，约 2/3 幸存者遗留不同程度的残疾。随着社会经济的发展，国民生活方式发生了显著变化，尤其是人口老龄化及城镇化进程的加速，其造成的危害日趋严重。

1. 脑血管病疾病负担

据全球疾病负担（Global Burden of Disease）工作组 2020 年最新数据报道，自 1990 年以来，脑卒中患病人数、死亡人数和伤残调整寿命年（disability-adjusted life year，DALY）均在逐步上升，2019 年脑卒中患病人数达 1.01 亿（增长 85.3%）；脑卒中死亡病例 655 万（增长 43.3%）；脑卒中导致 DALY 达 1.43 亿（增长 32.4%）。1990 年至 2019 年，从全球整体来讲，脑卒中的年龄标化死亡率和 DALY 率都有下降趋势，而中国、印尼和美国部分地区，脑卒中的年龄标化患病率却有所上升。

据《心脏病与脑卒中 2022 统计更新》报道，2020 年全球脑卒中患病人数为 8 913 万。年龄标化患病率较 2010 年增加 0.77%。全球脑卒中发病人数为 1 171 万。全球脑卒中死亡人数为 708 万，年龄标化死亡率较 2010 年下降 15.27%。但亚洲的年龄标化发病率、患病率及死亡率均处于全球前列。

2017 年发表的 NESS-China 结果显示，我国脑卒中负担远远高于 30 年前，发病率、患病率和死亡率一直在高位盘旋。根据中国国家脑卒中筛查调查数据（China National Stroke Screening Survey，CNSSS）显示，我国 40 ~ 74 岁人群首次脑卒中总体标化发病率由 2002 年的 189/10 万上升至 2013 年的 379/10 万，平均每年增长 8.3%。GBD 2017 年数据显示，中国缺血性脑卒中发病率不断上升，由 2005 年的 112/10 万升高至 2017 年的 156/10 万，2017 年我国缺血性脑卒中患病率为 1981/10 万（年龄标化率 1470/10 万），我国脑卒中死亡率为 149/10 万，粗死亡率较 1990 年相比上升 41%。根据第六次人口普查数据估算，2018 年我国约有 194 万人死于脑卒中。脑卒中已成为导致我国居民死亡的主要原因之一。

据 GBD 工作组估算卒中终生风险，中国人群发生脑卒中的终生风险高达 39.3%，远远高于全球 24.9% 的平均水平。这意味着一生中每 5 个人约有 2 个人可能罹患脑卒中。《2019 中国卫生健康统计提要》数据显示，2018 年我国居民因脑卒中致死比例超过 20%，这意味着每 5 位死亡者中至少有 1 人死于脑卒中。此外，脑卒中也是我国疾病所致寿命损失年的第一位病因。根据 NESS-China 2013 调查结果，脑卒中造成的过早死亡损失寿命年（year of life lost，YLL）为 1748/10 万人；残疾导致的健康生命损失年（year lived with disability，YLD）为 262/10 万人，远高于英美日等发达国家同期水平。2005—2017 年，我国缺血性脑卒中的 DALY 整体呈现上升趋势，自 2005 年 975/10 万上升到 2017 年的 1007/10 万，中国已成为脑卒中终生风险最高和疾病负担最重的国家。

2. 卫生经济学

《2018 中国卫生健康统计年鉴》显示，我国 2005—2017 年脑卒中出院人数及人均医药费用均持续增长，尤其是缺血性脑卒中的出院人数及人均医药费用均呈爆发性增长态势。2017 年我国缺血性脑卒中出院人数为 3 122 289 人，出血性脑卒中为 523 488 人，相比 2007 年，10 年间分别增长了 12 倍和 5 倍。2017 年我国缺血性脑卒中和出血性脑卒中患者人均住院费用分别为 9 607 元和 18 525 元，相比 2007 年分别增长 60% 和 118%。

中国的脑卒中防治工作在取得初步成效的同时，也面临着新的挑战。随着社会老龄化和城市化进程加速，居民不健康生活方式流行，疾病危险因素普遍暴露，中国脑卒中负担有爆发式增长的态势，并呈现出低收入群体快速增长、性别和地域差异明显以及年轻化趋势。因此，中国脑卒中防治仍面临巨大挑战，防治力度亟待进一步加强。

二、精准医疗的定义、演变史及对医学模式的影响

精准医疗本质上是通过基因组、蛋白质组等组学技术和医学前沿技术，对大样本人群与特定疾病类型进行生物标志物的分析与鉴定、验证与应用，从而精确寻找到疾病的原因和治疗的靶点，并对一种疾病不同状态和过程进行精确亚分类，最终实现对疾病和特定患者进行个性化精准治疗的目的，提高疾病诊治与预防的效益。精准医疗是标准化医疗的发展，是在大的生物数据库（人类基因组计划）背景下、在研究方法学（蛋白质组学、代谢组学、基因组学、细胞转换技术和移动医疗）进步背景下的"新标准医疗"（图 2-1）。

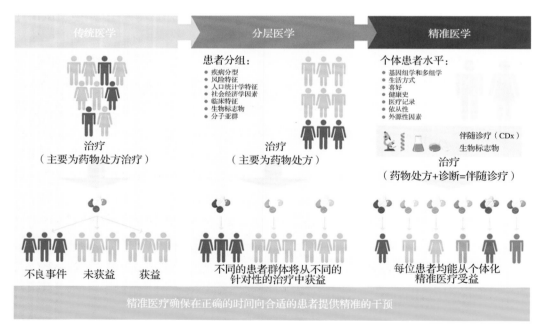

图 2-1 医疗模式的演变史

2011 年，美国国家科学院提出基因组学研究，促进整合生物医学信息学和临床

信息学，从而迈向精准医学的时代。2015年1月20日，美国原总统奥巴马在国情咨文演讲中提出了"精准医疗计划"。同年2月，我国科技部和国家卫生计生委开始组建国家精准医疗战略专家委员会，启动中国精准医疗计划。

精准医疗理念的提出具有划时代意义，带来了当代医疗实践的重大变革。在现代医学长足进步的时代背景下，各种先进科技手段与传统医学方法的整合应用和集成创新，显著提升了健康状态评估以及疾病预测、防控、诊断、治疗、康复和慢病管理等医学实践过程的确定性、预见性和可控性，改变了传统经验医学中依赖直觉和经验的高度不确定性、盲目性和不可控性，临床上疾病防治和健康促进的水平因而得到显著改善。

三、精准医疗的目标

精准医疗是以个体化医疗为基础，随着基因检测技术迅速进步以及生物学信息和大数据科学交叉应用而发展起来的新型医学概念与医疗模式。精准医疗采用现代遗传技术、分子影像学技术、生物学信息技术，结合患者生活环境和临床数据，实现精准疾病分类与诊断，制订个体化预防、诊断与治疗方案，包括精确预测风险、精确诊断与分类、精确用药、精确评价疗效、精确预测预后等。美国"精准医疗计划"已经明确首期任务是完成数百万个体的基因组测序。因此，基因检测技术作为采集患者信息和精准诊断与治疗的依据，是精准医疗的支撑基础。

精准医疗是一种将个人基因、环境和生活习惯差异考虑在内的疾病预防与处置的新兴方法。精准医疗旨在"在正确的时间为正确的患者提供正确的治疗"。精准医疗的重点不在"医疗"，而在"精准"。这种诊疗模式更重视疾病的深度特征和诊断干预的高度精准性，是在对疾病整体相似性及个体化差异性的深度认识基础上，形成的高水平医疗技术。

第二节　脑血管病精准医疗研究进展

一、多组学技术在脑血管病精准医疗的研究进展

多组学技术是精准医疗的一个核心内容，分为基因组学、转录组学、蛋白质组学和代谢组学等多种研究方法。将多组学技术和生物信息学分析方法与科学技术相结合，对人群分别进行了各种生物标志物的筛选、论证与综合运用，通过检测特定的标志物不同时期的实际情况，最终可以实现个性化的精准诊断和治疗（图2-2）。

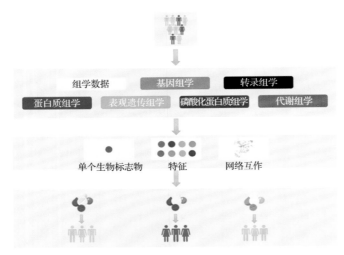

图 2-2　多组学技术在脑血管病精准医疗的研究模式

1. 基因组学

由于脑卒中的异质性，其基因组学研究比其他神经系统疾病更为复杂。目前最新的和最大的脑卒中全基因组关联研究（GWAS）来源于 MEGASTROKE 项目，包括 72 147 名脑卒中患者和 823 869 例健康对照组。在我国由首都医科大学附属北京天坛医院牵头使用高通量测序技术对中国国家卒中登记 - Ⅲ（The Third China National Stroke Registry，CNSR- Ⅲ）的万余例脑卒中患者样本进行全基因组深度测序，获得患者的全部遗传信息，完成了中国脑卒中人群基因图谱的绘制。MEGASTROKE 研究目前确定了 32 个与脑卒中相关的基因位点。其中 20 个位点与缺血性脑卒中亚型相关——大动脉粥样硬化型 6 个，心源性栓塞型 4 个，小血管闭塞型 2 个；2 个位点与青年缺血性脑卒中和颈动脉夹层高度相关，颈动脉夹层是年轻人脑卒中的主要病因之一。除此之外，研究还发现 FOXF2 基因参与脑血管发育并与所有类型的脑卒中风险增加均有关，也与脑卒中相关死亡风险增加有关。

脑卒中和相关表型的表观基因组关联研究仍处于起步阶段，但迄今为止的发现是具有希望的。例如，编码蛋白磷酸酶 1A 的 PPM1A 中不同甲基化模式与阿司匹林治疗的脑卒中患者的血管事件复发有关。DNA 甲基化也可以用来估计生物年龄，可成为一个缺血性卒中预后的独立预测因子，而不考虑实际年龄。

基于氯吡格雷应用于伴有急性非致残性脑血管事件高危人群的疗效研究（colopidogrel in high-risk patients with acute non-disabling cerebrovascular events，CHANCE）的基因亚组研究发现，携带 CYP2C19 功能缺失等位基因者脑卒中复发的风险是非携带者的 1.5 倍，该研究真正开启了缺血性脑卒中精准抗血小板治疗的新时代，被评为当年脑血管病领域五项进展之一。该研究提示，携带 CYP2C19 正常代谢型人群应作为阿司匹林联合氯吡格雷抗血小板治疗的目标获益人群。而对于携带CYP2C19失活等位基因的人群，王拥军教授团队近期发表的CHANCE-2研究发现替格瑞洛联合阿司匹林预防脑卒中复发的疗效优于氯吡格雷联合阿司匹林，可相对降低23%的90天脑卒中复发风险。该结果对于亚洲人群缺血性脑卒中精准抗血小板治疗具有重要价值。研究中用于快速检测CYP2C19基因多态性的GMEX®（Point-of-care）系统解决了启动抗血小板治疗前准确进行基因分型的问题，节省了药物基因学指导的成本效益，益于实施个性化的抗血小板策略（图2-3）。

2. 转录组学

转录组学研究的重点是将外周血细胞中的基因表达和血浆中的RNA作为潜在的生物标志物。目前研究发现在血细胞中表达的几组基因转录物（9～97个基因）可以区分缺血性、出血性脑卒中和健康对照人群，在识别缺血性脑卒中方面具有80%～90%的灵敏度和特异度。这些基因包中包含编码S100B、精氨酸酶、V因子、CD28和活化T细胞核因子（NFAT）等的基因转录本，在很大程度上与免疫功能和血栓形成的差异有关。

脑卒中后发生改变的细胞内miRNA包括miR-122、miR-148a、let-7i、miR-19a、miR-320d、miR-4429、miR-363和miR-487b。到目前为止，许多研究发现脑卒中后细胞内miRNA下调，这一观察结果与脑卒中后白细胞mRNA表达的增加相互印证，考虑为miRNA的抑制作用减弱。这些miRNA可能参与调控Toll样受体信号、核因子-κB（NF-κB）信号、白细胞外渗信号和凝血酶原激活途径。

lncRNA是一类转录本大于200 bp的非编码RNA，其不编码蛋白质，但有助于基因表达。在一项研究中，与健康对照相比，男性脑卒中人群中发现299个差异lncRNA，女性脑卒中人群中发现97个差异lncRNA。鉴定出的一些与脑卒中风险基因相关的lncRNA，主要包括编码脂蛋白、脂蛋白（a）、前列腺素 I_2 合酶、α-内收蛋白和ABO血型（转移酶A、α1-3-N-乙酰半乳糖胺转移酶、转移酶B、α1-3-半乳糖基转移酶）等。另一项研究发现，与健康对照相比，缺血性脑卒中患者中有70个lncRNA上调和128个lncRNA下调。RT-PCR证实了其中三种lncRNA（lnc-DHFRL1-4、SNHG15和lnc-FAM98A-3）的失调，在识别脑卒中方面其表现优于脑源性神经营养因子（BDNF）和神经元特异性烯醇化酶（NSE）。此外，lncRNA的变化也与烟雾病和大血管性脑卒中有关。

3. 蛋白质组学

近年来研究发现在梗死核心区与星形胶质细胞增生相关的胶质纤维酸性蛋白（glial fibrillary acidic protein，GFAP）水平升高，进一步证据表明，缺血性脑卒中后血浆中GFAP的水平能够反映脑损伤的程度，未来有望可以作为简易试剂盒用于脑卒

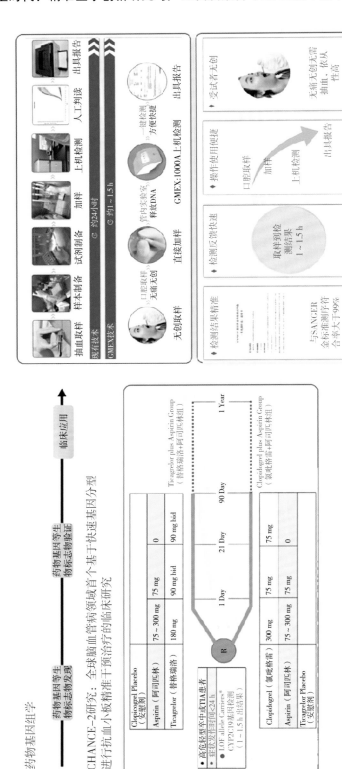

图 2-3 CHANCE-2 研究——基于药物基因组学的精准治疗方案

中的诊断。D- 二聚体是诊断活动性纤溶较好的指标，社区动脉粥样硬化风险研究证实在中位随访 18 年期间，719 名参与者发生脑卒中（628 例缺血性和 91 例出血性）。D- 二聚体与所有类型的脑卒中、缺血性脑卒中、心源性脑卒中风险呈正相关。校正其他心血管危险因素后，D- 二聚体最高与最低五分位对所有类型脑卒中的危险比为 1.30（95% 置信区间，1.02 ～ 1.67），缺血性脑卒中为 1.33（95% 置信区间，1.02 ～ 1.73），心源性脑卒中为 1.79（95% 置信区间，1.08 ～ 2.95）。因此，在一般人群中较高的血浆 D- 二聚体浓度是缺血性脑卒中，尤其是心源性脑卒中的一个危险标志。除此之外，研究还发现 N- 乙基马来酰亚胺敏感因子（N-ethylmaleimide sensitive factor，NSF）ATP 酶，对神经元的膜运输至关重要，可能成为减轻缺血 – 再灌注损伤的靶点。此外，蛋白质组学还用来评估神经血管单元的每个组成部分如何在蛋白质水平上对缺血事件做出反应。激光显微切割分离来自缺血核心区域和对侧区域的神经元和血 – 脑脊液屏障成分，并对这些成分进行量化。结果发现神经元特异性腺苷同型半胱氨酸酶 2（SAHH2）有望成为一种潜在的血液生物标志物，低 SAHH2 水平与缺血性脑卒中后的神经功能改善相关，可用于早期脑卒中预后预测。SAHH2 在鉴别脑卒中结果方面的敏感度很高（89%），特异度中等（58%），与其他预后生物标志物的联合可能在评估临床脑卒中预后方面有帮助。

除此之外，相关学者也在开展脑脊液相关的蛋白组学，研究通过对大鼠造模，分析大脑中动脉闭塞前后脑脊液蛋白差异。结果发现急性缺血性脑卒中发生后脑脊液中 716 种蛋白质水平增加。其中，尿苷单磷酸胞苷单磷酸激酶（MPK）、肌酸激酶 b 型（CKB）和钙调素依赖的蛋白激酶 Ⅱ 亚基 α（CaMK2A）、β 亚基（CaMK2B）和 δ 亚基（CaMK2D）有望作为缺血性脑卒中的生物标志物。在此基础上，进一步研究了缺血性脑卒中患者（发病 6 h 内）和对照组的血液样本中这些蛋白质的含量。CKB 和 CMPK 显示出作为急性缺血性脑卒中诊断生物标志物的潜力，CaMK2B 和 CMPK 显示出作为功能预后生物标志物的潜力。

4. 代谢组学

脑缺血引起局部和全身的代谢改变，如细胞能量代谢途径的改变和全身的应激反应。代谢物是来自脂类、氨基酸、糖类和核苷酸等物质的小分子（通常 < 1.5 kDa）。已知的循环代谢物的数量为 > 25 000 种，目前至少 3 000 种已被量化。发表于 2019 年的一项研究中，汇集了 30 项前瞻性观察性研究（包括 68 659 例患者）的数据，研究了亚油酸（主要为饮食中的 ω-6 多不饱和脂肪酸）水平与心血管疾病之间的关系。外周循环较高的亚油酸水平与所有心血管疾病和缺血性脑卒中的较低风险相关，这一发现可以用来指导饮食习惯。在 2019 年发表的另一项研究，关于 3 904 名动脉粥样硬化患者的代谢情况，以缺血性脑卒中事件作为唯一终点进行社区风险研究（ARIC）。

在已量化的 384 种代谢物中，高水平的长链二羧酸十四烷酸和十六烷酸与缺血性脑卒中（特别是心源性栓塞）的发生风险较高相关。两种代谢物都是 ω- 脂肪酸的氧化，但它们在功能上如何与心源性脑卒中联系仍不清楚。在此基础上，已经进行了多项研究以确定代谢物是否可以作为缺血性脑卒中急性期的诊断生物标志物。其中近期有研究发现天冬酰胺、丁酰肉碱、精氨酸 / 鸟氨酸比值、缬氨酸 / 苯丙氨酸比值以及肉碱酯类（C0、C2、C3、C16、C18 ：1）/ 瓜氨酸比值能够正确识别 79% 的脑卒中患者。

目前已经进行了一些研究，以检查代谢物是否可以用来区分缺血性脑卒中亚型。其中部分用质谱法对 144 种循环代谢物进行了量化，并评估了个别代谢物区分心源性和非心源性脑卒中的能力。心源性栓塞患者的三羧酸循环中间体琥珀酸、α- 酮戊二酸和苹果酸水平显著高于非心栓塞性脑卒中患者。琥珀酸也与左心房扩大和亚临床心房功能障碍有关，表明心源性栓塞和结构性心脏异常患者的能量代谢发生改变。

二、影像技术在脑血管病精准医疗中的应用

缺血再灌注治疗作为急性脑卒中的主要治疗手段，是指在窗口期（一般为 6 h 内）给予患者静脉溶栓治疗和（或）血管内治疗。如何从超时间窗的急性脑卒中患者中筛选合适的患者进行干预治疗，是临床中面临的难题和挑战。

在国际上，RAPID 软件由美国斯坦福医学中心团队研发，经大量临床实验验证的、有循证医学证据的快速精准影像分析软件系统，被美国 FDA 认可的用于取栓适应证的分析软件，已在全球 50 余个国家的 1 600 多家中心应用，其完全自动化处理提供完整的一站式功能模块，包括 CTP/MRP 灌注模块、CTA 自动后处理模块、ASPECTS 自动评分模块；CTP 检查完成后可利用其快速在线评估 CTP 图像和脑血流不匹配体积，30 s ~ 2 min 可完成影像分析，帮助医师快速诊断决策、第一时间筛选出适合血管内治疗的急性缺血性脑卒中患者。2018 年 AHA/ASA 指南推荐对超时间窗急性缺血性脑卒中患者按照 DAWN、DEFUSE3 研究的入组标准进行影像筛选（Ⅰ类推荐，A 级证据）。

在我国，首都医科大学附属北京天坛医院和 BioMind 联合研发了急性缺血性脑卒中再灌注治疗智能决策平台（简称"iStroke 平台"），通过影像学神经网络模型训练的创新技术，研发出经过临床验证、有循证医学证据的急性缺血性脑卒中再灌注治疗智能决策平台，为脑卒中患者的救治提供完整的一站式功能模块：NCCT 出血识别及血肿扩张预测，CT 前循环 ASPECTS 自动评分，MR 前后循环 ASPECTS 自动评分，CTA 大动脉闭塞及狭窄识别，DWI 梗死灶识别，CTP/MRP 血流评估和组织灌注评估等（图 2-4）。iStroke 作为再灌注提升国家行动的智能化工具，能快速进行病变的精确分割和性质判定，同时给出精确的病灶解剖定位、病灶总体积等精准定量评估，

并自动生成辅助诊断的结构化报告，旨在全面提升脑卒中绿色通道效率，帮助医师快速精准决策，治疗更多合适的患者，提升整体良好预后率。

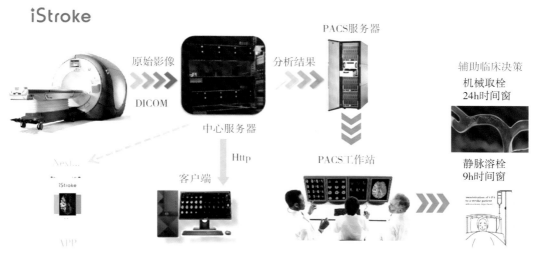

图 2-4　iStroke 一站式辅助平台

三、基于人工智能的脑血管病临床决策系统

1. 脑卒中自动分诊

多项随机对照试验（如 DAWN 和 DEFUSE 3 研究）证明血管内治疗能够给处理正确及时的急性缺血性脑卒中患者带来的益处。因此 Viz.ai 公司目前致力于建立基于人工智能的平台，将 CT 扫描仪自动连接到基于云的处理引擎，用于对缺血性脑卒中患者进行快速分类，利用先进的深度学习来处理缺血性脑卒中患者的影像学结果，并直接与脑卒中团队进行沟通，达到迅速动员的目的。

2. 梗塞病灶的定位

尽管 MR 成像在估计脑梗死病灶定位方面具有高度的灵敏度和准确性，但由于其使用条件和扫描时间长，使其在急性缺血性脑卒中的广泛应用受到了限制。基于此，Metselaar 及其同事开发了基于人工智能的 CT 缺血性脑卒中图像处理软件，使用条件生成对抗网络框架将三相 CT 数据（非对比 CT 扫描、早期和延迟期 CTA 图像）作为输入，金标准 DWI 图像作为预期输出，训练卷积神经网络（CNN），最终将训练有素的 CNN 用于生成与 DWI 图像在强度和拓扑结构上相似的模拟图像。虽然模拟 DWI 图像可以重建主要解剖结构，但关于缺血区域测绘的准确性，仍需要进一步研究和调查。

3. 梗塞体积的估计

Hamelink 和 Gupta 开发了一种多模式基于 2D CNN 的 U-Net 架构用于缺血区域

的自动分割 DWI 和 ADC 图像。该模型使用了 2 条收缩路径，一条用于 DWI，另一条用于 ADC 图像，然后在收缩路径的末尾进行后期模态融合。在对二维输入切片进行分割之后，通过堆叠二维切片来重建三维体积。然后计算性能指标以评估原始三维体积的分割体积。除此之外，为了解决 DWI 成像运动伪影的现实问题，Jolink 等探索了利用深度学习在 DWI 成像中对运动进行校正，这方面的研究仍在继续，以提高 MRI 的普遍适用性。

4. 大血管闭塞的识别

利用先进的深度学习来自动分割神经血管解剖结构以确定可疑大血管闭塞的位置，以及生成 CTP 图以供人工和自动分析。RAPID CTA（RAPID 4.9）是美国 FDA 批准的另一种全自动化人工智能算法处理，可用于检测颅内前循环大动脉闭塞，灵敏度及准确性高。

5. 自动化病因分型

缺血性脑卒中亚型分类对治疗和预后预测至关重要，然而疾病分类的人工判读耗时、容易出错，并且限制了对大数据集的扩展。研究者们试图使用自然语言处理电子健康档案（EHR）结合机器学习方法自动化分型。使用自然语言处理分析非结构化文本的 EHR 数据，包括病史、症状、体征、化验、检查结果等，通过执行高级机器学习方法进行 TOAST 分型，结果与神经病学专业医师人工判读分型相比具有较高的一致性。

基于上述技术的发展，中国国家神经系统疾病临床医学研究中心、神经疾病人工智能研究中心于 2019 年 6 月联合发布 BioMind™ "天泽" 脑血管病诊疗辅助决策系统（CDSS）。该系统通过 AI 影像分析、自动化病因分型、指南意见推荐、知识库等人工智能手段，为脑卒中诊断、治疗、预后全过程提供诊疗辅助支持（图 2-5）。

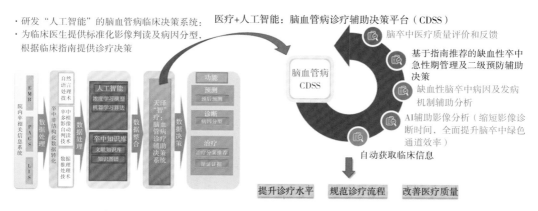

图 2-5　BioMind™ "天泽" 脑血管病诊疗辅助决策系统（CDSS）

第三节　脑血管病精准医疗产业化的机遇和方向

一、概述

十余年来，随着医疗卫生信息化的不断发展和电子病历的广泛应用，医疗健康大数据得到飞速发展。随着基因组（表观基因组、外显子组）、蛋白质组、转录组、代谢组、免疫组等多组学技术及高分辨影像技术的发展和广泛应用，生物学数据呈现井喷式增长，临床研究迅速进入了大数据时代。在临床诊疗方面，心脑血管疾病新的生物标志物不断被发现、临床检测技术检测精度的不断提高和多模态高分辨医学影像技术的发展，表型组学、影像组学的研究也逐渐发展起来，为脑卒中精准医疗奠定了基础。缺血性脑卒中精准诊治未来的方向将是生物学、病理学、计算机等多学科的协作，发展基础研究到临床数据的整合网络，建立新的数据统计和风险预测模型，实现疾病诊断和病灶识别、病情评估、风险预测以及智慧医疗。精准医疗将贯穿缺血性脑卒中预防、诊断及治疗的全程（图 2-6）。

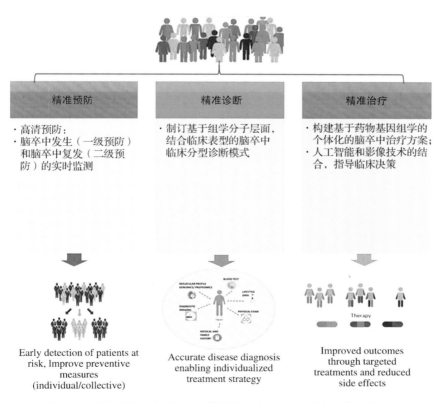

图 2-6　精准医疗在缺血性脑卒中的预防、诊断、治疗全程具有重要意义

缺血性脑卒中疾病负担日益加重，早期识别高危人群，倡导健康生活方式对于脑卒中早期预防至关重要。基于传统的脑卒中危险因素具有一定的滞后性，通过使用加权多基因风险评分系统评估缺血性脑卒中的基因易感性，筛选出缺血性卒中的高风险人群，并提前进行临床干预。目前我国科学家们已建立了中国人群首个脑卒中多基因遗传风险评分模型，并联合传统危险因素，有助于脑卒中发病风险精准预测与分层。除此之外，建立脑卒中大数据平台，实现患者就诊记录信息的共享，进行多维、多元数据的合成分析，有利于实现分层的个性化医疗管理，同时为流行病学医学研究及预防提供了科学依据。

缺血性脑卒中的精确诊断依靠于影像学技术的蓬勃发展，影像学诊断不仅表现在形态学上，且已经进入脑形态学与功能学的综合诊断，尤其近年来一些新技术，包括CTPI、DWI、PWI、MRS、动脉自旋标记技术（ASL）等在临床的应用使缺血性脑卒中的诊断更加准确、快捷。人工智能领域的不断发展，同样推进了缺血性脑卒中精准诊疗。随着卷积神经网络、自然语言处理等技术的不断成熟和应用，基于临床大数据的人工智能诊疗决策不断进展。目前基于AI可基本实现缺血性脑卒中患者的筛查、自动估计梗死灶体积、精准识别闭塞血管以及确定缺血半暗带的范围，为指导临床治疗提供可靠帮助。

基于AI利用深度学习根据患者影像学特征预测发病时间，为预测醒后脑卒中患者的具体发病时间提供了新思路。同时AI在早期识别大血管闭塞、自动评估梗死核心区及缺血半暗带范围，评价急性缺血性脑卒中患者可挽救的脑组织，对于精准指导急性期治疗具有重要意义。除此之外，从CHANCE研究到CHANCE-2研究结果出炉，脑卒中疾病诊治迎来"精准双抗时代"，构建基于药物基因组学的个体化治疗方案对于缺血性脑卒中的管理至关重要。

二、多组学技术的应用

1.基于脑卒中药物基因快速检测的药物基因组学的脑卒中精准治疗套餐

基因检测是精准医疗的基础。个体或疾病的基因信息对科学研究、诊断、治疗和疗效评价十分重要。将药物基因组学的研究成果应用于脑卒中的临床治疗中，对于脑卒中的个体化治疗发挥着重要作用。脑卒中个体化病因学防治是后人类基因组计划时代，药物基因组学研究的最前沿和最活跃的领域之一。

缺血性脑卒中急性期的治疗首选是静脉注射重组组织型纤溶酶原激活剂（rt-PA），但其存在潜在的严重不良反应，主要是出血并发症，临床中严格限定给药标准。考虑到患者间的差异，基于药物基因组学，研究者发现PAI-1基因的产物与rt-PA结合，形成一个非活性复合物，并可作为内源性纤溶活性的抑制剂。Fernandez-Cadenas发现携带 PAI-1 4G/4G 基因型的患者授受 rt-PA 治疗后获益较差。

抗血小板药物被广泛应用于缺血性脑卒中的治疗和预防，因此其药物遗传学和药物基因组学被充分研究。研究发现环氧合酶 -2（COX-2）、血小板膜受体 P2Y1 和糖蛋白（GP Ⅲa）之间的遗传变异和特异性基因相互作用与阿司匹林耐药性有关。而细胞色素 P450 氧化酶中 CYP1A2、CYP2B6、CYP2C9、CYP2C19、CYP3A4 和 CYP3A5 等参与了氯吡格雷的代谢，此外大约 85% 的原形被羧酸酯酶 1（CES 1）代谢成无活性的产物，ABCB1 主要参与了氯吡格雷肠道吸收。

口服抗凝治疗也显示出明确的药物遗传标记，不仅与个体间的剂量差异相关，还与出血风险等不良反应相关。研究证实 CYP2C9 和 VKORC1（vitamin K epoxide reductase complex，subunit 1）基因变异是华法林相关脑出血的强危险因素。此外，研究发现 APOE 基因中 2 型和 4 型变异同样是风险等位基因。

他汀类药物基因组学研究仍在进行中，目前研究发现 CYP3A4 和 CYP3A5 在不同个体间的表达差异较大，而其表达和功能的差异，可影响阿托伐他汀的体内代谢及药物疗效。ApoE 是影响 LDL-C 水平的重要遗传因素之一。他汀类药物对等位基因 ε2 携带者的降脂作用最强，而对 ε4 携带者疗效最差。除此之外，SLCO1B1 C521T（rs 4149056）突变基因携带者的他汀类药物清除率降低，可能导致肌肉毒性增加。

因此接下来对于阿司匹林、氯吡格雷、华法林及他汀类药物的基因快速检测技术的研发具有重要的意义（表 2-1）。

表 2-1　拟开展的脑血管病药物基因快速检测

药物	基因	中文名称
阿司匹林	PTGS1	前列腺素内过氧化物合酶 1
	GP Ⅲ a	血小板 GP Ⅲ a
	PEAR1	血小板内皮细胞凝集素受体 1
氯吡格雷	PON1	对氧磷酶 1
	ABCB1	多药耐药基因 1
	CES1	羧酸酯酶 1
	P2Y12	血小板 ADP 受体
华法林	VKORC1	维生素 K 环氧化物还原酶复合物 1 亚单位
	CYP2C9	CYP2C9
	CYP4F2	CYP4F2
他汀	APOE	载脂蛋白 E
	SLCO1B1	溶质载体有机阴离子转运体家族 1B1

2. 基于多组学技术探索脑卒中相关的生物标志物

在数量庞大的非致残性缺血性脑卒中患者中，如何高效地识别出易复发的高危患者，是临床和研究者面临的重要难题。生物标志物是一种当有机体生理环境的稳态发生了某些自然变化，并随之改变产生的一种生物标志信号。疾病特异性生物标志物的检测在治疗前期可以用于患者治疗前精准化治疗方案的设计、在治疗期间能够对治疗的有效性和安全性进行监测、在治疗后能够预测脑卒中复发的风险（图2-7）。

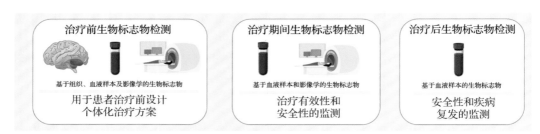

图2-7　生物标志物在脑血管病的应用

（1）应用特异性生物标志物识别脑卒中发生及复发高风险人群：S100B是一种神经胶质蛋白，对神经组织具有高度特异性，是最早被推荐为辅助缺血性脑卒中诊断的候选分子之一。胶质纤维酸性蛋白（GFAP）是另一种星形胶质细胞特异性的胶质蛋白，是迄今为止鉴别出血和缺血性脑卒中的最佳候选蛋白。除此之外，MMP-9(matrix metalloproteinase-9）、NMDA-R（N-methyl-D aspartate receptors）以及载脂蛋白家族的一些成员也是缺血性脑卒中诊断的潜在生物标志物。北京天坛医院团队将14种生物标志物在已建立的大样本人群中反复验证，首次发现当血清中sCD40L水平升高，则短期内脑卒中复发风险将增加1.5倍，若sCD40L和hs-CRP同时升高，则其复发风险将升高至1.8倍；还发现血Lp-PLA2活性每升高30 nmol/（min·ml），其短期内复发或进展风险将增加1.1倍；由此可找到非致残性缺血性脑卒中患者复发风险预测与危险分层评估的重要标志物。

通过对颅内动脉狭窄、颈动脉易损斑块、皮层下单发梗死、白质疏松与微出血等10种影像标志物进行研究，发现颅内动脉狭窄是脑卒中复发的重要危险因素，并通过系列颅内动脉狭窄登记研究证实中国脑卒中患者合并颅内动脉狭窄比例更高（46.6%，显著高于颅外动脉狭窄的14.0%），具有不同于欧美人群的中国特色；动脉狭窄程度越高，1年内复发风险越高；而伴有颅内动脉狭窄的缺血性脑卒中患者短期复发风险是不伴狭窄患者的2.3倍，成为预测脑卒中高危患者复发风险的又一重要影像标志。

（2）应用特异性生物标志物识别脑卒中发生时间窗：在一项纳入103例卒中患者和132例对照组的研究中，对治疗窗内29个预先选择的分子的诊断性能进行评估，发现谷胱甘肽 S- 转移酶 p（GST-p）是脑卒中患者血液中最显著升高的分子，这是一种提供抗氧化应激保护的酶。更重要的是，以 GST-p 浓度 17.7 μg/L 为界值可以在90% 的病例中区分发病早期（＜3 h）和晚期（＞3 h）。事实上，脑卒中后 GST-p浓度几乎立即升高，有些患者在症状出现后 3 h 内升高，有些患者在 1 h 内升高。重要的是，GST-p 浓度在 3 h 后迅速下降，在脑卒中症状出现后 6 h 接近正常水平。在一组接受溶栓治疗的脑卒中患者中（卒中发作后 3 h 内采血，$n=100$）测定 GST-p 时，98% 的病例中 GST-p 浓度高于阈值 17.7 μg/L。针对缺血性脑卒中急性期生物标志物的临床试验仍在进行中，以发现适用于超急性期的诊断性生物标志物。

（3）应用特异性生物标志物在疾病早期识别疾病进展高风险：除了前面提到的MMP-9、NSE 和 S100B，其他分子与缺血性脑卒中后出血风险增加有关。血浆 c-Fn（细胞 – 纤维连接蛋白）水平反映血管损伤，与使用 t-PA 后出血转化的发展有关。一些生物标志物与早期神经功能恶化（END）有关。谷氨酸盐、一氧化氮、细胞因子和内皮 –白细胞黏附分子介导的细胞毒性机制被认为是组织损伤进展的介质。高水平的炎症标志物，如铁蛋白、IL-6、TNF-α 和 ICAM-1（细胞间黏附分子 -1）也被证明与早期神经系统恶化有关。

3. STROMICS（Stroke Omics Atlas）计划

组学研究是利用大数据科学进行精准医疗的新兴领域。组学数据的整合意味着可以同时研究数千种基因、蛋白质、RNA 和代谢产物，揭示分子水平上的相互作用网络。2021 年 7 月首都医科大学附属北京天坛医院、国家神经系统疾病临床医学研究中心脑卒中多组学创新中心（Center of excellence for Omics Research，CORe）正式启动，通过整合临床医学、生物信息学、多组学（基因组、蛋白质组、代谢组等）知识，利用大数据和人工智能手段，在中国脑卒中登记 - Ⅲ 中包括来自中国 22 个省和4 个直辖市的 201 个分中心的 15 166 例缺血性脑卒中患者，对每个患者通过高通量测序和质谱收集组学数据，构建脑卒中多组学图谱。基于组学数据，更有效地确定导致脑卒中发生发展的各种因素，更有效地指导基础研究。除此之外，脑卒中多组学图谱（Stroke Omics Atlas，STROMICS）计划正式启动，对用于脑卒中多组学研究的数据库 STROMICS 根据项目进行分类，搭建用户友好的系统，研究人员可以通过简单的操作完成快速的在线数据申请，来自不同机构、地区的研究者均可通过 STROMICS共同参与到脑卒中的研究中。积极推动脑卒中多组学数据挖掘和知识分享，致力于利用多组学和临床大数据实现脑卒中患者精准诊疗。

三、人工智能＋影像技术

基于人工智能技术对脑血管疾病的预防、诊断、治疗和预后预测，是有效进行脑血管疾病防治和提高诊疗效率的关键方法。

1. 临床智能决策系统的进一步优化及优质医疗资源的下沉

随着基于深度学习的卷积神经网络架构的发展和完善，人工智能已从最初的计算机视觉应用示范逐渐转向医学图像处理领域，并显示出巨大的应用前景。基于脑卒中影像的人工智能诊断系统或平台已逐步在临床实现应用转化。由首都医科大学附属北京天坛医院与BioMind共同开发的脑血管病诊疗辅助系统则基于人机交互处理方式，实现了融合影像及临床数据的"中国缺血性脑卒中亚型"智能化分型并辅助参与临床决策。除此之外，国家神经系统疾病临床研究中心和BioMind还共同发布急性脑卒中再灌注治疗智能决策平台iStroke。通过AI智能分析代替传统路径中的四个环节：技术人员做图像后处理、放射科人员再次做图像后处理、高一级的放射科人员审核图像报告、急诊科医师做诊断，极大地缩短影像诊断时间，为急性缺血性脑卒中影像学自动化评估提供快速精准的影像分析手段，在院前急救、信息化建设和分级诊疗方面具有重要的作用。未来，iStroke将由PC端、App端、智能手环、人工智能图像算法服务器共同组成，为脑卒中患者的救治提供完整的一站式辅助平台。截至2020年，全国已建成562家高级脑卒中中心，能常规开展溶栓的区县医院有607家。脑卒中急救地图体系已纳入全国26个省的170余个城市、2 000多家医疗机构和急救中心。脑血管病诊疗辅助决策系统（CDSS）和iStroke软件有望科技赋能，进一步促进优质医疗资源下沉到基层，规范缺血性脑卒中急性期诊治，推进脑卒中疾病诊疗的标准化和同质化。

此外，随着"金桥工程Ⅱ——基于人工智能的脑血管病临床诊疗辅助决策系统的医疗质量改进研究"项目的启动，将进一步通过开展整群随机对照研究，验证"天泽"脑血管病诊疗辅助决策系统的有效性，评价其对急性缺血性脑卒中患者临床结局的改善效果，探索对医疗质量过程指标改进的作用，为基于AI的临床诊疗辅助决策提供循证医学证据（图2-8）。

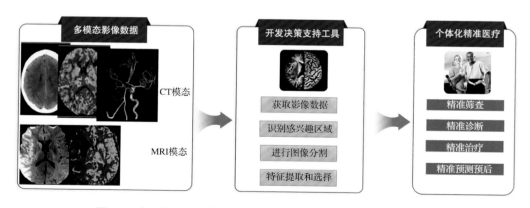

图 2-8　人工智能和影像技术的结合是脑血管病精准医疗的重要方向

2. 可穿戴设备

精准医疗依赖于对大数据集的分析，以确定临床相关的亚组，并有助于发现疾病机制。可穿戴技术的发展，将能够实现全面、实时测量描述个人健康状况的相关参数，在推进精准医疗方面发挥重要作用。目前，可穿戴设备主要用于生命体征和运动健康状况的体外检测。其中，心率、血压和体力活动等参数的描述对脑血管疾病至关重要。大部分可穿戴设备可通过心电描记（ECG）或光容积描记（PPG）来测量心跳时间间隔计算心率并使用算法对心率进行分类。有些智能手表可以根据需要记录单导联心电图，对于简单和常见的心律失常如房颤的诊断是有价值的。虽然这些设备大多数是单导联的，但由于其方便进行持续的监测，在检测心律失常方面与传统的动态心电图监测一样有效，甚至超过常规动态心电图监测的能力。可穿戴设备目前是诊断无症状或有症状房颤的方便工具，可改善临床房颤诊断，提高抗凝治疗的依从性。

高血压是脑血管疾病的最重要危险因素之一。目前研究发现振动式或袖套式可穿戴设备可以精确测量血压，并持续戴在手腕上，在门诊环境中可能比传统的血压装置更方便筛查高血压、进行血压自我监测和抗高血压药物的适时调整。不仅如此，使用新型传感器进行连续可穿戴式血压测量，有助于在睡眠或运动等活动中测量血压，可精准记录患者发病时的血压情况，为临床医疗提供更高质量的数据。

通过可穿戴设备，除了上述提到的血压、心率等外，还可测量患者的动态体力活动。使用三轴加速计测量的中到高强度体力活动、久坐及日常行走步数等参数，为脑卒中生活方式等相关危险因素的精准干预提供了依据。

可穿戴设备可以实现对个人健康状态相关参数的多维度、实时测量。可穿戴技术的进步为医疗保健领域的部署提供了巨大的机会，特别是在精准医疗领域。相信在不久的将来，随着科技的不断进步，高精度、高质量的可穿戴设备将提供最高质量的临床相关数据（图 2-9）。

四、医学工程技术

1. 器官芯片

通常而言，新药的开发流程为：早期药物发现、基础生物学研究、疾病建模和靶点发现、体外模型的临床前研究、人体临床开发（Ⅰ、Ⅱ和Ⅲ期试验）、最终审查、批准以及上市后的监控。美国 FDA 调查数据显示，每种新药的平均研发周期为 10年，耗资约为 10 亿美元。经过多年探索，一种能够直接预测人类反应的新型药物建模、测试平台开始逐渐成为学界的研究热点，并相继进入大众视野，这就是器官芯片（organs-on-chips，OoCs）。早在 2016 年，该技术即入选达沃斯论坛年度十大新兴技术之一，与风头正盛的两大新兴技术——新燃料电池和无人驾驶汽车齐名。器官芯片是

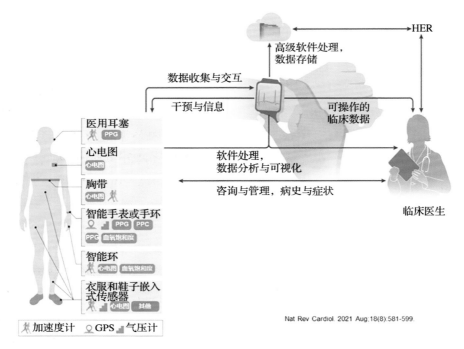

图 2-9　可穿戴设备的开发及应用

由光学透明的塑料、玻璃或柔性聚合物（如聚二甲基硅氧烷）等构成的微流控细胞培养设备，包括由活细胞组成的灌注空心微通道，通过体外重建组织水平和器官水平的结构和功能，来重现体内器官的生理和病理特征。之所以被称为"芯片"，是因为其最初采用的微制造方法是由计算机微芯片制造方法改编而成的。与传统 2D 静态细胞培养方式相比，器官芯片平台的一大关键优势是能够控制细胞和特定组织结构，以模拟化学梯度和生物力学，从而能够精确控制生物化学和细胞环境，模拟在体内的环境和反应，并在功能性人体组织和器官环境中对活体细胞的生化、遗传和代谢活动进行高分辨率、实时成像和体外分析。此外，器官芯片还具备组织血管化及灌注能力，包括自组装内皮细胞形成灌注腔，或使用微流控通道作为工程血管系统，将营养物质和流体输送到培养室内的细胞；其还能够纳入实时组织功能传感器，如微电极或光学显微镜标志物，例如荧光生物标志物，从而可以监测细胞的健康状态及动态活动。

　　人体器官芯片技术研究的创新思想建立在充分了解人体的复杂组织器官结构和生理功能特点的基础上，它为药物研发、疾病研究等领域提供了一种近生理的体外模型，在多个领域具有广泛应用价值。除了能够评估药物等对人体带来的毒性之外，器官芯片还可在体外模拟多类型器官特异性疾病状态，对疾病病理学、治疗干预的疗效以及潜在的脱靶效应进行机制研究，从而有效降低临床开发阶段的失败率。近年来，研究人员逐渐将多能干细胞技术引入器官芯片领域，成功建立了疾病模型。此外，通

心脑血管疾病、阿尔茨海默病、儿童
先心病、传染性疾病精准防诊治

过微流控和器官芯片内部结构的精密设计和控制，器官芯片可接近真实地反映出药物在体内的动态变化规律及其对器官带来的影响，克服了动物模型与人体因种属不同而出现的较大偏差，从而助力研究人员直观地感知并评价新药的安全性、有效性。

器官芯片在毒性评估、疾病建模、药物评价等领域的作用日益凸显，为生命科学和医学研究提供一种系统性的解决方案。同时，在个性化医疗领域，该技术可利用患者自己的细胞创建个性化的器官芯片，从而基于个体预测某种药物的作用（图 2-10）。

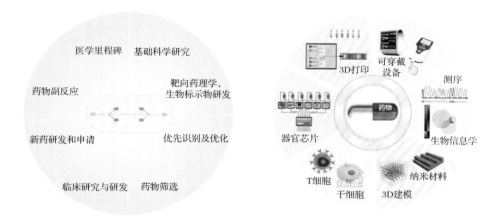

图 2-10　医学工程学的开发及应用

2. 生物 3D 打印技术

生物 3D 打印是基于"增材制造"的原理，以特制生物"打印机"为手段，以加工活性材料包括细胞、生长因子、生物材料等为主要内容，以重建人体组织和器官为目标的跨学科跨领域的新型再生医学工程技术。从 1995 年出现以来，生物 3D 打印技术的发展经历了四个层次。第一层次：打印出的产品不进入人体，主要包括一些体外使用的医学模型、医疗器械，对使用的材料没有生物相容性的要求。第二层次：使用的材料具有良好的生物相容性但是不能被降解，产品植入人体后成为永久性植入物。第三层次：使用的材料具有良好的生物相容性，而且能被降解。产品植入人体后，可以与人体组织发生相互关系，促进组织的再生。第四层次：使用活细胞、蛋白及其他细胞外基质作为材料，打印出具有生物活性的产品，最终目标是制造出组织、器官。生物 3D 打印是目前 3D 打印技术的最高水平之一。

生物 3D 打印技术的发展路线是从纳米、微米、厘米到分米级别。纳米级别即生物分子的打印（包括蛋白、DNA 等），微米级别指细胞的打印，这些技术目前均已实现；厘米级别指神经、血管、组织等，这些技术还处于研发阶段；分米级别指心、肝、肾等器官，将是我们最终的目标。

3. 诱导性多能干细胞

诱导性多能干细胞（induced pluripotent stem cells，iPSCs）技术是指通过导入特定的转录因子将终末分化的体细胞重编程为多能性干细胞。分化的细胞在特定条件下被逆转后，恢复到全能性状态，或者形成胚胎干细胞系，或者进一步发育成新个体的过程即为细胞重编程。分化是基因选择性表达的结果，并没有改变遗传物质，而重编程在某种意义上就是分化的一个逆转。与经典的胚胎干细胞技术和体细胞核移植技术不同，iPSCs 技术不使用胚胎细胞或卵细胞，因此没有伦理学问题。此外，利用 iPSCs 技术可以用患者自己的体细胞制备专有的干细胞，从而大大降低了免疫排斥反应发生的可能性。iPSCs 的出现，在干细胞、表观遗传学以及生物医学等研究领域都引起了强烈的反响，使人们对多能性的调控机制有了突破性的新认识，进一步拉近了干细胞和临床疾病治疗的距离。iPSCs 在细胞替代性治疗、发病机制的研究、新药筛选以及神经系统疾病、心血管疾病等临床疾病治疗等方面具有巨大的潜在价值。由于 iPSCs 可以从患者来源的细胞中获得，如皮肤或血液，它们包含了与患者具有完全相同的基因组背景的个性化治疗或疾病模型的潜力。随着最近基因组编辑技术的进步，可以很容易地产生在基因层面上具有理想表型的细胞，如表达所需的生物标志物的细胞。具有患者来源的遗传缺陷的 iPSCs（如单基因疾病），可以通过基因编辑技术进行基因纠正。这些工程干细胞可以作为健康细胞的来源，用于细胞替代或修复治疗。具有患者特异性基因型的诱导多能干细胞可以直接分化为与疾病相关的细胞类型，用于疾病建模。

五、全国脑卒中精准诊疗中心的成立助推精准医疗产业化

精准医疗是数据驱动的科学，是生命科学、医学技术和计算技术融合的前沿领域。近年来，政府投资、生物技术与健康档案数字化的高速发展，将精准医疗从概念阶段推进到临床应用。

在全球精准医疗发展的影响下，2015 年我国在精准医疗领域密集发布相关政策，加速推进行业监管的跟进和政策方向的指引。在政策支持下我国精准医疗发展迅速壮大，根据科技部的精准医疗计划，我国将在 2030 年前投入 600 亿元人民币用于推动精准医疗的发展。目前，中国精准医疗市场规模正在以每年 20% 的速度增长，已经超出了全球的平均水平。

精准医疗的发展正迎来医疗行业的快速变革，在生物科学方面（例如新的靶向治疗、基因组学和其他组学的进展）和技术方面（例如改进了用于治疗选择的人工智能）都取得了进步。资本和人才的涌入，促使药物研究、基因测序、移动医疗等领域掀起精准医疗商业化、产业化的热潮。尽管医疗保健领域出现了与产品相关的重大创新，

但精准医疗产业化路径的适应速度却依然缓慢。如何将其潜力转化为现实，并促进医疗业务模式的创新成为亟待解决的难题。

为实现临床诊疗与研究技术的创新发展，首都医科大学附属北京天坛医院王拥军教授带领团队率先获批全国脑卒中精准临床诊疗与研究中心，在精准影像、大数据和基因组学等方面先后获得突破性进展，助推精准医疗产业化（图 2-11）。

第四节　精准医疗面临的挑战

精准医疗自 2015 年首次提出至今，已经从概念转化为实质性的产业，并且已经开始深刻改变原有的大健康产业格局和大众的医疗健康行为。中国医疗行业经过不断发展，在基因测序、分子诊断、药物设计靶点及临床数据等方面都有了相当的积累和成果，且中国具有国际竞争能力较强的研究团队、丰富的临床资源和集中的医疗资源，缺血性脑卒中精准医疗的产业发展面临着新的机遇和挑战（图 2-12）。

一、数据分析与管理

测序技术的发展、生物医学分析技术的突破和大数据技术的进步极大推动了缺血性脑卒中精准诊治的进程。未来，临床试验数据整合和标准化将为缺血性脑卒中精准治疗的下一步发展奠定基础。在临床数据、表型组、影像组和基因组数据的基础上，进一步完善表观遗传学、蛋白组、代谢组测定，进行跨组学生物信息分析，寻找与脑卒中结局相关的分子机制，确定干预靶点和干预策略，是精准医疗的最高目标。然而，精准医疗产业作为知识密集、技术含量高、多学科高度综合互相渗透的新兴产业，在精准医疗的采集和储存、增殖和衍生应用以及产品应用的实现的整个过程都具有明显的技术壁垒。精准医疗行业技术的局限性导致新的治疗方法暂时难以大规模使用，基因库和大数据等基础设施尚待建设，整个行业还处于起步阶段。

精准医疗离不开高通量测序，但高通量测序并不代表精准医疗的全部，还需综合考量生物医学、环境、社会等因素。大规模人群队列基因组研究存在多维度数据结构化存储困难、数据关联度低、数据分析速度慢、数据解读难度大、数据管理成本高等问题，迫切需要一个面向大规模人群队列提供服务的基因组分析解读平台，利用该平台解决基因组数据的分布式存储和多数据库整合查询、自动化分析解读及可视化的人机交互等一系列问题，以实现数据分析解读的精确化、快速化、自动化、可视化。

2015 年 1 月美国原总统奥巴马宣布的百万精准医学启始（Precision Medicine Initiative）的目标就是完善已建立的研究体系，以开展更大规模的研究。其规划中的 2.15 亿美元启动基金，过半预算用于建立和登记精准医学研究的人群队列。在现有基础上，

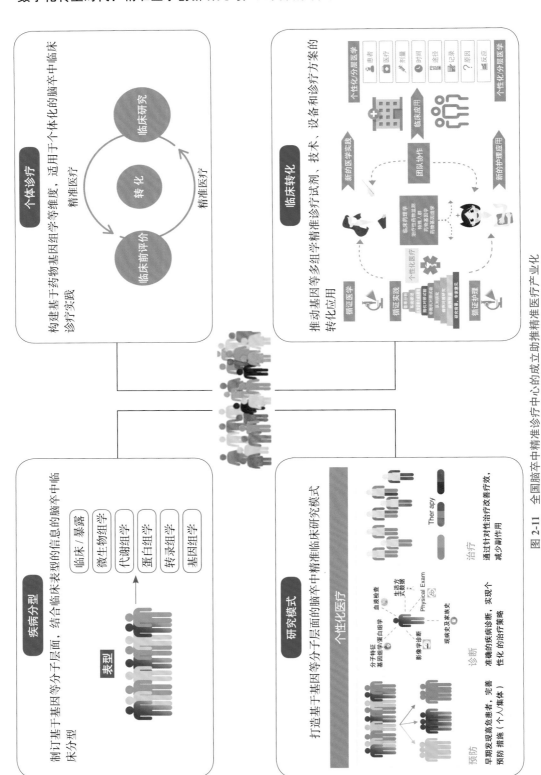

图 2-11　全国脑卒中精准诊疗中心的成立助推精准医疗产业化

NIH 已提出明确的阶段目标——"大数据到知识"（Big Data to Knowledge）。面向精准医学的大规模队列研究在我国虽起步稍晚，但一经提出，便受到国家层面的极大重视，并被纳入国务院的"十三五"规划中。针对精准医学关键技术提出，把握生物技术和信息技术融合发展机遇，建立百万健康人群和重点疾病患者的前瞻队列，建立多层次精准医疗知识库体系和国家生物医学大数据共享平台等。

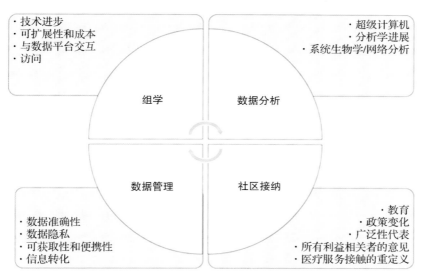

图 2-12　精准医疗面临的挑战

在生物信息方面，我国还没有设立类似美国国家生物技术信息中心（The National Center for Bio-technology Information，NCBI）和欧洲生物信息研究所（European Bioinformatics Institute，EBI）那样的机构，专门从事生物信息大数据的管理、汇聚、分析、发布等工作。因此，国内的生物信息资源整合还有很多亟待解决的问题，面临很大困难。在医学信息方面，我国还主要处在对医疗流程的信息化管理、质量控制等初级阶段，尚未开展面对"大数据"的系统研究与挖掘。但这种研究与挖掘必将成为精准医学发展的趋势，未来的赢家必然是以大数据为核心的技术。大数据的到来，既对临床医师、医院、研究人员、医疗监管机构等都提出了巨大的挑战，也为生物医学研究带来了前所未有的机遇。

二、资源投入

精准医疗产业的技术研究和产业化应用属于高投入行业，具有资金密集型的特点。无论是前期的精准医疗采集与储存、临床前研究和临床试验，还是相关技术的产业化应用，都需要投入大量的资金，资金壁垒明显。作为精准诊断核心和关键的测序仪，也是基因测序产业链上壁垒最高的部分，其市场目前基本被欧美巨头公司占领。

在大数据分析等方面，面对精准医疗行业这块巨大的蛋糕，科技巨头具有极大的技术优势，纷纷布局精准医疗业务，开展一系列的投资活动。预计未来几年，巨头公司还将继续保持在精准医疗上游仪器及耗材市场的垄断地位，国内市场在一段时间内仍将面临高成本进口核心设备、耗材和试剂的挑战。

精准医疗是与患者分子病理相匹配的个体化诊断和治疗策略。精准医疗虽然以个体化医疗为基础，但实质上有别于个体化医疗。精准医疗的核心在于"精准"、在于对疾病的精准认识和针对性治疗。精准医疗意味着受益于同一种药物的人群变少，药物开发成本增高。疾病发生机制的深入探索需要更多新技术的研发及人力、物力的支持。

精准医疗产业属于典型的技术密集型行业，具备复合专业知识结构和研发应用能力的高素质人才是其核心资源。与传统医学相比，精准医疗涉及多学科协作，将需要更多训练有素且受过组学、医学工程学、人工智能培训的从业人员。对精准医疗行业新进入者而言，在短期内集聚、构建专业结构合理的人才队伍，并保证人才队伍的稳定发展，具有一定的难度。

三、社会可接受度及规范化管理

近年来，国家对于精准医疗的政策推进从未中断，目前我国在精准医疗领域发布的政策非常密集，精准医疗国家指南提出了"队列、大数据、生物标志物、精准预防、精准治疗"等重点方向。《"健康中国 2030"规划纲要》指出，要强化慢性病筛查和早期发现，推动癌症、脑卒中、冠心病等慢性病的机会性筛查。2017 年 6 月，原卫计委等六部委发布《"十三五"卫生与健康科技创新专项规划》，要求建立多层次精准医疗知识库体系和国家生物医学大数据共享平台，重点攻克新一代基因测序技术、组学研究和大数据融合分析技术等精准医疗核心关键技术，开发一批重大疾病早期筛查、分子分型、个体化靶向药物治疗、疗效预测及监控等精准化解决方案和支撑技术。政策鼓励极大推动了缺血性脑卒中精准诊治的产业化进程，带来了新的机遇。

然而，目前国内市场的规范度有限，尚缺乏足够的立法和监管以及统一的人才、检测和诊疗系统的管理。一些缺乏循证医学证据的所谓健康体检、智能医疗等进入和扰乱市场导致了精准医疗市场质量的下降和恶性竞争。这些因素降低了整个精准医疗产业的公信力和社会认可度。因此尚需进一步加强质控、质检和行业自律，进一步审查各种检测的合理性和循证规范，形成了一整套分工明确，训练、认证、审查、批示、监管的体系，实现持续良性的产业化进程。精准医疗的重要依据就是基因测序，随着新一代基因测序逐渐渗透医疗领域，催生了新型的涉及新一代基因测序产生、分析和分享的实验室指南和标准，全球许多组织和机构致力于此，因而产生了大量的内容不够全面且相互重叠的指南和标准，因此，基因测序领域需要一个更加国际化且多学科的合作来避免政策的冗余和错乱，并且保证这些政策的高效实施。

精准医疗能否运用于临床治疗取决于新型基因组测序的科学有效性和临床实用性，以及是否有配套政策框架保障其正常运行。其规章和政策可以用于指导精准医疗在不违背法律和道德的情况下最大程度上地应用于临床医学，解决医学上的重大难题，实现医学发展的飞跃。另外，精准医疗的发展需要基因学的进步，而随着基因学的进一步发展，基因的质量将会成为常规检查的一部分，这是否会影响人们的婚配自由、择业自由和正常社会生活等都是值得思考的问题。

全球范围内的国家都会存在医疗资源分配不均的问题，而精准医疗的问世可能会激化这一矛盾。以精准医疗需要的财力和技术支持，在发展中国家以及贫困地区推广是不现实的，这会造成对发展中国家以及贫困地区的不公平，即使是在发达国家也无法全民覆盖，这都有违医疗卫生体系的公平性原则。从实践的角度来看，精度越高，医疗保健服务就会越复杂。因此，未来需要发展具有不同精确度的医疗服务，以满足精准医疗的需求。

精准医疗利用个人的生物学（包括遗传）、医学、行为和环境信息，根据每位患者的基因组和精细临床表型，通过大数据分析方法，把不同的患者个体进行精细化分层，调整疾病的预防和治疗方法。基于药物基因组学、蛋白质组学、影像学等个体化精准诊疗策略的深入研究，将是脑卒中领域未来发展的新方向。脑卒中精准医疗的发展方兴未艾，它的建设和发展需要大家的共同努力。从整个产业角度看，精准医疗最终的发展核心还是落脚在更好地满足公众的健康需求。

第五节　已发表重要论文

［1］Wang Y, Wang Y, Zhao X,et al.Clopidogrel with aspirin in acute minor stroke or transient ischemic attack［J］. N Engl J Med,2013, 369 (1):11-19.

［2］Wang Y, Meng X, Wang A, et al. Ticagrelor versus Clopidogrel in CYP2C19 Loss-of-Function Carriers with Stroke or TIA［J］.N Engl J Med,2021,385(27):2520-2530.

［3］Wang Y, Zhao X, Lin J, et al. Association Between CYP2C19 Loss-of-Function Allele Status and Efficacy of Clopidogrel for Risk Reduction Among Patients With Minor Stroke or Transient Ischemic Attack［J］. JAMA,2016, 316 (1):70-78.

［4］Meng X, Wang A, Zhang G, et al. Analytical validation of GMEX rapid point-of-care CYP2C19 genotyping system for the CHANCE-2 trial［J］. Stroke Vasc Neurol,2021, 6 (2), 274-279.

〔5〕Cheng S, Xu Z, Liu Y, et al. Whole genome sequencing of 10K patients with acute ischaemic stroke or transient ischaemic attack: design, methods and baseline patient characteristics〔J〕. Stroke Vasc Neurol,2021, 6 (2), 291-297.

〔6〕Xu J, Wang A, Wangqin R, et al. Efficacy of clopidogrel for stroke depends on CYP2C19 genotype and risk profile〔J〕.Ann Neurol,2019 ,86(3):419-426.

参考文献

〔1〕Acosta JN, Brown SC, Falcone GJ., Genetic underpinnings of recovery after stroke: an opportunity for gene discovery, risk stratification, and precision medicine[J]. Genome Med, 2019, 11 (1)：58.

〔2〕Amukotuwa SA, Straka M, Dehkharghani S, et al.Fast Automatic Detection of Large Vessel Occlusions on CT Angiography[J]. Stroke, 2019, 50 (12)：3431-3438.

〔3〕Barrett PM, Komatireddy R, Haaser S, et al.Comparison of 24-hour Holter monitoring with 14-day novel adhesive patch electrocardiographic monitoring[J]. Am J Med, 2014, 127 (1)：95.e11-7.

〔4〕Bayer R, Galea S. Public Health in the Precision-Medicine Era[J]. N Engl J Med, 2015, 373 (6)：499-501.

〔5〕Borgundvaag E, Janssen I.Objectively Measured Physical Activity and Mortality Risk Among American Adults[J]. Am J Prev Med, 2017, 52 (1)：e25-e31.

〔6〕Boyer LA, Lee TI, Cole MF, et al.Core transcriptional regulatory circuitry in human embryonic stem cells[J]. Cell, 2005, 122 (6)：947-956.

〔7〕Castellanos M, Leira R, Serena J, et al.Plasma cellular-fibronectin concentration predicts hemorrhagic transformation after thrombolytic therapy in acute ischemic stroke[J]. Stroke, 2004, 35 (7)：1671-1676.

〔8〕Castellanos M, Sobrino T, Pedraza S, et al.High plasma glutamate concentrations are associated with infarct growth in acute ischemic stroke[J]. Neurology, 2008, 71 (23)：1862-1868.

〔9〕Cheng S, Xu Z, Liu Y, et al.Whole genome sequencing of 10K patients with acute ischaemic stroke or transient ischaemic attack: design, methods and baseline patient characteristics[J]. Stroke Vasc Neurol, 2021, 6 (2)：291-297.

〔10〕Cheng YC, Stanne TM, Giese AK, et al.Genome-Wide Association Analysis of Young-Onset Stroke Identifies a Locus on Chromosome 10q25 Near HABP2[J]. Stroke, 2016, 47 (2)：307-316.

〔11〕Collins FS, Varmus H.A new initiative on precision medicine[J]. N Engl J Med, 2015, 372 (9)：793-795.

〔12〕Dagonnier M, Donnan GA, Davis SM, et al.Acute Stroke Biomarkers: Are We There Yet? [J]Front Neurol, 2021, 12：619721.

〔13〕Davalos A, Castillo J, Marrugat J, et al.Body iron stores and early neurologic deterioration in acute cerebral infarction[J]. Neurology, 2000, 54 (8)：1568-1574.

〔14〕Deng, Q. W, Li, S, Wang, H, et al.Differential long noncoding RNA expressions in peripheral blood mononuclear cells for detection of acute ischemic stroke[J]. Clin Sci (Lond), 2018, 132 (14)：1597-1614.

〔15〕Dykstra-Aiello C, Jickling GC, Ander BP, et al. Altered Expression of Long Noncoding RNAs in Blood After Ischemic Stroke and Proximity to Putative Stroke Risk Loci[J]. Stroke, 2016, 47 (12)：2896-2903.

心脑血管疾病、阿尔茨海默病、儿童
先心病、传染性疾病精准防诊治

［16］Eng LF, Ghirnikar RS, Lee YL.Glial fibrillary acidic protein: GFAP-thirty-one years (1969-2000)[J]. Neurochem Res, 2000, 25 (9-10)：1439-1451.

［17］Falcone GJ, Radmanesh F, Brouwers HB, et al.International Stroke Genetics, C., APOE epsilon variants increase risk of warfarin-related intracerebral hemorrhage[J]. Neurology, 2014, 83 (13)：1139-1146.

［18］Feigin V L, Nguyen G, Cercy K, et al.Global, Regional, and Country-Specific Lifetime Risks of Stroke, 1990 and 2016[J]. N Engl J Med, 2018, 379 (25)：2429-2437.

［19］Fernandez-Cadenas I, Del Rio-Espinola A, Rubiera M, et al.PAI-1 4G/5G polymorphism is associated with brain vessel reocclusion after successful fibrinolytic therapy in ischemic stroke patients[J]. Int J Neurosci, 2010, 120 (4)：245-251.

［20］Folsom AR, Gottesman RF, Appiah D, et al. Plasma d-Dimer and Incident Ischemic Stroke and Coronary Heart Disease: The Atherosclerosis Risk in Communities Study[J]. Stroke, 2016, 47 (1)：18-23.

［21］Fox IJ, Daley GQ, Goldman SA, et al.Stem cell therapy. Use of differentiated pluripotent stem cells as replacement therapy for treating disease[J]. Science, 2014, 345 (6199)：1247391.

［22］Gallego-Fabrega C, Carrera C, Reny JL, et al. PPM1A Methylation Is Associated With Vascular Recurrence in Aspirin-Treated Patients[J]. Stroke, 2016, 47 (7)：1926-1929.

［23］Gao Y, Jiang B, Sun H, et al.The burden of stroke in China: Results from a nationwide population-based epidemiological survey[J]. PLoS One, 2018, 13 (12), e0208398.

［24］Garcia-Berrocoso T, Llombart V, Colas-Campas L, et al.Single Cell Immuno-Laser Microdissection Coupled to Label-Free Proteomics to Reveal the Proteotypes of Human Brain Cells After Ischemia[J]. Mol Cell Proteomics, 2018, 17 (1)：175-189.

［25］Garg R, Oh E, Naidech A, et al.Automating Ischemic Stroke Subtype Classification Using Machine Learning and Natural Language Processing[J]. J Stroke Cerebrovasc Dis, 2019, 28 (7)：2045-2051.

［26］Global burden of 369 diseases and injuries in 204 countries and territories, 1990-2019: a systematic analysis for the Global Burden of Disease Study 2019[J]. Lancet, 2020, 396 (10258)：1204-1222.

［27］Hachiya T, Kamatani Y, Takahashi A, et al.Genetic Predisposition to Ischemic Stroke: A Polygenic Risk Score[J]. Stroke, 2017, 48 (2)：253-258.

［28］Herrmann M, Vos P, Wunderlich MT, et al.Release of glial tissue-specific proteins after acute stroke: A comparative analysis of serum concentrations of protein S-100B and glial fibrillary acidic protein[J]. Stroke, 2000, 31 (11)：2670-2677.

［29］Hill MD, Jackowski G, Bayer N, et al. Biochemical markers in acute ischemic stroke[J]. CMAJ, 2000, 162 (8)：1139-1140.

［30］Hindi NN, Alenbawi J, Nemer G.Pharmacogenomics Variability of Lipid-Lowering Therapies in Familial Hypercholesterolemia[J]. J Pers Med, 2021, 11 (9):877.

［31］Hu Z, Zhu Z, Cao Y, et al.Rapid and Sensitive Differentiating Ischemic and Hemorrhagic Strokes by Dried Blood Spot Based Direct Injection Mass Spectrometry Metabolomics Analysis[J]. J Clin Lab Anal, 2016, 30 (6)：823-830.

［32］Jickling GC, Ander BP, Zhan X, et al. microRNA expression in peripheral blood cells following acute ischemic stroke and their predicted gene targets[J]. PLoS One, 2014, 9 (6)：e99283.

［33］Kamel H, Okin PM, Elkind MS, et al.Atrial Fibrillation and Mechanisms of Stroke: Time for a New Model[J]. Stroke, 2016, 47 (3)：895-900.

［34］Klenk J, Dallmeier D, Denkinger MD, et al.Objectively Measured Walking Duration and Sedentary Behaviour and Four-Year Mortality in Older People[J]. PLoS One, 2016, 11 (4)：e0153779.

［35］Kuwabara M, Harada K, Hishiki Y, et al.Validation of two watch-type wearable blood pressure monitors according to the ANSI/AAMI/ISO81060-2:2013 guidelines: Omron HEM-6410T-ZM and HEM-6410T-ZL[J]. J Clin Hypertens (Greenwich), 2019, 21 (6)：853-858.

［36］Li J, Wang Y, Lin J, et al.Soluble CD40L Is a Useful Marker to Predict Future Strokes in Patients With Minor Stroke and Transient Ischemic Attack[J]. Stroke, 2015, 46 (7)：1990-1992.

［37］Lijnen HR. Pleiotropic functions of plasminogen activator inhibitor-1[J]. J Thromb Haemost, 2005, 3 (1)：35-45.

［38］Lin J, Zheng H, Cucchiara BL, et al. Association of Lp-PLA2-A and early recurrence of vascular events after TIA and minor stroke[J]. Neurology, 2015, 85 (18)：1585-1591.

［39］Liu X, Feng J, Wu Z, et al.Deep neural network-based detection and segmentation of intracranial aneurysms on 3D rotational DSA[J]. Interv Neuroradiol, 2021, 27 (5)：648-657.

［40］Low LA, Mummery C, Berridge BR, et al.Organs-on-chips: into the next decade[J]. Nat Rev Drug Discov, 2021, 20 (5)：345-361.

［41］Lu X, Niu X, Shen C, et al.Development and Validation of a Polygenic Risk Score for Stroke in the Chinese Population[J]. Neurology, 2021, 97 (6)：e619-e628.

［42］Ma C, Peng Y, Li H, et al.Organ-on-a-Chip: A New Paradigm for Drug Development[J]. Trends Pharmacol Sci, 2021, 42 (2)：119-133.

［43］Malik R, Chauhan G, Traylor M, et al.Multiancestry genome-wide association study of 520, 000 subjects identifies 32 loci associated with stroke and stroke subtypes[J]. Nat Genet, 2018, 50 (4)：524-537.

［44］Malik R, Rannikmae K, Traylor M, et al.the International Stroke Genetics, C., Genome-wide meta-analysis identifies 3 novel loci associated with stroke[J]. Ann Neurol, 2018, 84 (6)：934-939.

［45］Marklund M, Wu JHY, Imamura F, et al.Biomarkers of Dietary Omega-6 Fatty Acids and Incident Cardiovascular Disease and Mortality[J]. Circulation, 2019, 139 (21)：2422-2436.

［46］Meng X, Wang A, Zhang G, et al.Analytical validation of GMEX rapid point-of-care CYP2C19 genotyping system for the CHANCE-2 trial[J]. Stroke Vasc Neurol, 2021, 6 (2)：274-279.

［47］Metselaar R BR, Jolink F.Synthetic MR DWI images based on CT imaging in acute ischemic stroke patients[J]. Enschede (the Netherlands): University of Twente, 2019.

［48］Mirnezami R, Nicholson J, Darzi, A.Preparing for precision medicine[J]. N Engl J Med 2012, 366 (6)：489-491.

［49］Nelson SE, Ament Z, Wolcott Z, et al.Succinate links atrial dysfunction and cardioembolic stroke[J]. Neurology, 2019, 92 (8)：e802-e810.

［50］Neumann JT, Riaz M, Bakshi A, et al.Predictive Performance of a Polygenic Risk Score for Incident Ischemic Stroke in a Healthy Older Population[J]. Stroke, 2021, 52 (9)：2882-2891.

［51］Neurology Working Group of the Cohorts for, H, Aging Research in Genomic Epidemiology Consortium, t. S. G. N, the International Stroke Genetics, C. Identification of additional risk loci for stroke and small vessel disease: a meta-analysis of genome-wide association studies[J]. Lancet Neurol, 2016, 15 (7)：695-707.

［52］Paul SM, Mytelka DS, Dunwiddie CT, et al.How to improve R&D productivity: the pharmaceutical industry's grand challenge[J]. Nat Rev Drug Discov, 2010, 9 (3)：203-214.

［53］Powers W J, Rabinstein AA, Ackerson T, et al. American Heart Association Stroke, C., 2018 Guidelines for the Early Management of Patients With Acute Ischemic Stroke: A Guideline for Healthcare Professionals From the American Heart Association/American Stroke Association[J]. Stroke, 2018, 49 (3)：e46-e110.

［54］Rafiee S, Rajabibazl M, Meshkani R, et al.Association of Warfarin Therapy with APOE and VKORC1 Genes Polymorphism in Iranian Population[J]. Iran J Pharm Res, 2017, 16 (3)：1230-

1237.

［55］Sarfo FS, Ulasavets U, Opare-Sem OK, et al. Tele-Rehabilitation after Stroke: An Updated Systematic Review of the Literature[J]. J Stroke Cerebrovasc Dis, 2018, 27 (9)：2306-2318.

［56］Simats A, Garcia-Berrocoso T, Ramiro L, et al.Characterization of the rat cerebrospinal fluid proteome following acute cerebral ischemia using an aptamer-based proteomic technology[J]. Sci Rep, 2018, 8 (1)：7899.

［57］Simpkins AN, Janowski M, Oz HS, et al.Biomarker Application for Precision Medicine in Stroke[J]. Transl Stroke Res, 2020, 11 (4)：615-627.

［58］Soriano-Tarraga C, Mola-Caminal M, Giralt-Steinhauer E, et al.Biological age is better than chronological as predictor of 3-month outcome in ischemic stroke[J]. Neurology, 2017, 89 (8)：830-836.

［59］Stamova B, Ander BP, Jickling G, et al.The intracerebral hemorrhage blood transcriptome in humans differs from the ischemic stroke and vascular risk factor control blood transcriptomes[J]. J Cereb Blood Flow Metab, 2019, 39 (9)：1818-1835.

［60］Steyer B, Cory E, Saha, K.Developing precision medicine using scarless genome editing of human pluripotent stem cells[J]. Drug Discov Today Technol, 2018, 28：3-12.

［61］Sun D, Tiedt S, Yu B, et al.A prospective study of serum metabolites and risk of ischemic stroke[J]. Neurology, 2019, 92 (16)：e1890-e1898.

［62］Sun W, Lee J, Zhang S, et al.Engineering Precision Medicine[J]. Adv Sci (Weinh), 2019, 6 (1)：1801039.

［63］Tang TY, Jiao Y, Cui Y, et al.Penumbra-based radiomics signature as prognostic biomarkers for thrombolysis of acute ischemic stroke patients: a multicenter cohort study[J]. J Neurol, 2020, 267 (5)：1454-1463.

［64］Teng L, Ren Q, Zhang P, et al.Artificial Intelligence Can Effectively Predict Early Hematoma Expansion of Intracerebral Hemorrhage Analyzing Noncontrast Computed Tomography Image[J]. Front Aging Neurosci, 2021, 13：632138.

［65］Tiscornia G, Vivas EL, Izpisúa Belmonte JC.Diseases in a dish: modeling human genetic disorders using induced pluripotent cells[J]. Nat Med, 2011, 17 (12)：1570-1576.

［66］Tsao CW, Aday AW, Almarzooq ZI, et al.Heart Disease and Stroke Statistics-2022 Update: A Report From the American Heart Association[J]. Circulation, 2022, 145(8)：e153-e639.

［67］Turakhia MP, Hoang DD, Zimetbaum P, et al.Diagnostic utility of a novel leadless arrhythmia monitoring device[J]. Am J Cardiol, 2013, 112 (4)：520-524.

［68］Turck N, Robin X, Walter N, et al.Blood glutathione S-transferase-pi as a time indicator of stroke onset[J]. PLoS One, 2012, 7 (9)：e43830.

［69］Wang J, Ruan J, Zhu M, et al.Predictive value of long noncoding RNA ZFAS1 in patients with ischemic stroke[J]. Clin Exp Hypertens, 2019, 41 (7)：615-621.

［70］Wang W, Jiang B, Sun H, et al.Prevalence, Incidence, and Mortality of Stroke in China: Results from a Nationwide Population-Based Survey of 480 687 Adults[J]. Circulation, 2017, 135 (8)：759-771.

［71］Wang Y, Meng X, Wang A, et al.Ticagrelor versus Clopidogrel in CYP2C19 Loss-of-Function Carriers with Stroke or TIA[J]. N Engl J Med, 2021, 385(27):2520-2530.

［72］Wang Y, Zhao X, Lin J, et al.Association Between CYP2C19 Loss-of-Function Allele Status and Efficacy of Clopidogrel for Risk Reduction Among Patients With Minor Stroke or Transient Ischemic Attack[J]. JAMA, 2016, 316 (1)：70-78.

［73］Wang Y, Zhao X, Liu L, et al.Prevalence and outcomes of symptomatic intracranial large artery stenoses and occlusions in China: the Chinese Intracranial Atherosclerosis (CICAS) Study[J]. Stroke, 2014, 45 (3)：663-669.

［74］Wang YJ, Li ZX, Gu HQ, et al.China Stroke Statistics 2019: A Report From the National Center for Healthcare Quality Management in Neurological Diseases, China National Clinical Research Center for Neurological Diseases, the Chinese Stroke Association, National Center for Chronic and Non-communicable Disease Control and Prevention, Chinese Center for Disease Control and Prevention and Institute for Global Neuroscience and Stroke Collaboration[J]. Stroke Vasc Neurol 2020, 5 (3)：211-239.

［75］Wang, W, Gao, F, Zhao, Z, et al. Integrated Analysis of LncRNA-mRNA Co-Expression Profiles in Patients with Moyamoya Disease[J]. Sci Rep, 2017, 7：42421.

［76］Wishar DS, Feunang YD, Marcu A, et al.HMDB 4.0: the human metabolome database for 2018[J]. Nucleic Acids Res, 2018, 46 (D1)：D608-D617.

［77］Yi X, Lin J, Wang Y, et al.Association of Cytochrome P450 Genetic Variants with Clopidogrel Resistance and Outcomes in Acute Ischemic Stroke[J]. J Atheroscler Thromb, 2016, 23 (10)：1188-1200.

［78］Yuan D, Liu C, Hu B.Dysfunction of Membrane Trafficking Leads to Ischemia-Reperfusion Injury After Transient Cerebral Ischemia[J]. Transl Stroke Res, 2018, 9 (3)：215-222.

［79］Zhou M, Wang H, Zeng X, et al.Mortality, morbidity, and risk factors in China and its provinces, 1990-2017: a systematic analysis for the Global Burden of Disease Study 2017[J]. Lancet, 2019, 394 (10204)：1145-1158.

［80］《中国卒中中心报告 2020》编写组 .《中国卒中中心报告 2020》概要 [J]. 中国脑血管病杂志 , 2021, 18(11)：737-743.

［81］巫嘉陵 . 当下有为 未来可期：人工智能与脑血管病 [J]. 中国现代神经疾病杂志 , 2021, 21 (01)：1-2..

第三章　阿尔茨海默病精准防诊治

摘　要

近些年，随着人口老龄化不断深化，中国阿尔茨海默病患者人数不断增长。无论是对患者家庭还是对经济社会发展，阿尔茨海默病都带来了严重影响。未来，随着人口老龄化的深化以及经济社会环境的变化，阿尔茨海默病的影响将更为突出，未来十年仍是以低龄老人增长为主，这是建设和完善老龄化应对体系必须抓住的"机会窗口期"。

本专题研究报告分为两个部分：

第一部分基于上海医学创新发展基金会多年的研究工作，由饶克勤教授和葛延风教授牵头组织专家形成的阿尔茨海默病精准防控相关政策内容。早期国务院发展研究中心社会发展研究部一直致力关注健康老龄化的研究，在多方支持下于 2019 年 12 月发表了"健康老龄化–政策与产业双轮驱动"的研究报告。2020 年在前期研究的基础上，由上海医学创新发展基金会组织并公益支持五个团队 50 多位专家聚焦了阿尔茨海默病管理的相关政策体系研究，形成的政策建议和 2022 年全国两会提案，希望对未来阿尔茨海默病的防控体系建设起到借鉴作用，推动健康中国脑健康行动的启动。研究认为在当前和今后一段时期内，针对阿尔茨海默病构建起有效的防控体系，减少这一疾病的发生以及由此带来的家庭及社会负担，不仅事关居民健康福祉水平的提升，也事关中长期中国积极应对人口老龄化国家战略的实现。

第二部分由首都医科大学附属北京天坛医院徐俊教授和王拥军教授牵头完成阿尔茨海默病精准防诊治方案。阿尔茨海默病（AD）作为衰老相关疾病，也是老年期最常见的痴呆原因，成为现阶段我国公共卫生和社会保健面临的最大的且日益严峻的挑战。由于 AD 早期诊断困难以及病理机制不十分明确，有效的治疗策略仍是临床和社会面临的一个巨大挑战。AD 仍是药物治疗研究进展中最缓慢的领域之一。"肠道菌群–肠–脑"轴机制的不断探索、单一靶向清除 Aβ 和 tau 蛋白药物临床试验的不断失败，以及控制痴呆危险因素理论上可以预防或延缓全球 40%AD 相关痴呆等均强烈提示 AD 作为多因素、多病理途径参与的复杂脑疾病综合征，近代西方医学的"某基因 – 某蛋白 – 某疾病"的简单还原论必将陷入误区。有效转变思路，将基于生物标志物的"ATN 标准"强调 AD 病理的连续性，有效转化为 AD 的"四级预防"策略；从既往聚焦患者本人的改善症状、降低致残率，提前至维持全民脑健康、预防脑疾病，实现纵向全流程疾病管理。同时，横向抓手两方面，一是利用基因组学、蛋白组学、空间组学等多组学技术探索 AD 的病因及致病特点，以实现精准诊断和治疗；另一方面着力增强自主创新能力、积极鼓励有前景的企业和技术发展，推动医学转化，以实现 AD 的全方位、多维度管理，进一步探索 AD 干预研究新的突破点。《"健康中国 2030"规划纲要》提出：努力实现"以健康为中心"的战略转变和主动应对"健康老龄化"的战略需求。本报告立足这一时代特点，结合习近平新时代中国特色社会主义思想和国情，以"健康中国 2030"战略目标为指引，从 AD 流行病学、诊疗现状与挑战、多组学基础领域重大突破、精准防诊治策略、创新技术产业化发展等多方面展开汇报，梳理目前 AD 各方向的研究进展与差距，以及解决上述问题的潜在策略，探讨精准防诊治策略应对 AD 的前景、进展及意义。

第一节　阿尔茨海默病防控政策研究

一、阿尔茨海默病的基本特点及发展趋势

阿尔茨海默病是最常见的老年神经退行性疾病。该病的病理特征，是在脑中形成大量的神经元纤维缠结和老年斑，其典型临床表现是进行性记忆丧失，严重影响患者的生活质量，表现为不同程度的记忆力衰退，认知功能障碍，此外还可能导致焦躁、愤怒、脆弱等情绪失常，肢体运动障碍和语言表达能力缺失，最后表现为痴呆即阿尔茨海默病。

自 20 世纪初德国精神病与神经病理学家阿尔茨海默报道第一例病例后，人类同这一疾病的斗争已经延续了 100 多年。在这一过程中，人们逐步认识到阿尔茨海默病是一种慢性的、进行性的、具有较长时间跨度的疾病，一般多见于老年人当中，患病率随年龄增加呈指数增长。随着老龄化社会的来临，阿尔茨海默病导致的疾病经济负担和社会问题日渐突出，已成为全球范围内不可忽视的公共卫生问题。

随着世界人口老龄化的进一步加剧，阿尔茨海默病已成为继肿瘤、心脏病、脑血管病之后引起老年人死亡的第四大病因，世界卫生组织（WHO）已将阿尔茨海默病定为 21 世纪五大重大疾病之一。相关统计显示，目前全球每 3 秒就有 1 例痴呆患者产生，每年新增病例近 1 千万例。目前，全世界阿尔茨海默病患者约 5000 万人，其

中 60% 生活在低收入和中等收入国家。2030 年，痴呆症患者总数预计将达到 8 200 万人，2050 年将达到 1.52 亿人。

阿尔茨海默病的发生，带来了严重的经济社会负担。相关估计显示，2018 年全球痴呆相关成本为 1 万亿美元，到 2030 年，这一数字将增至 2 万亿美元。迅速增长的发病人数以及由此所引发的规模巨大的经济社会负担，引起了近些年世界各国对于以阿尔茨海默病为主的痴呆的高度重视。世界卫生组织已将痴呆列为全球重点健康问题。

人口基数庞大加之近些年老龄化程度不断加深，使中国已成为世界上阿尔茨海默病患病人数最多的国家。目前，中国阿尔茨海默病患者近 1 000 万人，预计 2030 年这一数字将达到 3 000 万人。中国疾控中心统计数据显示，2005 ~ 2016 年的 10 余年中，因阿尔茨海默病死亡的人数增长比例高达 57.8%。

作为一种老年神经退行性疾病，阿尔茨海默病具有随年龄增长发病率增高的特点。老年人中高龄老年人患阿尔茨海默病的概率大大高于低龄老年人。数据显示，2018 年美国 65 ~ 74 岁、75 ~ 84 岁以及 85 岁以上的人群中，患阿尔茨海默病的比例分别为 17%、47% 和 36%。中国阿尔茨海默病发病率也呈随年龄增长增高的特点，85 岁及以上高龄老年人中的发病率达 20%。一项全国调查显示，在 65 岁及以上人群中，老年期痴呆加权终生患病率为 5.56%，55 至 64 岁人群中加权终生患病率为 2.65%，65 至 69 岁人群中加权终生患病率为 3.66%，70 岁至 74 岁人群中加权终生患病率为 4.38%，75 岁至 79 岁人群中加权终生患病率为 8.10%，80 岁及以上人群中加权终生患病率为 17.25%。

由于阿尔茨海默病主要影响人的认知能力，是导致人的生活质量下降的最重要因素。与此同时，阿尔茨海默病也给患者个人、家庭及社会带来了直接和间接的经济负担。《阿尔茨海默症在中国以及世界范围内疾病负担的重新评估》显示，中国阿尔茨海默病患者平均每人每年要花费 13 万元，其中超过 67% 是交通住宿费、家庭日常护理费等非直接医疗费用，给子女带来很大负担。相关估计也显示，中国痴呆症的年度总费用从 1990 年的 9 亿美元增加到 2010 年的 472 亿美元，2030 年将达到 1 142 亿美元，其中非正式护理的费用占 94.4%。另有研究预测，中国与痴呆相关的年度总费用在 2040 年将达到 1 万亿美元，2050 年将达到 1.89 万亿美元。

未来，一些新因素的出现，将进一步加剧中国应对阿尔茨海默病挑战的难度。

一是人口老龄化深化同时高龄化现象发展迅猛。当前，中国老年人中仍以 80 岁以下的中低龄老人为主，但随着人均预期寿命的进一步增长，未来老年人中高龄老人的比例将迅速增加。相关预测显示，到 2050 年，中国 80 岁以上的高龄老人总量将达到 1.3 亿人，为 2020 年高龄老人的四倍。由于阿尔茨海默病具有随年龄增长患病率增加的特点，高龄老年人的增加，将进一步提升阿尔茨海默病的病患人数及在老年人中的所占比例。

二是空巢和独居老年人的比例将会进一步上升。当前，中国老年人中空巢或独居老年人的比例超过 50%。随着家庭小规模和居住方式的变化，未来空巢或独居老人的比例将进一步增长。从相关影响看，空巢和独居既是阿尔茨海默病的诱因，也增加了相关病患的安全等风险。

三是家庭提供的照料功能将进一步弱化。近些年，中国的生育观念和生育行为正在发生巨大变化，少子化问题逐步显现。从既有的发展趋势看，未来中国的少子化问题将更加严重。受这一变化影响，未来中国的家庭规模将进一步缩小，家庭所提供的照料功能也将日渐弱化。这对目前仍以家庭照料为主的阿尔茨海默病防控而言，无疑构成了严峻挑战。

二、国际应对阿尔茨海默病的制度框架及相关实践

面对阿尔茨海默病带来的严重挑战，近些年国际社会从制度框架构建和相关实践探索两方面做了积极应对。

（一）应对阿尔茨海默病国际政策体系框架的提出

2015 年，泛美卫生组织在世卫组织美洲地区委员会第 54 届理事会中发表了《痴呆症区域行动计划》，呼吁各国制订相关的国家痴呆计划。该战略和行动计划的总体目标，是促进高质量干预措施的全民覆盖，降低国民患痴呆症的风险，帮助患者维持生活自理能力，防止或避免依赖，并改善患者及照料者的生活质量。

2017 年 5 月，世界卫生大会批准通过《2017—2025 年公共卫生领域应对痴呆症全球行动计划》，敦促会员国尽快制定国家应对措施处理这一挑战。行动计划包括七个方面：公共卫生优先任务；提高认识，友好化的态度与建设；降低风险，进一步优化畅通准确及时的信息沟通、发布机制；失智症的诊断、治疗、照护及支持；支持照护者；失智症信息系统；研究与创新等共七个领域（表 3-1）。

表 3-1　国际组织应对阿尔茨海默病的政策体系框架

领域分类	内容	给会员国行动之建议
领域 1：公共卫生之优先任务	到 2025 年，全球 75% 的国家将以单独或与其他政策 / 计划整合的形式发展或更新国家阿尔茨海默病政策、策略、计划或架构	设立负责阿尔茨海默病相关议题专责单位或功能部门 于卫生福利部（或同等机关）内负责非传染性疾病、心理健康及老龄化单位中建立协调机制，以确保有稳定的经费，策略规划及实施之权责划分清楚 建立阿尔茨海默病的多部门合作、服务评估、监督与报告机制

续表

领域分类	内容	给会员国行动之建议
领域2：提高认识，友好化的态度与建设	到2025年，全球的各个国家将至少有一项有效且针对提升公众阿尔茨海默病意识的社会运动，以建立接纳失智症的社会 到2025年，全球50%的国家将至少有一项失智症友善倡议，以建立接纳失智症的社会	应与失智症患者、照顾者、失智症相关机构、媒体及相关人士合作，举办具有社区与文化特色的国家及地方的公共卫生与认识失智症运动 支持改善现今社会和居住环境
领域3：降低风险，进一步优化畅通准确及时的信息沟通、发布机制	从儿时开始，终生降低这些潜在可改变危险因子的暴露，可强化个人及族群的能力，做更健康的选择及采取有益健康的生活方式 增加运动、避免过重与减重、均衡与健康的饮食、戒烟、避免饮酒过量、社会参与以及推广认知刺激活动及学习、中年时期的糖尿病、高血压及抑郁症的预防与治疗	将阿尔茨海默病与降低非传染性疾病风险之计划、政策与运动结合，在各相关领域提倡运动及均衡健康的饮食习惯 发展、提供及推动有实证基础，考量年龄、性别、身心障碍情况及文化背景的介入措施，并将之对医疗专业人员提供训练，特别是基层医疗照护体系人员
领域4：失智症的诊断、治疗、照护及支持	要满足失智症患者需求和选择，并尊重其从确诊至临终过程中的自主性 到2025年，全球至少有50%的国家，在估计罹患失智症的人口中最少有50%获得确诊	医疗与社会照护体系（包括长期照护）内发展有效率、彼此协调的照护流程，以便在需要时为失智症患者提供整合性、以人为本的照护服务 培训一般与专科医疗人员的知识及技能
领域5：支持照护者	建立并落实多部门照护与对照顾者的支援和服务，除了可以满足其需求，并可避免损及照顾者的身体、心理和社会健康 到2025年，全球75%的国家有为失智症患者之家属及照顾者提供支持和训练计划	为照顾者提供便于取得、具实证基础之信息、训练计划、喘息服务和其他符合其需求的资源，以增进照顾者知识及照护技能 让照顾者参与失智症患者照护之规划，并注重患者及其家属的意愿和选择
领域6：失智症信息系统	有系统地监测与评估医疗与社会照护体系的使用状况，能为政策的拟定与服务提供最佳实证。同时，从罹病至临终的失智病程中，降低罹病风险可提供失智症患者更好的预防措施和方便与协调的服务 到2025年，全球50%的国家透过全国性健康和社会信息系统，每两年定期搜集失智症核心指标数据	视需要发展、实施并改善全国性监测与管制系统 修订或制定监测、搜集和分享失智症医疗和社会照护资料的辅助性政策或法规
领域7：研究与创新等	成功执行符合优先研究项目及其社会与科技创新的研究，能有效促进失智症的预防、诊断、治疗和照护等之进展 自2017年至2025年间，全球失智症研究产出增加一倍	与学术及研究机构合作 增加对失智症研究及创新医疗科技的投资 促进在设计与评估方面的科技创新 根据国家研究伦理的要求为失智症患者及照顾者提供公平的机会

资料来源：WHO，《2017—2025年公共卫生领域应对痴呆症全球行动计划》

（二）一些国家的制度建设实践不断深化

事实上，在世界卫生组织正式出台应对痴呆症全球行动计划之前，一些国家已经针对不断攀升的阿尔茨海默病发病率出台了国家层面的阿尔茨海默病应对政策、战略、计划或框架。

2000年，日本颁布了《介护保险法》，制定的介护服务制度中针对阿尔茨海默病管理提出了提供专业咨询和建议、配备专业培训的人员为阿尔茨海默病患者提供服务。2015年，日本在《2015年国家痴呆症新政策》中将提高社会认知，建设老年人痴呆症友好型社会作为未来行动的重点，在行动中，完善早期照护和治疗支持被列为重要领域。

2007年，英国政府宣布制定"国家痴呆策略和实施方案（National Dementia Strategy and Implementation Plan）"，通过三个关键步骤提高阿尔茨海默病患者及其照护者的生活质量：第一，增进对痴呆症的了解，消除常见误解，如痴呆并非自然衰老的结果，患病后也并非无能为力，确保公众和专业人士知道全部的疾病知识，加强对专业人员的教育和培训，从而改善患者的生活质量；第二，确保完全诊断出痴呆症患者，在早期阶段进行有效干预、完全解决患者或照顾者的需求；第三，必须为痴呆症患者及其照护者提供一系列服务，以充分满足他们随时间变化的需求。2013年，英国卫生部颁布"对痴呆症做出改变：护理版本和策略（Making a difference on dementia: Nursing Version and Strategy）"，提出失智老人照护模式及护理员的六项照护标准（6Cs）。2016年，英国发布"挑战阿尔茨海默病2020：实施计划"，重点关注阿尔茨海默病的早期预警和干预措施的研究。

2008年，美国国家卫生研究所（NIH）的国家衰老研究所（NIA）发表了阿尔茨海默病照料者指南（CGCPAD）。2011年，美国发布"阿尔茨海默病国家预防战略"，提出了健康和安全的社区环境、临床和社区的预防服务、信息获取及消除健康差距四个战略方向，计划投入至少20亿美元，到2025年有效预防和治疗阿尔茨海默病。2018年，美国卫生与公共服务部更新了国家阿尔茨海默病行动项目，该国家项目包括了国家公共部门和私营部门中利益相关方的参与，在监测疾病进展中重视生物标记物的识别，确保及时地诊断和治疗，后期照护中通过建立专门的社会部门和培训专业人员，提高护理质量和效率。

2012年，澳大利亚政府进行了名为"活得更长，活得更好（Living Longer, Living Better）"的老年护理系统改革。鼓励痴呆症患者在家接受护理，构建了便于痴呆症患者生活的配套设施和环境；指导警察、急救、银行、交通机构等进行针对痴呆症患者的训练；在建筑设计上充分考虑痴呆症患者的需求；制定物理、化学疗法的使用手册；向痴呆症患者提供行动管理咨询服务。2014年，澳大利亚宣布启动2亿美元政府预算的"推进痴呆症研究"计划，并在增强意识、及时诊断、持续护理、医疗护理、缓解护理等方面制定了相应的行动方案。2015年，澳大利亚发布《痴呆症国家行动框架（2015—2019）》，其中将提高认知、降低患病风险、及时诊断、及时获得护理支持、获得持续的照护以及临终关怀作为行动计划的重点。

在欧洲，不少国家也相继出台了针对阿尔茨海默病的应对方案。近些年，芬兰每年约有13 000多人被诊断患有痴呆症。2012年芬兰颁布了《2012—2020年国家记忆计划》，该计划旨在促进大脑健康，培养民众对痴呆症开放包容的态度和认识，提供及时的支持、治疗、康复和服务，确保痴呆症患者及其家人的生活质量，从而创建"记忆友好"的芬兰。2014年，法国发布《神经退行性疾病国家计划（2014—2019）》，以深入了解神经退行性疾病的成因，开发早期诊断工具和新型靶向治疗方法等。同年，意大利提出了国家痴呆症计划，强调信息整合和服务网的重要性，通过整合现有信息流创建国家痴呆症信息系统，培训专家、全科医生和护理人员，提高老年患者的护理质量。

其他一些欧洲国家也在近些年先后出台了应对措施。2015年，挪威在《痴呆症计划2015—2020》提出了阿尔茨海默病患者护理的优先领域，确保市政卫生和护理服务拥有足够的专业人员和专业技能，鼓励当局在养老院设立24小时护理辅助生活的现代化设施，以减轻家庭护理负担，改善公共服务与非正式护理之间的合作。2016年，斯洛文尼亚在全国实施了一项提高痴呆相关知识认知的"痴呆症友好点（Dementia Friendly Spots，DFS）"计划，该计划包括社会组织、医疗机构、斯洛文尼亚医学会、国家公共卫生研究所等多个不同层次的部门，通过对信息网络中各部门的员工进行知识培训和健康教育，试图提高诊断和护理痴呆患者的能力，为患有痴呆症的患者及家人提供护理支持。同年，希腊发布了《痴呆症国家行动计划—阿尔茨海默病》，提出以立法方式承认痴呆是一种残疾，将其所关联的福利制度化，保障阿尔茨海默病患者及其照料者的经济援助和经济救济。此外，该计划还提出了开发记录痴呆症病例的综合管理系统，通过电子信息技术提高信息收集的准确性，为阿尔茨海默病的防控提供更具针对性的政策。

基于各成员国的探索，欧洲老年痴呆症和欧洲协会在2019年发布了《阿尔茨海默病欧洲监测报告（2019）》，讨论了综合防控阿尔茨海默病中涉及的道德伦理问题，肯定了国家参与阿尔茨海默病防控的重要性。

截至2020年，世界卫生组织中27个成员国已经制定了关于阿尔茨海默病的国家计划，28个正在制定中，在全部194个成员国中75%的目标是到2025年制订一项计划。

（三）中国应对阿尔茨海默病的政策框架体系也在加快推进

随着阿尔茨海默病患者群的持续增加，近些年中国的学术界对如何更好防控阿尔茨海默病展开了密集研究。2019年以来，在国家层面也相继出台了一系列相关政策（表3-2）。

表3-2 中国近年来应对阿尔茨海默病的一些相关政策

政策名称	发文部门	发文年份	内容意义
《健康中国行动（2019—2030年）》	健康中国行动推进委员会	2019年	在实施心理健康促进行动中，提出建立精神卫生综合管理机制，完善精神障碍社区康复服务。在实施老年健康促进行动中，提出到2022年和2030年，65至74岁老年人失能发生率有所下降，65岁及以上人群老年期痴呆患病率增速下降
《关于建立完善老年健康服务体系的指导意见》	国家卫生健康委、国家发改委、教育部等八部门	2019年	为了解决我国老年人口健康服务体系不健全以及不充分等问题，国家卫生健康委老龄健康司根据《"健康中国2030"规划纲要》于2019年11月发布国卫办老龄发〔2019〕61号，提出以基层为重点，提高服务效能，保障经济困难的失能（含阿尔茨海默病）。并且，覆盖城乡的老年健康服务体系基本建立，老年人的健康服务需求得到基本满足
《国家卫生健康委办公厅关于印发阿尔茨海默病预防与干预核心信息的通知》	国家卫生健康委办公厅	2019年	为增强全社会的老年期痴呆预防意识，推动预防关口前移，提高预防知识水平，降低老年期痴呆患病率增速，提高老年人的健康水平，发布阿尔茨海默病预防与干预核心信息，包括：形成健康生活方式、降低患病风险、知晓阿尔茨海默病早期迹象、及时就医、积极治疗、做好家庭照护、维护患者的尊严与基本权利、关爱照护人员、营造友善的社会氛围九方面
《探索老年痴呆防治特色服务工作方案》	国家卫生健康委办公厅	2020年	预防和减缓老年痴呆的发生，提高家庭幸福感，促进社会和谐稳定，鼓励社会心理服务试点地区探索开展老年痴呆防治特色服务。方案确定了试点地区到2022年的工作目标，包括公众对老年痴呆防治知识知晓率达80%，建立健全老年痴呆防治服务网络，建立健全患者自我管理、家庭管理、社区管理、医院管理相结合的预防干预模式，社区（村）老年人认知功能筛查率达80%
《"十四五"健康老龄化规划》	国家卫生健康委等15个部门	2022	完善老年人预防保健服务体系。开展失能（智）预防与干预工作，减少、延缓老年人失能（智）发生。实施老年痴呆防治行动，制定《国家应对老年痴呆行动计划》，推动老年人认知功能筛查干预试点工作，建立老年痴呆早筛查、早诊断、早干预的综合防控机制。加快无障碍环境建设和住宅适老化改造

资料来源：国家卫生健康委、《中国健康管理与健康产业发展报告（2018版）》等。

《"十三五"健康老龄化规划》中提出"推广老年痴呆、跌倒、便秘、尿失禁等防治适宜技术，开展老年常见病、慢性病、口腔疾病的筛查干预和健康指导，做到老年疾病早发现、早诊断、早治疗，促进老年人功能健康"和"启动老年人心理健康预防和干预计划，为贫困、空巢、失能、失智、计划生育特殊家庭和高龄独居老年人提供日常关怀和心理支持服务"。

《"健康中国 2030"规划纲要》中提出"推动开展老年心理健康与关怀服务，加强老年痴呆症等的有效干预"。与之相伴的《健康中国行动（2019—2030 年）》中提出了"到 2022 年和 2030 年，65 岁及以上人群老年期痴呆患病率增速下降"的目标，并呼吁政府要"实施老年人心理健康预防和干预计划，为贫困、空巢、失能、失智、计划生育特殊家庭和高龄独居老年人提供日常关怀和心理支持服务。加强对老年严重精神障碍患者的社区管理和康复治疗，鼓励老年人积极参与社会活动，促进老年人心理健康"，社会要"支持社会组织为居家、社区、机构的失能、部分失能老人提供照护和精神慰藉服务。鼓励和支持社会力量参与、兴办居家养老服务"，老年人及其家属要"了解老年期痴呆等疾病的有关知识，发现可疑症状及时到专业机构检查，做到早发现、早诊断、早治疗。一旦确诊老年人患有精神疾病，家属应注重对患者的关爱和照护，帮助患者积极遵循治疗训练方案。对认知退化严重的老年人，要照顾好其饮食起居，防止走失"。

《国家残疾预防行动计划（2016—2020 年）》中提出"积极开展心理健康促进工作，加强对精神分裂症、阿尔茨海默病、抑郁症、孤独症等主要致残性精神疾病的筛查识别和治疗康复，重点做好妇女、儿童、青少年、老年人、残疾人等群体的心理健康服务"。《"十三五"卫生与健康规划》中提出"积极防治老年痴呆症"。《全国精神卫生工作规划（2015—2020 年）》中提出"各地要将抑郁症、儿童孤独症、老年痴呆症等常见精神障碍作为工作重点，关注妇女、儿童、老年人、职业人群的心理行为问题，探索适合本地区实际的常见精神障碍防治模式"。

作为主管部门，近几年国家卫健委针对阿尔茨海默病先后颁布了一系列专项对策。2019 年，国家卫健委编写印发了《阿尔茨海默病预防与干预核心信息》，旨在增强全社会的老年期痴呆预防意识，提高预防知识水平，推动预防关口前移，降低老年期痴呆患病率增速。同年，《关于建立完善老年健康服务体系的指导意见》颁布，其中提出"加强老年人群重点慢性病的早期筛查、早期干预及分类管理，积极开展阿尔茨海默病、帕金森病等神经退行性疾病的早期筛查和健康指导"。2020 年，《探索老年痴呆防治特色服务工作方案》颁布，方案确定了试点地区到 2022 年的工作目标，明确提出"在试点地区初步形成全民关注老年痴呆、支持和参与防治工作的社会氛围，公众对老年痴呆防治知识的知晓率提高到 80%。建立健全老年痴呆防治服务网络，防治服务能力显著提升，建立健全患者自我管理、家庭管理、社区管理、医院管理相结合的预防干预模式，社区（村）老年人认知功能筛查率达 80%"。在上述方案推动下，在包括福建宁德、山东青岛等在内的一些地区针对如何落地做了进一步探索，但从全国整体情况看，目前这方面的进展依然不容乐观，有待各地根据实际情况，进一步探索实施更为详细的办法和更具可操作性的措施。

需要指出的是，尽管上述政策、规划和指导意见强化了阿尔茨海默病的相关防控措施，但整体上，我国应对阿尔茨海默病的相关制度框架还不完善。在 2020 年国际阿尔茨海默病协会（Alzheimer's Disease International, ADI）发布的最新报告《从规划到影响 III（From Plan to Impact III）》概述了全球成员国对痴呆的国家应对策略和所处阶段。在 5 级的阿尔茨海默病策略应对分级中，中国目前仅处于 3B 阶段（发展中阶段），在提高知晓率、就诊率和治疗率等方面，中国还存在不小差距。

三、阿尔茨海默病防控面临的问题

虽然人类社会针对阿尔茨海默病的研究已经达到 100 多年，但迄今为止对于其致病机制仍缺乏足够的认识和理解。截至目前，研究者达成一致的认识为：阿尔茨海默病是一个由衰老、遗传和生活环境暴露共同影响导致的多病理生理特征所构成的复杂疾病，其防控既涉及包含预防、诊断、治疗、康复等在内的医疗生态体系，也涉及包括健康教育、家庭支持、社区照护、费用保障等在内的社会生态体系。

（一）医疗生态体系各领域面临的不同短板

从大的范围看，针对阿尔茨海默病的医疗生态体系包括疾病筛查、诊断、治疗、康复等多个环节。当前，各个环节均面临着一些突出问题。

1. 阿尔茨海默病筛查和诊断的标准有待进一步完善

研究发现，在 65 岁的阿尔茨海默患者人群中，其脑部病理学改变始于 35 至 45 岁之间。另有评估发现，目前有超过 4 600 万美国人患有临床前阿尔茨海默病，远远高于已经诊断确诊的人数。此外，相关研究发现，预见性护理可有效提高阿尔茨海默病患者预后质量，改善患者生命质量。无论从哪个角度判断，针对阿尔茨海默病开展早期诊断，实施早期干预都十分重要。

相比一些发达国家，中国在针对阿尔茨海默病开展早期诊断评估方面还明显滞后。最近的全国流行病学调查发现目前我国有近 3 600 万轻度认知障碍患者，其中大部分可能是临床前阿尔茨海默病患者。中国阿尔茨海默病患者中仅有 21% 得到充分的诊断评估。但在欧洲，70% 以上的阿尔茨海默病老年人都得到了充分的诊断评估。这一差异，反映出目前中国在阿尔茨海默病的早筛、早诊等环节依旧与发达国家差距很大。从这一角度判断，中国目前的阿尔茨海默患病率可能在一定程度上被低估。

识别阿尔茨海默病的早期阶段，对该疾病的防治意义重大。相关研究显示，通常患者从轻度至重度进展需要 8 至 10 年，临床表现一般在老年前期和老年期起病，逐渐进展，主要有 3 组临床症状：第 1 组是认知功能障碍，这种认知功能的下降，又称为皮质性痴呆，主要受累部位为皮质，包括记忆力丧失，语言困难和执行功能下降；第2组是精神症状和行为障碍，包括抑郁，幻觉，妄想和激惹，也称作非认知症状；第3组是日常生活能力的下降，受影响的活动既包括诸如驾车、购物等复杂的活动，也包括穿衣和进食等基础的活动。

近些年，研究界对于如何推进针对阿尔茨海默病的早期筛查和精准诊断进行了持续探索，相关手段也在不断丰富。虽然已经出现了多种模式，但当前阿尔茨海默病的风险评估使用的基本工具较多的是量表。各个量表内容有所差异，近些年量表的维度也在逐渐丰富。当前，公认的更为理想的评估量表工具是可扩展式的，既包含可自评的危险因素，也包含相对更精确的生物标记物。近些年出现的生命历程分析方法，则是从更广泛的角度，尝试对阿尔茨海默病的潜在发病进行评估。生命历程评估方法认为，童年、中年、老年的生物、环境和心理因素作用与阿尔茨海默病的产生相关，并且强调存在特定的时间窗，此时危险因素暴露能够对疾病发生产生最大影响，并且多个同时暴露能在生命周期中产生交互作用。更多评估因素的纳入，有利于更为准确预判个体罹患阿尔茨海默病的风险。同时，针对不同年龄段所面临的风险，也可以建立不同年龄阶段的风险评估模型，从而提供更有针对性的干预建议。

要指出的是，针对量表的有效性，近年来在学界存在一些争议。有意见指出，这些量表在准确反映所测量的个体特征方面还有误差；还有意见指出，这些量表不能很好地起到早筛作用。此外，关于量表是否能够有效适用于所开发的语境之外的地区，也存在一些不同意见。鉴于此，针对如何进一步做好阿尔茨海默病的早期筛查，研究者陆续开发了新的技术手段。比如，观测评估对象的步态特征、眼动特征等一些新技术近些年被逐步开发出来。这些新技术的应用，对于阿尔茨海默病的早期筛查和风险评估，起到了重要的助推作用。

在诊断方面，近些年常用的方式是使用量表测评并兼顾生物学指标。1984年，美国国家神经病学与语言障碍、卒中和阿尔茨海默病及相关疾病协会制定首个国际公认的阿尔茨海默病诊断标准。之后，2007年、2011年、2014年、2018年美国与欧洲先后发表了不同版本的诊断标准。2007年，欧洲的IWG对这一标准进行了修订，将生物标志物纳入协助诊断，并且增加了痴呆前有症状的MCI阶段。2010年IWG对几个关键概念进行了更新。2014年再次对该诊断标准进行了修订（IWG-2），将生物标志物分为诊断标志物和进展标志物，并基于生物标志物的应用提出了非典型阿尔茨海默病的诊断。

2018年4月，美国国立衰老研究院和阿尔茨海默病协会发布了国际迄今最新的具有权威性的针对阿尔茨海默病的研究性生物学诊断框架。该框架最突出的变化，是基于阿尔茨海默病潜在的神经病理改变过程进行诊断，临床症状不再是必备条件，这体现出了阿尔茨海默病的生物学定义。

由于阿尔茨海默病的发生受到了多方面因素的影响，在临床诊断上很难出现一个类似于其他病症诊断中一个清晰的临界值。换言之，对于同样出现的生物学标记，一些个体会表现出病症，但另外一些个体则不呈现病症。因此，对于阿尔茨海默病的精准诊断，尚需要研发进一步的手段给予支持。

2. 治疗和康复主要依托的两种路径都需进一步改进

由于阿尔茨海默病病因和治疗的复杂性，目前还没有出现特别有效的标准治疗模式。随着对致病因素认识的不断深化，医学界沿着药物治疗和非药物治疗两种路径展开了针对阿尔茨海默病的治疗和康复尝试。

在药物治疗方面，由于阿尔茨海默病是一个多种病因共同作用导致的疾病，当前达成的共识是针对该病症的治疗应从多个靶点着手。虽然近些年多国科研机构和制药行业大量投入研发，但由于对其致病机制仍缺乏足够的认识和理解，大量研发的药物均宣告失败。自 2002 年以来研发的 200 多个药物，或因为结果无效或因为副作用的原因，研发失败率高达 99%。到 2020 年为止，加上我国药监局于 2019 年有条件批准上市的甘露特纳胶囊（九期一），也仅有五种药物被批准用于治疗阿尔茨海默病。目前，临床使用较多的产品包括多奈哌齐及美金刚。这些药物只能控制症状，但并不能改变疾病进程。2021 年 6 月 7 日美国食品药品监督管理局批准 ADUHELM™（aducanumab）作为全球首个也是唯一一个通过针对该疾病的明确病理机制，即减少大脑淀粉样斑块的阿尔茨海默病治疗方法。其全球三期临床试验结果表明，患者在接受 ADUHELM 治疗 18 个月后，大脑中的 β- 淀粉样斑块大幅减少，同时，患者的认知功能、日常生活能力及精神症状的恶化趋势都有所下降。该产品目前在中国尚未获得审批。近年来，针对治疗方式的新尝试不断增多，如针对淀粉样蛋白（即"老年斑"）和 Tau 蛋白的免疫疗法、抗炎症治疗、激素治疗、抗氧化治疗等也在不断推出，但整体尚不理想。

在非药物治疗方面，当前的非药物干预包括认知训练、认知康复等直接针对认知功能的措施，以及体育锻炼、补充营养、补充 / 替代医学干预等不针对认知功能的非药物干预。在实践中，非药物干预贯穿了阿尔茨海默病治疗的始终。

阿尔茨海默病临床前期主要表现为主观认知下降，但认知功能保存仍较为完好。这一时期实施非药物干预，可有效利用其认知储备来增强其现有的认知功能，延缓随后可能出现的认知功能下降。由于阿尔茨海默病影响日常生活活动，认知障碍患者在自我管理、家务活动、社会交往和沟通中不可避免地会遇到各种困难。因此，鼓励患者尽可能多地参与个人、家庭和集体活动，尽量维持工作学习、文娱活动和社交活动能力十分有用。在这一过程中，综合康复治疗方法中的怀旧治疗被广泛使用；音乐治疗、虚拟现实技术及神经调控技术等近几年也得到较快发展，并已逐渐用于痴呆患者治疗中。

近些年，数字技术的发展带来了新的治疗手段。使用数字技术开发诸如游戏等载体，为阿尔茨海默病患者提供有针对性训练的模式正在逐步显现。这一模式，在一些地区也被称为"数字医药"。

3. 一些保护性因素和危险因素逐步得到确认，但完整性和精确度仍有待提升

由于病理机制的复杂性，迄今尚没有出现治愈阿尔茨海默病的方法。但研究者发现，主动管理可改变危险因素，可以推迟或延缓阿尔茨海默病的发作或进展。在一系列研究基础上，研究界将容易诱发阿尔茨海默病的因素归结为"危险因素"，而有利于预防或减少阿尔茨海默病发病概率的因素归结为"保护因素"（表 3-3）。

表 3-3　阿尔茨海默病的危险因素和保护因素

	种类	内容
危险因素	三高（高血压、高胆固醇、高血糖）	高血压、糖尿病、心脏血管疾病、脑中风都会增加阿尔茨海默病的风险
	听力障碍	沟通不良会影响正常社交、提高学习新事物的难度、增加认知功能衰退的风险
	抽烟	抽烟会使相对风险上升近两倍，持续抽烟的人每年认知功能退化速度较快
	抑郁	曾罹患抑郁症发生阿尔茨海默病的风险增加
保护因素	多运动	规律运动对失智症及阿尔茨海默病有保护作用，其对相对风险可下降六成
	多动脑	从事刺激大脑的心智运动或创造性活动，可增强脑细胞间有效的神经链接，降低阿尔茨海默病的风险
	采用地中海型饮食	多食用鱼类、蔬果、坚果、未精制谷类及不饱和脂肪（维生素 C、E 及 B 群），避免过量饮酒，可减缓正常老人认知功能减退的速度
	多参加社会活动	孤单的生活方式其认知功能退化速度较快，多参与社会活动可降低患抑郁症发生阿尔茨海默病的风险，其相对风险下降四成

随着对影响因素认识的深化，2020 年全球首个阿尔茨海默病循证预防国际指南发布。该指南针对 19 个影响因素 / 干预措施提出了一级推荐建议。强烈推荐以下 10 个生活方式 / 干预措施：①65 岁以上人群应保持体重指数在一定范围内，不宜太瘦；②多从事认知活动，如阅读、下棋等刺激性脑力活动；③保持健康的生活方式，避免罹患糖尿病，对于糖尿病患者应密切监测其认知功能减退情况；④保护头部，避免外伤；⑤65 岁以下人群应保持健康的生活方式，避免罹患高血压；⑥避免直立性低血压发生，对于直立性低血压患者，应密切监测其认知功能状态；⑦保持良好的心理健

康状态，对于已有抑郁症状的患者，应密切监测其认知功能状态；⑧放松心情，平时避免过度紧张；⑨早年应尽可能多地接受教育；⑩定期检测血同型半胱氨酸水平，对于高同型半胱氨酸血症患者应用维生素 B 和／或叶酸治疗，同时密切监测其认知功能状态。另外，坚持定期体育锻炼，不要吸烟、戒烟，保证充足良好的睡眠，避免罹患脑血管疾病，及时补充维生素 C、叶酸等属于弱推荐级别。

上述危险因素和保护因素的梳理，对于预防和管理阿尔茨海默病具有积极作用。但由于发病机制的复杂性，这些因素的提取多为基于经验的分析总结，一个全面用于阿尔茨海默病防控的因素列表仍有待进一步发展和完善。

（二）社会生态体系各环节面临着不同的挑战

由于尚不可治愈，阿尔茨海默病患者得病后，往往有数年、十几年甚至更长的生命周期。这一周期中，医疗体系仅能提供有限支持，医疗外的社会生态体系对于阿尔茨海默病患者的生活具有重大意义，但当前这一体系中各环节分别面临着不同的问题。

1. 以家庭护理为主的照护体系面临巨大压力

依照内容划分，阿尔茨海默病患者所需的生活照料可以分为生活护理、行为护理、心理护理和精神症状护理四类，各类护理分别需要对应的专业内容。依照接受照料的地点划分，阿尔茨海默病患者的照护又可分为居家照护和机构照护两种。从提供照护的人员专业角度划分，又可以分为非专业性的家庭人员照料和专业性的付费人员照料两类。总体上，发达国家的机构照料比例要高于发展中国家，高收入国家养老机构承担照料责任的比例为30%以上，中、低收入国家不到10%。

在发展中国家，大部分阿尔茨海默病患者多以接受"家庭护理"为主，即家庭成员为患者提供非专业性的照料。由于这种照料的非专业性，通常会产生不少潜在问题，如对阿尔茨海默病患者病情进程缺乏意识和理解，导致患者不能得到及时照护。同时，这种照料模式相对单一，大部分地区缺乏规范的喘息服务制度，在临终关怀领域几乎是空白。总体看，由家庭提供长期照护不仅带来了经济负担，也使照护者长期处于紧张的压力之下，身心健康状况不容乐观。

面对家庭照护中出现的问题，近些年包括中国在内的一些国家出现了一些新动向。一方面，一些嵌入社区发展的养老驿站通过提供喘息服务，尝试为作为照护者的家庭成员提供必要的休息和释放压力的机会，虽然范围还未做到普及但已经有所成效。另一方面，诸如整合照护、延续护理等一些新的照护模式的出现，也对提升阿尔茨海默病患者生存质量和自理能力、减少照护人员负担发挥着积极作用。

2. 社会支持体系发展相对滞后

从应对阿尔茨海默病较为成熟的国家经验看，除家庭外，社会环境以及相应的支持体系对防控阿尔茨海默病也起到至关重要的作用。总体上，这些社会支持体系包括社会意识、社会基础设施建设以及相应的费用支持保护体系等。

在社会意识方面，不少国家都面临一些问题，总体上对阿尔茨海默病的认识还十分不足。一方面，一些国家中将出现阿尔茨海默病简单认为是"人老了的必然现象"的人群不在少数；另一方面，针对阿尔茨海默病患者所出现的非正常行为，一些人甚至采用了"污名化"的方式，这些都导致歧视认知障碍人士的问题时有发生。在社会基础设施建设方面，整体上，很多国家还缺乏生活照料的社会保障机制，防治老年性痴呆症综合对策不完善。同时，不少国家对阿尔茨海默病患者的照料缺乏标准和监管，专业人士严重不足。

阿尔茨海默病当前最缺乏的，是相关费用负担的分担机制。当前，大部分国家的阿尔茨海默病患者家庭需自行承担所有的照护费用，导致家庭经济负担沉重。阿尔茨海默病造成的负担主要包括直接医疗花费（如住院费、门诊费等）、直接非医疗花费（如家庭护理费、交通费、非正式护理费等）及间接经济损失（照护者工作时间减少带来的经济损失等）。相对于直接医疗费用，直接非医疗费用和间接经济损失的负担更重。相关研究显示，超过60%的老年期痴呆患者生活自理能力存在或多或少的问题，有照料需求，如协助吃饭、穿衣、如厕等。因此，阿尔茨海默病患者的照护者需要平均每周放弃47小时的工作时间来照顾患者，照护的代价相当高昂。

此外，针对阿尔茨海默病患者引发的一系列社会问题，比如养老、医疗、患者交通事故等问题，目前不少国家和地区尚没有清晰的应对措施。

（三）中国应对阿尔茨海默病面临的独特问题

除上述共同问题外，同其他国家相比，中国在应对阿尔茨海默病中还面临一些基于自身特点的突出问题。

1. 痴呆的患病率和发病率居高不下

2014年和2019年，相关研究者分别进行了两项大样本多区域研究，结果显示65岁及以上的人群中痴呆患病率分别为5.14%和5.60%，且农村显著高于城市（4.25%和2.54%）。近些年的研究显示，中国痴呆患病率每5年增加1倍。65岁及以上人群的痴呆发病率为（17.7～24.0）/1 000人年，MCI发病率为21.7/1000人年。2019年全球最新的疾病负担研究结果表明，1990—2016年，中国年龄标准化痴呆患病率增加了5.6%，显著高于全球1.7%的患病增加率。

2. 居民相关知识不足，诊断和治疗率更低

目前，中国对老年人阿尔茨海默病的健康宣传力度总体不高。同时，老年人群文化水平整体偏低，知识面偏窄，加上传统文化对痴呆患者的偏见，都导致对阿尔茨海默病的相关认识十分不足。认识不够，加上相关领域专家不足，导致中国的痴呆诊断

率非常低。在高收入国家，痴呆患者的诊断率 40% ~ 50%；而中低收入国家诊断的覆盖率可能不超过 5% ~ 10%。根据目前的相关估计，中国有三分之二的阿尔茨海默病患者未被诊断和治疗。难以早期筛查及获得确诊，导致很多患者错过早期药物及非药物干预的时机，也使为数并不多的干预手段效果更加不佳。

即使患者经过诊断，其治疗也存在不规范的问题。上海一项针对医生处方偏好的调查显示，普遍存在胆碱酯酶抑制剂及美金刚使用剂量不足，使用缺乏研究证据支持的其他药物等问题。相关统计显示，当前中国轻度痴呆患者就诊率仅 14%，重度痴呆患者就诊率仅 34%；49% 的病例被误认为是自然老化现象，仅有 21% 的患者得到规范诊断，19.6% 的患者接受了药物治疗，2015 年全国 36 家三级医院的确诊患者中，只有 23.6% 的人接受了抗痴呆药物治疗，推测更低等级的医院提供诊断和药物治疗的比例可能更低。

3. 基层作用发挥十分不足

随着近些年分级诊疗的推进，基层医疗卫生机构成为负责实施人群健康促进、高危人群发现和指导、患者干预和随访管理等基本医疗卫生服务的具体实施者。由于目前中国阿尔茨海默病照护以家庭照护为主，基层医疗卫生机构应该在阿尔茨海默病患者照护中发挥重要作用。正常情况下，基层医疗机构对于痴呆的检出率和就诊率的提升至关重要，在痴呆的早期预防中承担着重要角色。但目前缺乏打通的连续分级诊疗体系，大部分基层医务工作者没有接受过针对阿尔茨海默病的专业系统培训，对于该疾病并不熟悉，缺乏相应的专业指导、技术支持、医疗护理能力，对居家阿尔茨海默病患者医疗服务无从下手，也无法指导患者家属进行科学的照护。现阶段的基层医疗卫生机构对阿尔茨海默病仅停留在宣教层面，提供的医疗服务非常有限，社区老人痴呆的预检筛查工作难以系统实施，即使筛查出来，也缺乏专科医生参与的诊断和治疗。所以诊断与治疗只能集中于三级综合性医院或专科医院，确诊的患者在住院治疗回归家庭后在社区无法得到后续的专业照护。

4. 社会组织的作用有待提升

由于阿尔茨海默病疾病治疗和管理的特殊性，在不少国家社会组织作为阿尔茨海默病支持体系的一部分发挥着重要作用。社会组织中社会工作者对阿尔茨海默病老人照护者能够提供两方面支持：一是通过个案辅导帮助控制阿尔茨海默病老人的病情，防止其病情迅速恶化。二是为阿尔茨海默病老人照护者提供直接支持，帮助减轻其照护压力。此外，社会组织中的社会工作者还能客观评估照护者需要，帮助照护者获得其所需的社会支持资源。

近年来，中国先后成立了中国老年保健协会阿尔茨海默病分会（ADC）、阿尔茨海默病防治协会等专业社会组织，并相继开展了诸如"记忆健康 360 工程""黄手环行动"公益项目等多项活动，在地方层面也开展了形式多样的实践探索活动，一些阿尔茨海默病患者互助组织也在蓬勃发展，社会组织在阿尔茨海默病防控中的独特作用正在日益显现。但整体而言，阿尔茨海默病防控中社会组织的发展还面临专业水平有限、覆盖范围不广、发展可持续性不足等多方面的突出问题。

5. 家庭承压过大，相关支持有待进一步完善

中国绝大多数阿尔茨海默病患者的照护由家庭承担，但家庭在这一过程中面临着不少突出挑战。一方面，绝大多数家庭照护者缺乏专业的照护知识与技能，不仅直接影响患者的生活质量，也使照护者经常由于"力不从心"而长期处于"压力巨大"的状态之下。近些年，源于对阿尔茨海默病患者长期照护引发的家庭矛盾和照护者自身的健康问题频发的事情时有出现，如何对照护者提供充分支持需要引起高度重视。另一方面，家庭照护内容不完整的问题也十分突出。目前由家庭提供的照护以日常生活起居为主，疾病康复、精神慰藉等专业性护理几乎没有。特别是在农村地区，不少家庭还将痴呆看作是由衰老导致的正常现象，基本没有对患者提供任何所需的照护，这导致病情延误和不当照料的情况时有发生。此外，随着独生子女一代父母进入老年阶段，特有的"421"家庭结构，也使家庭成员在对老年成员提供长期照护中面临着越来越大的压力。

6. 费用保障机制有待进一步健全

阿尔茨海默病是一个终身性疾病，无论是用药还是护理，对家庭来说都是很大负担。尽管除刚刚获批的 GV-971 外，当前 4 种可用的抗痴呆药物（多奈哌齐、卡巴拉汀、加兰他敏、美金刚）均已被纳入医保乙类目录，但受限于各地乙类药品报销比例区别，部分地区尚未实现门诊统筹，阿尔茨海默病也没有被纳入门诊特病中，由于缺乏特效药，部分辅助用药滥用，整体上药费负担仍然很重。

更为突出的费用问题来源于缺乏明确的长期照护体系。目前，我国仅部分试点省市（如青岛）将阿尔茨海默病患者的长期照护纳入长期护理险的支付范围，其他大部分地区的长期照护费用仍由家庭独自承担。整体上，患者家庭照料负担相当沉重，如前所述，2018 的研究显示，我国阿尔茨海默病患者平均每人每年要花费 13 万元，其中超过 67% 是交通住宿费、家庭日常护理费等非直接医疗费用。除直接成本外，针对由于照料家人产生的延误工时、交通住宿等庞大的间接成本，也没有相关的制度安排给予支持。

7. 针对性药物的研发活力及水平仍有待进一步提升

我国当前药品研发相对活跃，研发热度仅次于美国和日本，基础研究成果增长很快，论文发表影响力也不断提升。但与国际制药强国比较，当前我国药物研发呈现三个特点：一是主要以乙酰胆碱酯酶抑制剂为主，改良型研究较多，其中一些为改变产

品剂型的研究，针对国际上研发较多的以期逆转疾病的β淀粉样蛋白、Tau蛋白的研究则相对较少；二是产学研协作尚存在不足，产业界在该领域的活力不足，主要研发单位仍以学术机构为主；三是传统医药应用较多但循证研究不多。

当前的研发短板也还较为明显。一是检测受限导致病情诊断和疗效判断存在一定短板，当前生物标志物的研发和推广使用在国际上成为热门的研究领域，但在我国，一些检查尚不能在临床普及，多数研究采用量表测试认知功能，导致早中期的患者用药效果难以评估。二是成果转化不足，我国基础研究领域已经开始取得较多进展，但这些研究很多都仅仅停留于科研论文，对指导临床实践和药品研发的作用发挥不足，需要搭建相关合作平台，推进成果转化。三是临床试验等基础水平不足。缺乏专科医生，且全科医生在阿尔茨海默诊断和发现上能力有所欠缺，加之患者本身的就诊率很低，导致很多研究团队在开展研究时难以找到合适的研究对象，如果要以早期患者为目标，难度更大。另一方面，一些临床试验机构难以满足国际监管机构的设定标准，也影响了高水平临床试验的开展和国际合作的推进。

四、推进阿尔茨海默病防控的政策建议

人口高龄化、家庭小型化以及经济社会环境中各类风险因素的日趋复杂化，都决定着当前和未来一段时期内阿尔茨海默病发病情况会更加严峻。尽快构建完善的阿尔茨海默病防控体系，不仅意义重大且十分紧迫。

阿尔茨海默病防控体系的建立，既包括作为核心的医疗生态体系，也包括作为重要外部支持的社会生态体系。世界卫生组织提出的应对阿尔茨海默病政策体系框架包括的七个方面，可以对照为医疗生态和社会生态两大体系。因此，有效的阿尔茨海默病防控体系的建立，需要从构建医疗生态体系和社会生态体系两方面入手。围绕这两个体系建设，在当前和今后一段时期内，要解决阿尔茨海默病防控所面临的突出问题，需要从以下七个方面入手。

1. 制订应对阿尔茨海默病的国家战略和行动计划

尽管阿尔茨海默病是老年期最常见的慢性病之一，但迄今为止并没有被纳入疾控系统的慢性病管理工作范畴，在制定的《中国防治慢性病中长期规划（2017—2025年）》中也并不包括阿尔茨海默病。鉴于阿尔茨海默病给家庭及社会带来的沉重经济负担以及不断增长的趋势，亟需结合世界卫生组织提出的应对阿尔茨海默病的七个方面，借鉴其他国家已制定的国家战略和行动计划的相关内容，基于当前和未来一段时期内阿尔茨海默病的发病趋势，尽快制定符合中国国情的应对阿尔茨海默病的国家战略和行动计划。在理念上，需要充分认识到把阿尔茨海默病列为一项公共卫生优先重点项目的重大意义以及构建国家战略和行动计划的紧迫性，明确阿尔茨海默病防控的近期、

中期和远期目标及任务。在框架上，需要从医疗生态体系和社会生态体系建设两方面入手，对应 WHO 的七个方面列出的各领域的具体行动原则和详细计划。要特别注意的是，在国家战略和行动计划中，要把相关法制建设放在基础地位，明确具体内容和相关时间节点。

2. 构建有效预防体系，为高效医疗生态体系建设提供基本支撑

充分认识到阿尔茨海默病防控中预防及相应的健康管理的重大意义，推动早期诊断和及时干预的全面落地。具体措施包括：一是识别阿尔茨海默病的危险因素和保护因素，基于各级医疗卫生机构、大众传媒等渠道，强化针对全人群的相关健康教育，提升居民对阿尔茨海默病的认知水平，推动居民相关健康行为的养成；二是强化对医疗机构和医务人员的相关能力培训，提升其准确识别阿尔茨海默病的水平，特别是针对基层医疗卫生机构和医务人员，通过建立常态化的培训机制，提升其识别和服务阿尔茨海默病患者的水平；三是在二级及以上医疗机构，增设记忆障碍门诊，构建完善的阿尔茨海默病早期诊断的基层技术平台支撑网络；四是基于工作场所和社区，因地制宜地制定常态化的筛查机制，针对各自的重点人群和风险因素，研究实施针对性的预防措施。在操作上，在社区，可考虑将阿尔茨海默病的早期筛查纳入老年人每年定期开展的体检当中，及时确定危险人群；在工作场所，可考虑对 40 岁以上人群每年进行体检时增设阿尔茨海默病筛查项目，确保及时发现潜在病例。

3. 做好诊断和治疗，为医疗生态体系建设提供核心技术

做好阿尔茨海默病的医疗生态体系建设中的诊断和治疗，需要从三个方面入手。

一是大力发展诊断技术。具体内容包括：扩大量表等传统工具的使用范围，根据试验和诊疗中的反馈进一步优化量表内容；强化影像学等技术研发，提升诊断的精准度，同时探索可负担、可推广的适宜技术的开发及应用；积极探索包括眼动、步态监测等新技术手段在诊断中的应用，提升诊断能力；基于上述实践，持续完善临床指南和诊断标准，提升医务人员的诊断操作能力。在短期内，为尽快改变就诊率和诊断率都很低的状态，可考虑将客观的生物标记物的检测作为阿尔茨海默病诊断的金标准，并在相关医疗机构和医务人员中进行广泛教育，推动普及这一标准的尽快使用。

二是积极开发治疗技术。具体包括：加大对疾病预防的研究投入，加大多靶标、多模式防治阿尔茨海默病的研究力度，临床诊治理念由"治疗为主"逐渐向"防治并重"发展，推动有效治疗药物的研发，鼓励创新药物特别是疾病修正治疗药物的研发和审批；推动药物使用的普及，通过强化药师指导、开发跟踪技术以及完善监督机制，提升阿尔茨海默病患者用药的规范性和依从性；总结怀旧疗法、音乐疗法、数字技术疗法等各类非传统药物模式的应用效果，积极促进多种形式的非药物疗法的开发及使用。

三是积极开发康复护理技术。从健康监测、生活照料、风险管理等多个角度入手，探索基于各种场景的康复护理技术开发。

4. 推进医疗机构建设和医务人员培养，为医疗生态体系建设提供基础支持

医疗机构建设包括四方面内容。一是以地市为重点，推进由神经内科类牵头、其他相关学科共同参与的针对阿尔茨海默病的医疗机构和相关科室建设，为各地市进行阿尔茨海默病诊断和治疗提供综合技术支持。二是探索县级医疗机构相关科室建设，确保在地市医院指导下县域内的阿尔茨海默病患者的常规诊断和基本治疗能够就近解决。三是加强社区/村庄层面医疗卫生机构针对阿尔茨海默病的初筛和管理能力，确保早期患者能够及时在社区得到识别，治疗后患者能够在社区得到有效管理。四是探索不同层级的医疗机构之间在应对阿尔茨海默病中建立起有效的协作机制，确保上下联动、沟通顺畅、合作高效。

医务人员培养包括两个方面。一是加大医学院校阿尔茨海默病专业人才培养及全科医生相关知识的培训，确保增量，改善存量。二是实施针对县级和基层医疗卫生机构医务人员常态化的培训机制，尽快夯实阿尔茨海默病的防控网底。

5. 做实健康教育，为应对阿尔茨海默病的社会生态体系建设提供基础支持

以健康教育减少人群发病率是应对阿尔茨海默病的根本。根据对象人群和内容差异，针对阿尔茨海默病的健康教育可分为两类。一是强化一般性健康教育。即依托常态化的健康教育机制，提升居民对阿尔茨海默病相关知识的知晓率，消除公众对阿尔茨海默患者的偏见及歧视，为应对阿尔茨海默病打造良好的社会环境。二是面对特定人群提供更为专业的健康教育。其中具体包括两类对象：一方面，针对阿尔茨海默病患者及其照料者，通过更为专业的知识传播和技能培训，提升其掌握照料技巧，提升患者自我管理以及照料者的健康管理水平；另一方面，针对专业类社会组织以及社会工作者，强化专业健康教育，提升其服务技能，确保其为阿尔茨海默病患者和家属提供更好支持。

6. 构建长期照护体系，为建设应对阿尔茨海默病的社会生态体系提供核心支撑

要尽快构建起针对阿尔茨海默病患者的长期照护体系，需要做好三方面的工作。一是同时加快针对两类模式的探索。第一类是以机构为核心的照料模式，重点是做好两类机构建设：收住失智老人的医疗护理机构建设以及养老机构中对失智老人照护专区建设。第二类是以家庭为核心的照料模式，重点是发展社区喘息照护服务，强化对患者及家属的人文关怀，做好针对患者家庭的各类支持。二是结合安宁疗护试点推进，加大失智老人的临终照护服务模式探索。三是结合长期护理保险试点的相关经验和实践总结，探索对失智老人建立长期照护的费用分担机制。

7.做好配套制度建设，确保应对阿尔茨海默病的社会生态体系的完整性和有效性

除上述核心要素外，完整的社会生态体系还包括下述内容：一是考虑设置应对阿尔茨海默病的行动委员会，确保相关工作能够有效落地；二是进一步完善基本医疗保险制度，积极发展商业健康险，将阿尔茨海默病，特别是轻度认知障碍（MCI）和早期的阿尔茨海默病纳入医保范围，切实减轻患者及家庭负担；三是充分发挥协会、专业社会组织作用，形成多元主体共同应对阿尔茨海默病的综合生态体系；四是整合医疗服务机构、信息平台等多方力量，做好健康管理服务：五是在养老服务体系构建和完善中，将阿尔茨海默病老年患者的养老服务照料作为重点内容加以推进，确保相关人员的照料问题得到有效解决；六是充分重视城乡差异，根据各地资源禀赋具体条件，选择不同的服务模式；七是充分利用信息技术，构建完善的阿尔茨海默病数据监测体系，为对目标人群进行健康管理和展开疾病诊治分析提供支持；八是开发诸如防走失手环、行动监测、家居用品等针对阿尔茨海默病患者的健康支持类产品，充分发挥产业发展在阿尔茨海默病防控中的作用。

需要特别指出的是，一个完整有效的应对阿尔茨海默病生态体系的建立，需要政府、医疗服务体系、社会、企业及家庭等多方主体共同发挥作用。在这一体系中，政府需要在推动基础研究进步、扩大公众相关认知、建立普及早筛机制、规范医疗机构诊疗行为、减轻患者及家庭负担等方面发挥关键作用；医疗服务体系在诊断、治疗、护理等环节做好关键技术服务，不断提升技术能力；社会组织、行业协会等社会主体可以在构建医疗服务体系外大生态支持体系建设中发挥专业作用，在专业社工队伍建设、适宜照护模式开发、提升行业自律水平、满足居家护理需求等方面发挥独特优势；企业则在诊断技术和药物研发中承担主体作用，通过创新不断提升阿尔茨海默病的诊断和治疗水平；家庭也需要提升相关知识储备，提升照护技能水平，更好地承担阿尔茨海默患者的院外照护职责。

五、2022 年全国"两会""关于阿尔茨海默病精准筛查与早期干预"的提案

我国老龄化进展加速，阿尔茨海默病患者数量急剧增加。我国 60 岁以上人口达 2.64 亿（占总人口 18.7%）。老龄化导致的痴呆患者急速增加，其中占比 60% ~ 70% 的阿尔茨海默病（以下简称 AD）增加最为显著。目前，我国 AD 患者超过 1 000 万，是世界患者最多的国家。专家预测未来十年将超过 3 000 万人。AD 是一个持续 15 ~ 25 年的连续病程，最终导致痴呆。研究提示，进展至痴呆的 AD 患者，中位生存时间约为 6 年。

AD 正在成为世界和我国负担最为严重的疾病之一。我国居家养老比例为 90%，由于少子化、经济社会等因素导致空巢或独居老人的比例超过 50%。《AD 在中国以及世界范围内疾病负担的重新评估》报告显示：我国 AD 直接和间接经济负担沉重，患者年均实际支出超过 13 万元，其中 70% 为非直接医疗花费。AD 给家庭带来巨大的经济和精神压力，给社会带来十分沉重的负担和一系列保障问题。

为应对挑战，《健康中国 2030 规划纲要》提出要加强老年痴呆症的有效干预，降低痴呆患病率的增速。由于 AD 病因的复杂性，目前没有治愈或有效的治疗方法。多国投入大量研发，对其致病机制仍缺乏认识。过去 20 年研发了 200 多个药物，或因结果无效，或因副作用的原因，研发失败率高达 99%。目前上市的药物只能缓解症状，不能改变疾病进程。

AD 是可以预防的。AD 与心脑血管病、糖尿病等慢病一样，许多危险因素，通过有效的干预，合理强化保护因素可以延缓或避免发病，降低 40% 的 AD 发生。华盛顿大学研究表明，针对 AD 的高危人群，在预期发病前 25 年进行干预，从而减缓或阻止疾病发生。

未来十年，是我国应对 AD 的重要"机会窗口期"。目前我国老年人口构成以低龄老人为主，到本世纪中叶，中高龄老年人口比例将发生实质性变化。因此，锁定"窗口期"，早期筛查、早期干预和动态监测，可以推迟 AD 发病年龄 10 年以上，极大放缓 AD 数量增长，减轻家庭和社会负担。为此，我们建议：

1. 加快研制出台适合中国语境的、规范化的筛查量表

早期筛查、早期干预和精准诊断是 AD 防治的关键。量表是早期筛查及风险评估的基本工具之一。虽然量表的信效度存在着争议，尤其在反映个体差异还存在着误差。大规模人群中，使用量表筛选高危人群，发现具有遗传因素和早期认知障碍的特殊个体，具有不可替代作用。目前使用的量表大多是翻译国外的，存在语境、风俗等种族或地区差异。因此，要应尽快推出标准化、智能化、适合中国语境的量表，满足 AD 早期筛查的需要。

2. 加快研制简便有效的血液生物标记物，助力早诊早治

利用早期诊断可以提前二十年发现和干预 AD。目前，通过脑脊液或者 PET 影像可以精准地检查到淀粉样蛋白、病理学 tau 蛋白和神经变性损失等相关 ATN 生物学指标。但是，有创性或价格因素不适应人群筛查，现在越来越多新的研究发现可以通过外周血，精准检测到 AD 相关的 ATN 生物学指标。我国该项科研工作起步较晚，要加快"瓶颈"突破，为大范围地通过外周血生物学标志物精准筛选提供可能。

3. 把 AD 早期筛查、早期干预纳入基本公共卫生服务项目

在规范量表和生物标记物基础上，要从政策上把 AD 早期筛选、早期干预纳入新

增基本公共卫生项目。将 AD 疾病监测纳入国家慢病管理和监测系统；在老年人健康体检中，有针对性增设量表和生物标记物检查，实施 AD 早期筛查、早期发现；AD 与心血管病、糖尿病具有相同的危险因素和不健康生活方式，慢性病管理中，增加对 AD 易患者危险因素干预。

4. 启动和推进"脑健康行动"，促进健康中国战略实施

"脑健康"是目前国际社会高度关注的重点领域。建议国家在"健康中国行动"中增加并实时启动"脑健康行动"。通过 AD 防控这个"小切口"，促进"脑健康"这个大目标。关口前移、防治结合、重心下沉、上下联动，培养专业人才，构建多层级的脑健康网络，提高基层精准防诊治水平，不断完善健康中国战略的内涵，促进健康中国目标的实现。

第二节　阿尔茨海默病精准诊治

一、背景

1. 阿尔茨海默病流行病学及负担

据 2020 年我国第七次全国人口普查结果显示，全国 60 岁及以上人口为 264 018 766 人，占全国人口 18.70%。"十四五"期间，我国老年人口将突破 3 亿，中国将从轻度老龄化迈入中度老龄化。随着老龄化程度日益加剧，阿尔茨海默病（Alzheimer's disease, AD）等与衰老相关的神经退行性疾病在疾病谱中的位置也不断前移。世界卫生组织（World Health Organization, WHO）报告指出，2015 年全球罹患痴呆人群约为 4 747 万；国际阿尔茨海默病协会（Alzheimer's Disease International, ADI）预测 2030 年这一人数将增至 8 200 万，2050 年将超过 1.52 亿。我国最新流行病学调查显示，60 岁以上 1 507 万痴呆人群中，AD 患者高达 983 万（65.23%）。2016 年全球疾病负担研究表明，痴呆是全球第五大死亡原因（240 万），伤残调整生命年也高达 2 880 万。2015 年，全球痴呆医疗照护成本约高达 8 180 亿美元，2018 年为 1 万亿美元，预计到 2030 年，这一数字将增至 2 万亿美元，并且 85% 的费用来自非医疗护理的家庭和社会支出。另一项全国性的研究显示，2015 年，我国 AD 患者的年治疗费用为 1 677.4 亿美元，且这一费用成本逐年升高，预计至 2050 年将高达 18 871.8 亿美元。这些研究证据均提示 AD 具有高发病率、患病率、致残率、死亡率的特点，也是老年人死亡和失能的重要原因，并且我国的 AD 患病率、疾病负担等均高于全球平均水平，给社会和家庭带来了沉重负担。

2. 阿尔茨海默病的诊疗现状与防治的重大挑战

2021年4月，《中国阿尔茨海默病患者诊疗现状调研报告》表明，我国AD诊疗仍存在发现晚、易停药和多居家的现状，呈现"666"的特点，即近六成（57.26%）的患者出现记忆力下降等症状才就诊，六成（64.87%）患者认为目前市场上AD治疗药物昂贵，近六成（62.99%）患者仍以居家照护为主。2021年10月，上海医学创新发展基金会发布了《完善阿尔茨海默病防控体系的政策建议》，总结了目前我国AD防控工作面临的五大挑战，包括发病率持续增高、社会与家庭负担日渐增大、诊断不及时易错过黄金窗口期、疾病的治疗存在巨大未满足需求、社会保障机制有待进一步健全。既往关于AD的确定诊断主要依赖病理活检，2018年，美国国家老年研究所与阿尔茨海默病协会（National Institute on Aging and Alzheimer's Association, NIA-AA）在2011年AD系列诊断标准基础上，提出以生物标志物为主要观察内容的ATN标准，作为指导AD早期诊断和干预的指标，强调AD的连续性病理过程。然而，目前国内绝大多数医院因患者来源、检测水平以及设备配置等各方面限制无法在AD临床诊治中常规应用ATN分类系统，AD的诊断仍以临床诊断标准为主，这比脑脊液中出现淀粉样蛋白（β-amyloid，Aβ）和tau蛋白磷酸化等改变延迟20余年。自AD命名的120年以来，其主要治疗手段仍以胆碱酯酶抑制剂（cholinesterase inhibitors, ChEIs）和N-甲基-D-门冬氨酸（N-methyl-D-aspartate, NMDA）受体拮抗剂为代表的神经递质环路的对症支持治疗为临床诊疗指南依据。在过去20年间，靶向Aβ和tau病理改变的单一药物在治疗AD相关痴呆的研究屡屡失败。2019年11月，我国药品监督管理局批准甘露特钠胶囊（GV-971）上市用于治疗轻至中度AD，提出了靶向"肠道菌群－肠－脑"轴降低全身和神经炎症损害，从而改善认知功能的创新机制。为期36周的多中心随机双盲Ⅲ期临床试验结果显示，GV-971可持续改善认知功能，并具有良好的安全性和耐受性；但该药在真实世界的有效性和安全性仍需进一步研究证实。2021年7月，美国食品药品监督管理局（Food and Drug Administration，FDA）宣布加速审批单抗药物Aducanumab上市，用于治疗AD源性轻度认知障碍（mild cognitive impairment，MCI）及轻度AD。但该药存在先后两项Ⅲ期试验结果相互矛盾、研究替代终点改善（Aβ斑块减少）与临床获益之间的关系不明确，以及超过40%高剂量治疗者出现淀粉样蛋白相关影像异常（amyloid-related imaging abnormalities，ARIA）等问题，使其在AD治疗领域的疗效和安全性争议不断。此外，迄今为止，FDA仍未批准任何药物用于AD的精神行为症状（behavioral and psychological symptoms of dementia, BPSD）治疗，目前临床所用药物均属于超适应症使用（off-label），需遵循个体化、低剂量起始、缓慢增量、短期使用和密切监测等原则。现有药物改善症状不明显、价格昂贵、明显的胃肠道反应等情况，使相当一部分患者的用药依从性较差，药物疗效不十分理想，这些均给 AD 的诊疗与防治带来重大挑战。

3. 精准防诊治策略应对阿尔茨海默病的前景、进展及意义

2020 年，《中共中央关于制定国民经济和社会发展第十四个五年规划和二〇三五年远景目标的建议》中"健康中国"行动明确提出：努力实现"以健康为中心"的战略转变和主动应对"健康老龄化"的战略需求。在"健康老龄化—创新助力 AD 精准防诊治"2021 上海论坛上，在国务院发展研究中心社会发展研究部的指导下，在国家发改委和国家卫健委等多个部委和机构的支持下，上海医学创新发展基金会发布了《完善阿尔茨海默病防控体系的政策建议》，旨在针对未来 5 ~ 10 年我国建立和完善老龄化应对体系的"窗口期"，形成 AD 的国家疾病战略，并首次提出包括制订应对 AD 国家战略和行动计划、推动精准诊疗、加速针对明确病理机制的药物研发和上市等切实可行的五大政策建议。推动 AD 精准诊疗，积极应对人口老龄化国家战略已成为当前首要目标。郁金泰教授在《阿尔茨海默病的精准防、诊、治》中也强调，尽快寻找认知障碍疾病早期精准诊断及疗效监测的新手段、新标志物，建立疾病预警和早诊模型，实施疾病精准预防及干预策略，对于早期识别和多模式治疗 AD 患者具有重大意义。推动精准诊疗，把握黄金窗口期进行疾病干预，鼓励创新药物特别是具有明确作用机制，可真正延缓疾病进展的靶向药物的研发和引入，对解决我国当下 AD 错诊和漏诊率高、治疗率低、预后效果不理想等突出矛盾有切实帮助，对 AD 有效防控、改善患者生活质量以及减轻家庭和社会负担意义重大。

二、近五年基础研究领域前沿技术的重大突破

1. 基因组学及转录组学

AD 作为多病理、多途径共同作用的临床综合征，发病机制仍不十分清楚。近年来越来越多的证据提示 Aβ 瀑布学说、tau 蛋白磷酸化学说和神经 – 血管假说等并不能完全揭示 AD 的病因与发病机制。新近研究通过整合系统生物学框架分析 AD 的遗传、转录组、蛋白质组和代谢组数据，识别 AD 特异性代谢组学变化及其潜在的上游遗传和转录调控因子，为开发敏感和特异的 AD 诊断生物标志物和识别 AD 发病的新分子机制奠定基础。

AD 最明确的风险基因是载脂蛋白 E（apolipoprotein E，APOE）ε4，随后淀粉样蛋白前体蛋白（APP）和早老素蛋白 1 和 2（PSEN1 和 PSEN2）相继发现与早发性 AD 相关。此后，参与 AD 不同细胞 / 分子通路的基因被发现，包括 Aβ 通路（ADAM10、APH1B）、炎症 / 免疫反应（ABCA7、CD33、CLU 等）、脂质稳态（APOE、CLU、ABCA7 等）、内吞和囊泡运输调节（BIN1、PICALM、CD2AP 等）、氧化应

激反应（MEF2C）、轴突生长（UNC5C）等。最新研究表明，全基因组关联研究（GWAS）有助于发掘更多与 AD 相关的新基因位点，高通量测序技术的发展也使得 AD 的基因谱不断被完善。

转录组学又称表观遗传学，主要包括 DNA 甲基化和组蛋白修饰。随着近年来方法学的发展，研究者们可以从高通量水平分析全基因组的 DNA 甲基化和染色质状态。染色质免疫共沉淀（ChIP）与 DNA 芯片分析结合称为 ChIP-chip，或与高通量 DNA 测序联合称为 ChIP-seq，开启了表观组学关联分析（EWAS）用于 AD 表观遗传学研究的新纪元。EWAS 发现了 AD 血浆细胞膜和细胞骨架进程、脂质稳态、突触信号、免疫细胞和线粒体进程的异常。2021 年 4 月，Nature Communications 发表的研究利用 EWAS 结合机器学习，发现了 SERPINA5 可作为预测 AD 发病过程中海马易感性的基因，其转录蛋白丝氨酸蛋白酶抑制剂 SERPINA5 与典型 AD 海马中出现 tau 病理的神经元存在共定位，呈互相作用。Chen 等在 Cell 发表研究利用空间转录组学探索了在 AD 小鼠模型中，Aβ 周围直径为 100mm 的组织域中富含髓鞘和少突胶质细胞基因（OLIGs）共表达网络的早期改变，而斑块诱导基因（PIGs）的多细胞基因共表达网络涉及补体系统、氧化应激、溶酶体和炎症，在疾病的后期非常突出。此外，作者通过对小鼠和人脑切片进行原位测序，证实了上述大多数观察到的细胞水平变化，这提示空间转录组学为探究 AD 致病特征附近失调的细胞网络提供了可能。

2. 蛋白组学

2020 年 1 月，彭隽敏教授团队在 Neuron 上发表文章利用质谱和 TMT 为主的蛋白质组学技术揭示了 MAPK 通路活化在 AD 发病中可能起重要作用，进一步通过系统生物学研究对新发现的排名高的蛋白进行了验证，结果表明 MDK、NTN1、SMOC1 和 ICAM1 在 AD 人脑和鼠脑中高表达，并与 Aβ 共聚的现象，提示这些蛋白可能作为除 Aβ 和 Tau 外有效的 AD 诊断标志物。2020 年 5 月，Eric 等使用定量质谱和共表达网络分析对 AD 进行了迄今为止最大的蛋白质组学研究，揭示与糖代谢相关的蛋白质网络模块是与 AD 病理学和认知障碍最显著相关的模块之一；该模块富含 AD 遗传风险因子以及与抗炎状态相关的小胶质细胞和星形胶质细胞蛋白标记物，表明这些生物学功能在 AD 中起保护作用。2021 年 11 月，美国多个研究机构通过分析和比较 BLSA 队列和 ROS 队列 AD 患者脑组织特定脑区的蛋白表达及与正常脑组织的差异，再与 YAPS 队列（早期 AD）的 APOE ε4+ 比 APOE ε4- 组取交集，通过蛋白 – 蛋白相互作用分析发现了 STAT3、FYN 和 YES1 是中心节点蛋白，进一步分析发现 25 个早期 AD 患者的蛋白组学特征与严重的 AD 病理相关，与 AD 源性认知障碍相关。随后，利用免疫印迹试验和免疫组化在 AD 转基因小鼠模型及其他公开数据库二次验证上述 25 个特征蛋白的可靠性，结果发现蛋白 STAT3、YES1 以及 FYN 可能作为早期 AD 治疗的靶点，为 AD 靶向早期分子驱动因素的有效干预措施提供理论依据。

3. 代谢组学

代谢组学是通过分析分子量在 1500Da 的小分子，如氨基酸、脂肪酸、脂质、糖类或其他代谢产物，绘制相关路径和多个代谢网络的失调规律的方法。研究显示，血浆 / 血清中鞘脂亚群（即神经酰胺类）浓度的增加与 AD 的高风险相关，并且与对照组相比，AD 患者中也有所升高。部分特定的二酰基甘油（diacylglycerols，DAGs）被发现在 AD 患者的血浆和额叶中是升高的，并且与 MMSE 得分降低相关。基于代谢组学和脂质组学的分析均发现，AD 疾病中许多代谢途径和反应受到显著干扰，如脂质稳态、脂肪酸生物合成、膜脂重塑、蛋氨酸 / 精氨酸 / 谷氨酸 / 多聚胺代谢、线粒体生物能量学、活性氧和活性氮的产生增加、神经递质生物合成、突触传递、钙稳态、炎症 / 免疫反应以及细胞凋亡等；其中脂质稳态破坏是 AD 病理生理学中最常见的失调分子途径。Mahajan 等在 BLSA 队列中利用毛细管电泳质谱（CE-MS）对三组大脑样本进行了靶向和定量代谢组学分析，同时结合基因表达分析发现细胞甲基化潜能发生改变，转甲基化途径的通量增加，对抗氧化防御机制的需求增加，尿素循环中间代谢的扰动，天冬氨酸 - 谷氨酸途径破坏线粒体生物能，多胺生物合成和分解增加，以及与 AD 相关的神经递质代谢异常。2021 年 6 月，Michno 等在 APPNL-G-F 敲除小鼠中使用代谢同位素标记，利用空间代谢组学结合质谱成像，通过正在进行的斑块发育监测 Aβ 沉积，结果提示结构不同的斑块形成与差异性 Aβ 肽沉积有关，即 Aβ1-42 形成最初的核心结构，随后是放射状生长和晚期分泌和沉积 Aβ1-38，对实现高空间分辨精准定位组织中代谢物的分布，以及阐明代谢物的合成、积累和调控 AD 机理至关重要。

三、精准防诊治的创新技术和临床应用进展

1. 精准预防——四级预防策略

近些年，AD 的遗传和发病机制等研究领域取得诸多进展，其中"肠道菌群 - 肠 - 脑轴"等创新理论强烈提示 AD 作为多因素、多病理途径参与的复杂性系统性疾病，其管理重心应从单一靶向药物转向危险因素调控和饮食生活方式调节等多领域非药物干预措施。最新的综述和荟萃分析表明，全面控制痴呆相关危险因素在理论上可以预防或延缓全球 35% ~ 40% 的 AD 相关痴呆。鉴于此，我们借鉴血管健康领域研究进展，提出维持脑健康、提高脑认知储备的 AD "四级预防"策略。

（1）零级预防

零级预防又称初始预防，最初是 1978 年美国学者 Strasser 提出的一个预防医学概念，指通过全人群健康干预，全面预防疾病相关危险因素的出现，从而提高人群的

健康水平。2010年，美国心脏协会（AHA）再次强调了零级预防的重要性，并将其定义为在一级预防之前着重预防危险因素的发展的预防措施。预防策略战线前移的趋势突出了从控制个体疾病发展到改善全人群脑健康转变的重要性。在过去的十年中，越来越多的证据表明在心血管疾病和卒中研究领域促进零级预防对预防疾病发生的有效性。例如，FAMILIA（整合系统生物学促进健康的少数民族社区基于家庭的方法）试验表明，与对照组相比，幼儿健康生活促进组总体知识、态度和习惯得分的平均相对变化比基线高2.2倍。促进零级预防强有力的国家政策可能有助于儿童和家庭发展营养饮食模式，变得积极主动，并支持更健康的学校、托儿机构和社区发展。2014年1月1日税收的引入，糖甜饮料（SSB）的销售价格增加了约10%，使墨西哥次年的销售额减少了6%。虽然减少消费对健康的影响尚不确定，但几项前瞻性队列研究表明，人工加糖软饮料与中风和AD风险增加相关，而食用糖甜饮料与认知功能下降显著相关。研究显示，利用理想的心血管健康和卒中预防战略、控制烟草、通过对营养过剩的食品增税实现均衡营养、建设健康文明城市（包括鼓励积极交通、公平的教育和医疗资源、获取新鲜健康食品）以及减少暴露于污染等可以有效地靶向调控卒中的血管危险因素，而这些危险因素绝大多数也是AD相关痴呆的危险因素。上述证据均显示，在人群水平上维持健康生活方式，特别是充足的饮食和营养，对促进全民脑健康、预防痴呆发生发展具有重要作用。因此，我们希望在AD领域再次提出"零级预防"这一概念，以强调尽早在人群层面进行干预对预防或延缓AD进展的重要作用。

零级预防侧重于人群健康的社会决定因素，由于健康的生活习惯多在早年养成，零级预防应处于疾病向脑健康过渡的中心地位。目前，健康的饮食和营养、体育活动、心理锻炼、社会交往、充足的睡眠和放松以及控制血管危险因素被认为是脑健康的六大支柱。AHA亦开发了一种新的指标（生活简单七项指标），以保持人群的最佳心血管健康，包括不吸烟、体育活动、健康饮食、理想体重指数、理想的血压、总胆固醇和血糖水平。我国中国工程院院士吴以岭曾提出："起居有常、营养均衡、身心保养"是作为疾病零级预防最简单直接、成本最低的管理策略。然而，目前国际上对AD相关认知障碍的零级预防认识尚浅。2017年，美国国家老龄化研究所（NIA）要求美国国家科学院、工程院和医学院成立委员会，以探索有可能预防或减缓认知衰退和痴呆的干预措施的证据。尽管委员会发现没有足够的高级别证据证明开展公共卫生活动以鼓励人们采取生活方式干预措施来预防痴呆的合理性，但委员会承认该结果可能与临床研究方法异质性有关。我国更缺乏疾病零级预防的系统性预防体系，人们对现代膳食结构与生活方式和节奏改变所带来的影响也不够重视。这就要求认知障碍、营养学以及老年医学等多学科领域专家和临床医生本身意识到良好的营养和平衡的膳食及其干预策略在AD相关认知障碍病程中的重要地位，并对老年人群及其照料者进行健康宣教和科普培训，以加强这类人群养成良好生活习惯、均衡膳食和身心放松的健康意识，尽可能地在早期干预以预防或延缓 AD 发生。

（2）一级预防

AD 的一级预防是指早期识别可调控的危险因素并积极干预，以预防或延缓疾病发生。AD 的危险因素分为不可干预因素和可干预因素，前者主要包括年龄、性别、父母家族史和遗传因素，其中最重要的危险因素就是衰老。研究显示，65 岁及以上人群中痴呆发病率呈指数增长，约 80% 痴呆患者年龄在 75 岁以上。这一方面可能是衰老促使海马体萎缩、Aβ 失衡，以及与记忆相关脑区神经元衰退所致，另一方面也可能与老年患者共病率增加以及不同临床表现之间相互作用有关。AD 的可干预因素大致分为生活方式与居住环境、受教育程度和经典血管危险因素 3 类。2020 年，贾建平团队分析我国 12 个省 46 011 名 60 岁以上人群的横断面研究发现，痴呆和 MCI 的 9 个可干预危险因素分别是居住环境（农村）、低教育程度、独居、婚姻状况（丧偶 / 离异）、吸烟、高血压、高脂血症、心脏疾病、脑血管疾病。同年，郁金泰团队基于 243 项前瞻性观察研究和 153 项随机对照试验的系统回顾和荟萃分析确定了 21 条干预建议用于 AD 预防，19 条 I 级推荐中 A 级证据共 10 条，分别与认知活动、晚年 BMI（>65 岁）、糖尿病、脑创伤、中年高血压（<65 岁）、直立性低血压、高同型半胱氨酸血症、抑郁、压力和教育有关。《The Lancet》最新发布的痴呆危险因素是在 2017 年报道的低教育程度、中年高血压、听力障碍、吸烟、中年肥胖、晚年抑郁、缺乏体育锻炼、糖尿病和社会接触少这 9 个危险因素基础上，再增加 3 个痴呆危险因素：过度饮酒、创伤性脑损伤和空气污染。

（3）二级预防

2018 年，NIA-AA 更新并统一了 AD-ATN 系统的诊断建议（包括 Aβ 沉积、病理性 tau 和神经退行性变），将活体中 AD 的定义从临床症状 / 体征转变为生物学结构评价。ATN 研究框架强调 AD 的连续性病理变化，MCI 和 AD 不被视为单独的实体，而是"AD 疾病谱"的早期和晚期阶段。因此，与其他疾病不同，AD 的二级预防是指基于生物标记物的早期检测和临床前阶段的干预来识别高危无症状个体，以预防其临床认知功能下降。过去二十年中，针对 AD 痴呆阶段的 Aβ 和 tau 的药物治疗研究成功率极低，表明该阶段已经超过了干预的最佳治疗窗。相应地，AD 疾病谱的临床前阶段或可成为治疗或干预的最佳时间窗，以阻止或延迟认知功能下降和痴呆的发生。显性遗传性阿尔茨海默病网络（DIAN）研究表明，CSF 中 Aβ 最先发生变化（约在症状出现前 25 年开始），然后 CSF p-tau181 升高（在估计症状出现前 10 年以上），皮质代谢降低（约 7 ～ 10 年后），最后才是认知功能下降和海马体萎缩（大约 20 年后），这表明靶向生物标志物 / 病理学干预是改变疾病进程的重要考虑因素。

然而，如何进行早期干预却没有明确可行的推荐方案。ATN 研究框架寄希望于在临床前 AD 进行有效干预，但目前国内绝大多数医院因患者来源、检测水平以及设备配置等各方面限制无法在临床诊治中常规应用 ATN 分类系统。并且，目前证据显示几项针对临床前 AD 的无症状参与者的二级预防试验结果也不十分理想。例如，DIAN-TU 研究结果显示，与安慰剂获得的结果相比，靶向 Aβ 的单克隆抗体 solanezumab 和 gantenerumab 两种抗体均没有减缓遗传性 AD 无症状受试者认知功能下降，且在多项认知和功能次要结果指标上也没有看到治疗获益。

（4）三级预防

AD 作为我国重大慢性疾病之一，三级预防的意义亦不可忽略。据 WHO 对预防的分类和定义，三级预防是指包括对症治疗和康复治疗在内的，在疾病的临床期为了减少疾病的危害而采取的措施，主要目的是预防并发症和降低致残率，以提高患者生存质量。对于 AD 患者而言，吞咽困难、营养不良、感染以及褥疮等均是常见并发症，明显增加患者死亡率。前瞻性纵向研究显示，吞咽困难在 AD 患者中十分常见，并与营养不良、呼吸道感染和死亡率增加有关，而制定新的营养管理策略有利于提高吞咽困难患者的依从性和治疗效果。前瞻性多中心观察性研究显示，与营养状况正常的临床前期 AD 及 AD 患者相比，营养不良的 AD 患者病程进展比例更大；营养不良是疾病进展的独立危险因素（OR: 2.4, 95%CI: 1.1-5.1）。与轻至中度患者相比，重度 AD 患者营养不良风险更高，体重和体重指数（body mass index, BMI）均较低。一项长达 6.5 年的前瞻性队列研究表明，AD 患者体重快速下降（6 个月内下降 ≥5kg）可作为死亡的预测因素。而营养干预，如高度依从地中海饮食模式（Mediterranean-type diet, MeDi）不仅可以降低 MCI 和 AD 发病风险，还能降低 MCI 进展为 AD 的风险。最新的随机对照双盲实验结果显示，口服补充 Souvenaid 36 周不仅明显延缓了轻至中度 AD 患者认知功能下降和脑萎缩，神经心理测验评分也明显改善。晚期或终末期痴呆患者因吞咽困难、终日卧床等原因无法主动进食是照料者和临床医生常要面临的重大挑战。目前，肠内管饲营养在 AD 患者中的应用仍存在争议，伦理问题也使得评估其潜在利弊的前瞻性临床试验开展受限。既往研究证据未显示晚期痴呆患者因吞咽困难接受肠内营养（enteral nutrition, EN）后长期生存率得到改善。系统综述表明，接受 EN 痴呆患者的死亡率取决于疾病分期和长期预后等可比性条件；EN 对患者生活质量的影响尚不清楚，并不建议在临终关怀中盲目使用。多中心回顾性研究表明，肠内管饲营养可延长痴呆患者生存期，该团队随后开展管饲前后肺炎发病率的研究发现，EN 可以减少重度痴呆患者肺炎和抗生素使用的频率；但这些结果并不代表重度痴呆患者应该常规应用 EN，需要结合患者预期寿命、生活质量以及护理费用等综合评估。此外，需要肠外营养（parenteral nutrition, PN）支持的患者常处于 AD 终末期，现阶段 PN 在临终关怀中的应用亦存在争议。美国大多数肿瘤科医生不推荐 PN 用于临终关怀，因为它不仅会增加并延长患者的痛苦，还可能导致严重并发症（如血流感染、肝衰竭）。Cochrane 回顾发现只有 5 个前瞻性非对照姑息治疗患者使用药物辅助营养的实践，尚无足够质量的前瞻性随机对照试验对 AD 相关认知障碍患者晚期或终末期是否需要应用 PN 提出任何建议。

综上所述，AD 的"四级预防"策略纵向聚焦 AD 疾病谱的连续性病理过程，呈现金字塔模型（图 3-1），靶向每一级预防措施，包括预防危险因素发生、强调政策引导下提高全人群脑健康，调控 AD 相关痴呆危险因素预防疾病发生，多靶点干预病理标志物预防症状性认知障碍发生，以及预防并发症、提高生存质量，是降低 AD 发病率、致残率的有效且必行的手段。

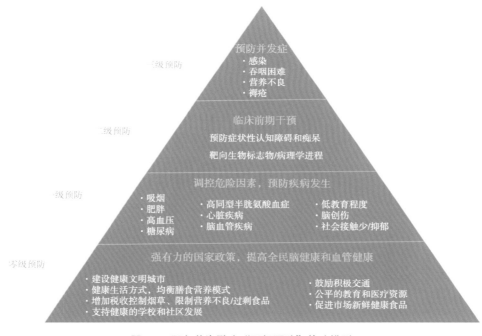

图 3-1 阿尔茨海默病"四级预防"策略模型

2. 精准诊断

长期以来，AD 诊断以病理性活检或尸检发现以细胞外 Aβ 沉积形成神经炎性斑，细胞内过度磷酸化的 tau 蛋白高度螺旋化形成神经原纤维缠结，并伴有进行性神经元丢失和脑萎缩的特征性改变为金标准。但由于活检的难实现性，1984 年，美国国立神经病、语言障碍和卒中研究所 – 阿尔茨海默病及相关协会（NINCDS-ADRDA）发布第一个国际公认的 AD 诊断标准—NINCDS-ADRDA 标准，认为 AD 与许多其他脑部疾病一样，是一种临床 – 病理整体，即临床症状与基础病理学之间始终表现出密切的对应关系，如果个体出现 AD 病理改变，即表现为相应临床症状，反之亦然。然而，在随后 27 年的研究中发现这种临床 – 病理对应关系并不总是一致的。在没有任何明显症状的情况下也可出现广泛的 AD 病理，尤其是弥漫性淀粉样斑块形成。2007 年，国际工作组（International Working Group, IWG）在 Lancet Neurology 发表了 NINCDS-ADRDA 诊断标准的修订版，即 IWG-1 诊断标准，该标准打破了既往 AD 排除性诊断模式，首次将生物标志物纳入 AD 诊断，并提出 AD 是一个连续过程，强调情景记忆损害是 AD 的核心特征。2011 年，NIA-AA 发布了 AD 诊断标准，强调了 AD 疾病过程的连续性，病理生理进程在 AD 出现临床症状前 15 ~ 20 年就已开始，并将 AD 分为三个阶段，即 AD 临床前阶段、AD 源性轻度认知障碍和 AD 痴呆阶段。2014 年 IWG 发表了 IWG 标准的修订版—IWG-2 标准，首次将 AD 生物标志物分为诊断标志物和进展标志物。脑脊液 Aβ 和 tau 改变、淀粉样蛋白正电子发射型计算机断层显像（positron emission tomography，PET）异常和 AD 致病基因携带为 AD 的诊断标志物，而脑结构磁共振成像和 ^{18}F-FDG PET 为 AD 的进展标志物。此外，IWG-2 诊断标准还对非典型 AD（后部变异型 AD、logopenic 失语、额部变异型 AD 及 Down 综合征变异型 AD）和混合性 AD 的诊断标准做了详细的描述。2018 年，NIA-AA 更新并统一了 AD-ATN 系统的诊断建议，将活体中 AD 的定义从临床症状 / 体征转变为生物学结构评价。ATN 标准包括 Aβ 沉积或相关病理状态（CSF 中 $Aβ_{42}$ 或 $Aβ_{42}/Aβ_{40}$ 比值下降，淀粉样蛋白 PET 阳性）、病理性 tau 或相关病理状态（CSF pTau 升高或 tau-PET 阳性）和神经退行性变（结构性 MRI 变性萎缩，FDG- PET 提示相关脑区代谢减低，或 CSF T-tau 升高）。ATN 诊断标准强调以 Aβ 阳性为首选必要条件，不管患者是认知功能正常、MCI 还是痴呆，只要脑内 Aβ 沉积阳性，就纳入 AD 疾病谱系（Alzheimer's continuum）。只要同时有 Aβ 和病理性 tau 沉积，不管临床症状如何，都可以诊断 AD。反过来，即使临床再典型，再像经典的 AD 表现，在缺乏 Aβ 和 tau 相关的生物标志物支持的情况下，都不可以做出"可能 AD"的诊断，而代之以 AD 临床综合征（Alzheimer's clinical syndrome）。

现阶段，AD 相关的生物学标志物已经用于预测疾病发生、早期疾病诊断、评估疾病进展和寻找疾病干预靶点等各个方面。然而，对于部分精神行为异常或中重度 AD 患者不能配合完成腰椎穿刺检测脑脊液 Aβ 和 tau 蛋白改变，血浆检测方法因其无创、简便、经济等优势备受关注。然而，既往关于 AD 血液生物标志物（主要是 Aβ 和 tau）与 AD 病理标志物（CSF 和 PET）的相关性研究、血液中 Aβ 和 tau 对 AD 的诊断和预测等方面的研究结果并不一致，主要原因包括：①脑源性 Aβ 或 tau 在外周血中的浓度较低，传统的酶联免疫吸附法（enzyme-linked immunosorbent assay，ELISA）检测范围有限；②血液中 Aβ 和 tau 可能还来源于外周组织；③血浆中其他含量丰富的蛋白质如白蛋白、免疫球蛋白会影响检测结果；④ Aβ 或 tau 蛋白在血液中的半衰期较短。此外，种族差异和样本量的大小，纳入和排除的标准不同也会对研究结果产生影响。近年来，单分子阵列（single-molecule array，Simoa），免疫沉淀质谱法（immunoprecipitation mass spectrometry，IPMS），电化学发光免疫分析法以及免疫红外传感器等超敏检测与测量技术的应用，极大地促进了 AD 相关病理蛋白血清生物标志物的研究。2021 年 11 月，Lancet Neurology 最新发布的综述表明，超灵敏技术检测血液生物标志物如 Aβ、pTau、神经丝轻链（NfL）、星形胶质细胞纤维酸性蛋白（GFAP），尤其是 pTau 具有较大预测和诊断 AD 的潜力。Jiang 等人回顾并验证了 19 个与 AD 密切相关的热点蛋白，并建立了一个生物标志物组以明确 AD 类型和严重程度（AUC= 0.9690 ~ 0.9816）。近年来，越来越多的研究证据提示基于血液的生物标志物的验证和实施将促进精准医疗的发展。未来仍需建立以"前瞻性、多种族、多中心、大样本、真实世界数据"为基本特征的认知队列以明确血清生物标志物在 AD 中的预测与诊断价值，并进一步探索早期诊断的特异性血清标志物。

值得注意的是，AD 精准诊断的主要目的在于尽早地在疾病早期开展干预，尤其是临床前期，有利于 AD 的二级预防。将生物标志物纳入研究型框架，并不意味着单纯依靠生物标志物来诊断 AD，生物标志物不能逾越临床对 AD 诊断的关键地位。同时，也要积极开展其他辅助检查，如神经心理学测试、功能影像学等，建议发展早期诊断模型以增加精准诊断的准确性与敏感性。神经心理学测试是诊断 AD 和评估疾病严重程度不可忽视的辅助检查。简易精神状态检查量表（mini-mental state examination，MMSE）由 Folstein 等人于 1975 年编制，随后蒙特利尔认知评估量表（MoCA）由加拿大 Charles LeMoyne 医院神经科临床研究中心 Nasreddine 等参考 MMSE 制订，于 2004 年 11 月确定最终版本。从开发至今，MMSE 和 MoCA 在 AD 临床诊断领域总体认知功能评估中发挥着不可替代的作用。然而，随着研究的不断深入，这些量表也存在不可忽视的缺点，如 MMSE 作为国内外应用最广泛的认知功能筛查工具，对于中重度认知功能障碍的识别有很高的敏感性与特异性，但对于 MCI 的识别有比较高的假阴性；MoCA 量表受教育程度、文化背景差异影响较大，对痴呆的病因和疗效的评定有限。2020 年初，我国发布了 AD 患者"ABC 全面管理"专家共识，强调对患者认知功能下降（cognition）、精神行为异常（behavior）及日常生活能力减退（activity）三大类症状领域综合管理的重要性。BPSD 作为 AD 患者重要的临床表现，在 MMSE 和 MoCA 中亦不易识别与评估。迄今为止，仍无某个量表可以全面评估 AD 患者的"ABC"综合征。区别于其他慢性疾病，AD 的诊断部分依赖于照料者，尤其是 BPSD 症状。此外，现阶段广泛应用的量表主要用于评估症状性 AD，尤其是轻中度痴呆阶段。Jack 等提出 AD 临床前期发展模式包括三个阶段：①无症状的淀粉样变，②淀粉样变＋神经变性，③淀粉样变＋神经变性＋轻微认知下降。在临床前期第三阶段的轻微认知下降可以认为是 AD 临床前期的主观认知功能下降（subjective cognitive decline，SCD）。提高对于 SCD 人群的识别能力，对于临床医生早期诊断并积极干预临床前期 AD 至关重要。

SCD 是基于主观的认知感受，缺乏客观的认知损害证据，因此研究者们提出了更多关于 SCD 的自评量表。Gifford 依据物品反应原理设计的主观认知下降问卷（subjective cognitive decline questionnaire，SCD-Q），研究显示 SCD-Q 能有效地鉴别 SCD、正常对照及 MCI 患者，后续多项研究验证了 SCD-Q 在 AD 早期评估中的可靠性。记忆主诉问卷（memory complaint questionnaire，MAC-Q）和记忆疾病感问卷（illness perception questionnaire-memory，IPQ-M）在筛查 SCD 患者显示较好的有效性和可靠性。日常认知测量（measurement of everyday cognition，Ecog）是国外临床上广泛使用的 SCD 筛查量表，该量表评估总体认知和多个认知域（记忆、语言、语义、视空间和执行功能），能很好地区分不同认知水平的老年人。Sanabria 等设计发明了人脸 - 名字联想记忆测试（face-name associative memory exam，FNAME），研究结果表明降低的 FNAME 分数与增加 Aβ 负荷显著相关，提示其在检出 AD 临床前期 SCD 患者具有一定的潜力。目前，尚缺乏适合中国人的评估 SCD 的神经心理量表。未来期待建立统一标准地针对 AD 不同临床阶段，且覆盖"ABC"综合征的量表，并在真实世界中验证其特异性和敏感性，以实现 AD 的精准诊断。

除了血清学和脑脊液生物标志物与神经心理学量表，越来越多的研究证据提示功能影像在 AD 早期诊断以及疾病评估中的巨大潜力。弥散张量成像（diffusion tensor imaging，DTI）技术可以敏感地检测白质微结构的损伤。Selnes 等纵向研究发现，与对照组相比，SCD 患者的径向扩散率（radial diffusivity，RD）和平均扩散率（mean diffusivity，MD）广泛显著异常，DTI 较脑脊液生物标志物能更好地预测痴呆和 AD 特异性内侧颞叶萎缩。Li 等研究发现，与正常对照相比，SCD 患者多处白质纤维束分数各项异性（fractional anisotropy，FA）减小，MD 值和 RD 值增大，且变化的弥散参数与较差的记忆水平显著相关。Ryu 等分析发现 SCD 患者内嗅宏观灰质及微观白质结构均显著退变，而海马体仅表现出微观结构的变化。Sun 等利用静息态功能磁共振成像（functional MRI，fMRI）发现 SCD 患者左侧顶下小叶和右侧枕中回升高的低频振幅信号与情景记忆评分显著相关，但结构未见明显改变，提示 fMRI 是诊断 SCD 早期代偿的一项敏感影像技术。动脉自旋标记（arterial spin labeling，ASL）-MR 技术因无创、便宜等优点，尤其是准连续式 ASL（pseudo-continuous ASL，pCASL）的信噪比及可重复性更高，近年来逐渐有学者研究其在 AD 领域的早期诊断价值。前瞻性队列研究显示，ASL 灌注成像技术是监测 MCI 及 AD 患者脑血流灌注动态变化的有效方法，能够为找寻 AD 早期诊断影像学指标提供帮助。HAYS 等研究发现，SCD 患者记忆功能下降程度与 ASL 评估额叶、颞叶及顶叶脑血流灌注均呈负相关，这对早期发现临床前期 AD 有重要意义。因此，建议尽早创建 AD 特异性神经心理学量表、血清标志物以及功能磁共振等为一体的诊断模型，并在真实世界验证其敏感性与特异性，对于 AD 的精准诊断具有重要意义。

3. 精准治疗

ABC 全面管理专家共识的发布强调了重视 AD 患者药物治疗与非药物干预相结合，以及多学科综合管理。现阶段，AD 药物治疗主要分为改善认知功能和控制 BPSD 两大类，其中改善认知功能的药物主要包括 ChEIs、NMDA 受体拮抗剂以及二者联合使用。ChEIs 适用于各阶段 AD，不仅可以改善认知功能、整体印象以及日常生活能力，还对精神症状的改善有一定作用；但现有证据显示，ChEIs 并不能改善 MCI 患者认知功能下降，且存在许多安全性问题。以美金刚为代表的 NMDA 受体拮抗剂适用于中至重度 AD 患者，可以改善患者认知功能、日常生活能力、全面能力甚至 BPSD。与二者单药治疗相比，美金刚与 ChEIs 联合用药治疗中至重度 AD 患者，不仅可以延缓认知功能下降、改善总体认知功能，也具有良好的耐受性。此外，2019 年末，中国国家药品监督管理局批准新药—甘露特钠胶囊（GV-971）用于轻至中度 AD，改善患者认知功能。最新发布为期 36 周的多中心随机双盲Ⅲ期临床试验结果显示，GV-971 可持续改善认知功能，并具有良好的安全性和耐受性；但该药在真实世界的有效性和安全性仍需进一步研究证实。2021 年 7 月，美国 FDA 宣布加速审批单抗药物 Aducanumab 上市，用于治疗 AD 源性轻度认知障碍（mild cognitive impairment，MCI）及轻度 AD。但该药先后两项Ⅲ期试验结果相互矛盾、研究替代终点改善（Aβ 斑块减少）与临床获益之间的关系不明确，以及超过四成的高剂量治疗者出现 ARIA 等因素使得该药在 AD 领域的疗效和安全性争议不断。

FDA 尚未批准任何药物用于 AD 的 BPSD 治疗，目前临床所用药物均属于超适应症使用（off-label），需遵循个体化、低剂量起始、缓慢增量、短期使用和密切监测等原则。BPSD 治疗应以抗痴呆药物为基础：多奈哌齐可改善患者焦虑、抑郁和情感淡漠；美金刚则在改善妄想、激越、攻击、严重的刻板行为等方面疗效显著。在此基础上，如果非药物干预无效或患者 BPSD 加重或出现药物安全问题，才考虑使用控制精神症状的药物。控制精神症状药物主要包括不典型抗精神病药物（如利培酮、阿立哌唑、奥氮平等）和选择性 5- 羟色胺再摄取抑制剂类抗抑郁药物（如氟西汀、帕罗西汀、西酞普兰等）两类。非药物治疗策略作为药物治疗的有效补充，一定程度上改善 AD 患者的"ABC"综合征，主要包括认知干预、BPSD 的非药物调控、日常生活能力训练、物理疗法、运动疗法、传统医学以及照料者支持等。此外，2021 年 12

月，徐俊教授和石汉平教授牵头的中华医学会肠外肠内营养学分会脑健康营养协作组发布"阿尔茨海默病脑健康营养干预专家共识"，提出早期、联合营养干预对于改善早期 AD 患者认知功能，以及中晚期 AD 患者的营养状况具有重要作用。因此，"以患者为中心"多靶点、多学科协作的个体化治疗可能是 AD 的最佳、精准治疗方案。

四、创新技术与临床应用相结合的产业化发展

1. 医工结合——纳米技术在 AD 诊断和治疗中的应用

AD 治疗步履艰难，除发病机制不十分明确外，还因血脑屏障（blood-brain barrier, BBB）限制了药物到达脑内的效率，以及 AD 的早期筛查方式十分有限，患者启动治疗时往往脑内已经有了不可逆损伤。纳米给药治疗则具有传统药物难以比拟的优势，为 AD 的诊断治疗搭建了多能平台。首先，纳米颗粒小于 20nm、具有亲水性，可穿过 BBB，增加药物到达靶目标的效率；而靶向给药方式，如靶向制剂、特定细胞受体配体以及单克隆抗体等，针对 Aβ 形成和发展的特定过程，可提高治疗精准性。常津教授团队构建了一种可高效穿过 BBB 的抗氧化多靶点纳米药物——PTCN，体内外实验证明了 PTCN 具有穿过 BBB 在大脑海马区有效富集、有效清除活性氧、抗氧化应激和神经保护作用的功能。体内动物实验表明，PTCN 梯度给药在预防和治疗试验中均能有效改善 AD 相关病理过程，改善 APP/PS1 小鼠模型的认知功能下降，并抑制大脑海马区萎缩；这一作用可能与其全程改善线粒体功能障碍、突触损伤，早期显著抑制炎症并轻度抑制神经元凋亡，晚期更显著的抑制神经元凋亡有关。四川大学高会乐教授课题组设计了一种以树枝状聚赖氨酸（Dendrigraft poly-l-lysine，DGL）为载体的纳米粒，其表面的 T7 可与 BBB 高表达的转铁蛋白受体结合而促进内皮细胞摄取，并在溶酶体内快速响应偏酸微环境而断裂、促进药物跨细胞转运，从而有效提高药物入脑效率；同时，长链 PEG 断裂后暴露出的 Tet1，可进一步引导药物靶向脑内神经元，提高药物对 AD 病变部位的选择性。此外，该功能纳米粒可将双靶点抑制 Aβ 产生的 siRNA 和 tau 蛋白过度磷酸化的 Dp 肽联合递送至神经元细胞内，协同提高了 AD 的治疗效果。2020 年 9 月，Nature Communications 发表的体内外研究显示手性谷胱甘肽金纳米粒子可选择性预防 Aβ 聚集、抑制 Aβ 介导的细胞凋亡，并且可以显著改善 APP/PS1 转基因 AD 小鼠的认知功能。2021 年 10 月，来自暨南大学的研究团队在 ACS Appl Mater Interfaces 发表了研究，该团队设计并制备了八面体钯（Pd）纳米酶复合材料（Pd@PEG@Bor），将中药成分冰片（Bor）偶联在 Pd@PEG 纳米材料的表面用于提高穿过 BBB 和靶向神经元的效率，并证明了这种复合材料消除细胞内过多的 ROS，维持线粒体膜电位和钙离子水平，抑制 Aβ 的产生和聚集，减少神经炎症，并进一步改善 AD 小鼠的认知障碍，可以有效缓解 AD 的症状。

除了在治疗方面，纳米给药系统在 AD 的诊断中亦展现出较大价值。理想的用于 AD 诊断的纳米颗粒应当能与 AD 的早期生物学标志物结合，具有荧光特性或磁性以便以无创检查方式显像。徐州医科大学高丰雷、耿德勤等人开发了一种具有螯合金属离子和靶向治疗能力的智能 Aβ 纳米捕获器—B-FeCN，不仅抑制 Cu^{2+}-Aβ 络合物的形成，消除 Aβ 聚集，而且由于其良好的光热效应，纳米捕获器的 BBB 通透性在激光照射下得到了显著改善，克服了传统抗 AD 药物的局限性。同时，利用 Fe_3O_4 核的磁性，在外加磁场的作用下，将纳米捕获器磁化到目标 Aβ 区，随后 BTA 特异性地结合于 Aβ 纤维的 β2 位置，对 Aβ 斑块进行特异性靶向，同时赋予 BTA 修饰的纳米捕捉器荧光成像特性，用于灵敏地检测 Aβ 聚集体。

2. 元宇宙—基于人工智能、XR 与脑机接口的临床应用价值

2021 年，Facebook 改名 Meta，以此为基点，全球科技巨头跑步入场元宇宙，一个元宇宙新纪元正式拉开帷幕。清华大学新闻与传播学院新媒体研究中心发布的《2020—2021 年元宇宙发展研究报告》指出：元宇宙是整合多种新技术而产生的新型虚实相融的互联网应用和社会形态，基于扩展现实技术提供沉浸式体验，将虚拟世界与现实世界在经济、社交、身份系统上密切融合且允许用户进行内容生产和世界编辑。简单而言，元宇宙就是虚拟现实（virtual reality, VR）、增强现实（augmented reality, AR）、混合现实（mixed reality, MR）、拟真现实（emulated reality, ER）、脑 – 机 接 口（brain-computer interface, BCI）、移 动 互 联 网、人 工 智 能（artificial intelligence, AI）等多种尖端技术融合，形成的平行于现实世界，又与其紧密链接的超大型数字社区。元宇宙向实扎根、向虚延伸，给用户极致的沉浸式体验，形成超越时间、空间的社交体系。

近年来，越来越多地研究显示 AI 技术在颅内动脉瘤诊疗、糖尿病患者眼底照相、脑血管病诊疗等医疗领域中发挥重要价值。临床决策支持系统（clinical decision support system, CDSS）是 AI 在医疗领域的一项重要实践应用，利用 AI 和医疗大数据开发临床决策支持工具，并通过将临床信息与知识库相匹配，提供基于循证证据的优化诊疗方案。例如，在脑血管病的临床诊疗过程中，CDSS 可以辅助识别高危人群、提供急性期再灌注治疗决策支持、实现自动化病因分型以及二级预防策略的制定等，对提高脑血管病的医疗质量、改善患者结局等方面发挥重要作用。XR 技术是将 AR、VR、MR 等核心技术深度融合，通过计算机技术和可穿戴设备创造出的真实与虚拟组合的、可人机交互的环境。XR 技术具有情境感知、感觉代入、直观交互及编辑现实的四个特性，可应用在创伤后应激综合症、恐高、飞行恐惧症等心理疾病的延长暴露疗法中。2022 年，Lindner 等人讨论并计划开展基础与临床研究以探讨传统认知行为疗法（cognitive behavioral therapeutic techniques，CBT）融入 VR 体验，包括

心理教育、行为激活、认知重建和社交技能培训对抑郁症的干预效果。2021 年 4 月，厦门大学附属翔安医院胸外科联合国家临床教学培训示范中心和厦大校友技术团队利用三维重建 AI+XR 技术成功完成一例肺部结节切除手术。传统的远程医疗技术更多的是建立在高速网络的基础上进行数字、图像及语言的综合双向传输技术手段，包括远程医疗会诊、远程医疗教育及建立多媒体医疗远程咨询系统等。XR 技术则是介入临床手术的真实医疗情境之中，参与术前讨论、术中操作指导及术后康复指导等，甚至支持多端医疗团队，实时生成目标患者的数字孪生形象，通过直观的医疗操作共同开展手术。中国人民解放军总医院泌尿外科张旭教授团队，将 XR 技术与机器人微创手术技术相结合，在海南三亚成功完成一例混合现实远程协作机器人手术，实现优质医疗资源的合理分配。BCI 是指在大脑与外部环境之间，建立一种全新的、不依赖于外周神经和肌肉的交流与控制通道，从而实现大脑与外部设备的直接交互；常见的外部设备或机器包括深部脑刺激（deep brain stimulation, DBS）、经颅磁刺激（TMS）、经颅直流 / 交流电刺激（tDCS/tACS）、颅超声刺激（TUS）等。BCI 是脑科学和类脑智能研究的重要方向，已上升为国家的科技战略重点或力推的核心科技发展领域。中国医学科学院陈小刚博士及其合作团队，在传统评估认知功能方法 – 数字符号替代测验的基础上，借助博睿康研发的无线数字脑电采集系统，成功开发出了基于 BCI 技术的认知功能测试方案，实现了在无须主试人员全程介入的情况下，受试者即可自主完成认知功能测试，且平均准确率达 96.17%。BCI 技术爆发迅猛阶段呈现两大发展趋势：第一，以非侵入式 BCI 为主，侵入式 BCI 进展较快；第二，以医学领域应用为主，非医领域应用发展迅猛。2020 年 8 月，Neuralink 公司马斯克通过直播展示了利用 Neuralink-BCI 技术实现四只已经植入脑机芯片的小猪，通过脑电路图可以清楚地看到猪脑的活动轨迹；在 2021 年华尔街日报 CEO 理事会论坛上，他表示将会首次使用 "BCI" Neuralink 装置，帮助痴呆患者找回记忆。

由此可见，基于人工智能、XR 与脑机接口的元宇宙在 AD 的诊断、治疗与康复中具有巨大潜力。想象一下，照料者正饱受 AD 的照料苦恼，无法线下就诊；元宇宙即可实现他线上提供患者医疗记录，算法匹配相关医生，医生基于 AI 技术选取合适的人口健康数据，生成潜在的判读结果，进一步选择对该患者个人而言最合适、性价比最高的治疗方案；此外还可以通过 XR 技术实现情境的高度模拟，指导并随访患者治疗，这极大地节约了时间和费用成本，实现资源的合理分配。Franzmeier 等建立了多生物标志物机器学习模型（脑脊液、结构磁共振、Aβ-PET、FDG-PET）并独立验证其对散发性前驱期 AD 患者认知功能下降的预测能力，且可以大幅减少 AD 临床试验所需的样本量。2021 年 12 月，JAMA 子刊发表的一项研究开发了一种基于机器学习算法的临床决策辅助工具，该工具可以发现检查数据的潜藏模式、分析出记忆门诊中未来 2 年罹患痴呆的高风险人群、有助于降低痴呆的临床误诊率。系统性综述表明，MCI 和痴呆患者使用 VR 和 ER 可以提供认知刺激和提高幸福感，进而改善患者生活质量。VR 技术可以通过创建虚拟环境刺激患者的大脑来改善认知、运动和语言等功能并根据个人表现提供短期反馈。虚之实公司开发认知功能康复系统，利用 VR 沉浸式功能结合 AI 技术，在 2020 年底功获得了 NMPA 认证，是目前国内唯一获 NMPA 批准的 VR 相关精神心理康复训练系统。由此可见，基于多种尖端技术融合的元宇宙强调沉浸式、多维度感官体验，参与其中会获得正向而积极的心理体验，促使患者反复进行同样的活动而不知疲倦，进而实现有限的空间内无负担康复、锻炼的效果，且减少医疗保健成本。

随着数字技术的发展，从模拟到拟真的迁徙完成后，元宇宙会参照真实世界完善出一套适应自身特色的经济和社会体系；每个人类个体在元宇宙里有个"数字化身"，既保留你所有的性格、思维方式、行为习惯，记忆等特质，又是永恒不灭的，这将更有利于讨论和研究人类疾病发展。而且，无论技术发展到什么程度，无论真实和虚幻怎样互相影响、互相置换，人类永远拥有着机器永远无法理解也无法超越的情绪情感，这是我们应对一切技术变化的生命原力，也是人类生命本初的能量。而在这之前，如何不断提升认知障碍的多维度训练，以及解决中重度 AD 患者的就诊问题，形成专病的元宇宙值得进一步探索。

3. 特医食品和营养配方在 AD 中的应用

肠道菌群生态平衡可促进最佳营养物质吸收和利用，同时最佳营养状况也可以调节肠道菌群的成分和多样性，减少疾病可能。国际益生菌和益生元科学协会共识称，一定数量的对机体 / 宿主健康产生有益影响的活性肠道微生物称为益生菌；通过选择性刺激有益菌的生长与活性而对宿主产生有益影响的无活性营养物质则称为益生元，包括给予的益生菌菌株和定植微生物。动物实验提示，以益生菌（ProBiotic-4）为靶点的肠道菌群可能通过抑制 TLR4 和 RIG-I 介导的 NF-κB 信号通路与炎症反应，对"肠道菌群 – 肠 – 脑"轴功能紊乱和衰老相关认知障碍存在潜在治疗价值。口服短双歧杆菌 A1 株不仅可以逆转 AD 小鼠模型交替行为受损、缩短被动回避实验潜伏期，还可以抑制 Aβ 诱导的海马炎症和免疫反应基因的表达，提示益生菌或益生元（如乳酸菌和双歧杆菌）可能通过抑制神经炎症预防 AD 认知功能损害。随机临床试验表明，健康女性摄入益生菌发酵乳制品会影响控制情绪和感觉的大脑区域活性；给予 AD 患者益生菌乳 200ml/d，12 周后可以明显提高 MMSE 评分和胰岛素敏感性，但对氧化应激和炎症相关生物标志物和脂质水平没有显著影响。在美国，已有多种益生菌制剂（如 Vivomixx®、Visbiome®、DeSimone Formulation® 等）被视作膳食补充或医疗食品，提示其潜在营养价值；但益生菌和 / 或益生元能否预防 AD 发生发展以及改善临床症状仍缺乏实质性研究证据。

补充或限制单一营养素对 AD 疾病进展以及症状改善缺乏有效性证据，而高度依从 MeDi 和 MIND 整体膳食模式可以降低 AD 患病风险并延缓认知功能下降，这强调了营养物质之间及其与食物间的协同作用在改善认知功能中的重要性。除正常食物以外，经口摄入 FSMP 以补充日常饮食和能量的不足，在医学上称为 ONS。它是一种口味多样、剂型不一的富含宏量营养素（蛋白质、碳水化合物、脂肪酸）和微量营养素（维生素、矿物质）的复合营养产品，按照"3+3"模式实施，即在三顿正餐后加服的 FSMP。ONS 在饮食基础上提供额外的营养和能量供给，当额外能量供给达到 400 ~ 600kcal/d 时，有助于改善机体营养状况。随机对照试验表明，ONS 比单纯的饮食建议更有效地改善疗养院中营养不良居民的生活质量和营养摄入，提示了营养补充的整体改善作用。20 世纪 70 年代以来，商品化的 FSMP 逐渐应用于临床，其中研究证据最充分的是 Souvenaid。

Souvenaid 是一种基于 MeDi 饮食模式，含有神经细胞膜和突触形成与功能所必需的前体和辅助因子（长链 ω-3 脂肪酸、尿苷、胆碱、B 族维生素、维生素 C、维生素 E 和硒）的日一次复合饮品。相关临床试验经过近 10 年的不断更新：2010 和 2012 年分别发表的随机对照试验显示，补充 Souvenaid12 周和 24 周均可以提高未用药轻度 AD 患者的记忆功能（尤其是延迟言语回忆），且耐受性良好；脑电图结果提示 Souvenaid 对大脑功能连接有影响，支持改变突触活性的基本假设。2013 年，随机双盲对照试验表明，在 24 周内补充 Souvenaid 并不能减缓轻至中度 AD 患者的认知功能下降，但其与抗痴呆药物联合应用无药物 – 营养不良反应，提示 Souvenaid 改善认知的益处可能主要体现在 AD 早期阶段，而非中晚期。2017 年，The Lancet Neurology 发表的历时 24 个月的多中心随机对照试验表明，临床前期 AD 患者使用 Souvenaid 两年后认知功能下降减少 45%，MRI 显示海马体萎缩减少 26%，但神经心理测验无显著改善；将营养干预时间延长至 36 个月，2020 公布的临床研究成果显示，补充 Souvenaid 不仅明显延缓了认知功能下降和脑萎缩，神经心理测验评分也明显改善，提示长期补充 Souvenaid 可能获益更大。ESPEN 对癌症相关营养不良提出的建议中强调，长期甚至终身营养有助于改善患者整体状况甚至延长生存时间。营养补充需要持续一段时间才能体现出治疗效果，持续时间因人而异，但至少 1 个月以确定总摄入量能否满足日常机体需求，这些证据都强调了长期、持续营养补充的重要性。最新一项真实世界研究表明，与 ChEIs 单药或无药物治疗相比，Souvenaid 联合 ChEIs 以及 Souvenaid 单独应用于轻度 AD 患者明显改善 CDR 评分，且联合应用疗效更佳，进一步提示营养补充与抗痴呆药物的潜在协同作用。结合现有研究证据，最新专家共识提出，对于早期 AD 和因 AD 病理（临床前期 AD）诊断为 MCI 的患者应考虑选择

Souvenaid，暂不推荐中晚期 AD 患者使用以改善认知功能。

　　生酮饮食是一种高脂肪、低碳水化合物的饮食模式，具有类似禁食的效果，触发机体从葡萄糖代谢系统性转变为脂肪酸代谢；产生的酮体不仅对衰老细胞有神经保护作用，还可以增强线粒体功能、并减少炎性和凋亡介质的表达。因此，生酮饮食作为改善 AD 相关认知功能的潜在治疗方式逐渐引起关注。前瞻性随机试验表明，AC-1202（口服生酮化合物）可以通过升高 AD 患者的血清酮体水平来改善其 45 和 90 天的 ADAS-Cog 评分，尤其是对 APOE-ε4 基因阴性的受试者。给予 20 名轻至中度 AD 患者以中链甘油三酯（medium-chain triglyceride, MCT）为基础的生酮饮食配方（Ketonformula®）12 周后，患者的词语记忆和处理速度明显改善；但另一项前瞻性开放试验显示，补充 Axona（含 MCT 的 FSMP）3 个月，轻至中度 AD 患者的认知功能并未改善。AD 患者补充酮单酯（口服强效生酮剂）20 个月，其认知功能、日常生活活动、心境与情绪以及自我照顾等方面均有明显改善，且耐受性良好。最新两项随机对照试验表明，MCI 患者补充含 MCT 的生酮饮品 6 个月后，情景记忆、语言、执行功能和处理速度等认知功能明显改善，至少部分是通过增加血酮水平起作用。总体而言，生酮饮食 / 饮品在改善 AD 患者的认知功能的有效性证据局限在个案研究和小型试点研究，采用的 FSMP 配方和摄入剂量与频率不十分一致，使得酮症的程度和持续时间具有较大异质性。未来研究需要更规范研究设计和纳入患者类型。

　　4. 声光电磁刺激与功能神经调控

　　众所周知，听力下降是痴呆的重要危险因素之一；2021 年 9 月，南丹麦大学 Manuella 等人在 BMJ 发表全国性队列研究发现，道路交通噪声和铁路噪声都与 AD 风险升高有关。2016 年，蔡立慧团队在 Nature 首次报道，非侵入性的 40Hz 光闪烁机制可降低无症状小鼠视觉皮层中的 $A\beta_{1-40}$ 和 $A\beta_{1-42}$ 水平，并减轻衰老的 5XFAD 小鼠淀粉样蛋白沉积，该研究揭示了 γ 节律在招募神经元和神经胶质反应以减轻 AD 相关病理学方面先前未被重视的功能。经过进一步探索，蔡立慧团队于 2019 年在 Cell 发表了他们的突破性研究进展，通过频率为 40Hz 的"光 + 声音"联合刺激，可显著减少小鼠大脑皮层，包括内侧前额叶皮质的淀粉样斑块数量，并改善认知功能。基于上述重大无创性研究成果，蔡立慧教授等人共同创立了 Cognito Therapeutics 公司，致力于率先使用这种非侵入性 AD 疗法进行临床试验，以实现该疗法对 AD 患者的有效性及安全性。2021 年，第 15 届 AD 和 PD 国际大会上，Cognito Therapeutics 公司宣布该声光刺激数字疗法在 II 期临床试验中获得了积极结果，显著改善了 AD 患者的记忆、认知和日常功能，并减少了轻度至中度 AD 患者的大脑萎缩和脑容量损失。期待这款数字疗法获得美国 FDA 授予的突破性医疗器械认定，并进行更大规模的关键性临床试验以证明其有效性和安全性。越来越多的研究证据支持 MCI 和 AD 中静息状态脑电图（resting-state electroencephalography, rsEEG）提示神经振荡的存在，可以作为一个可靠的预测因子识别 MCI 患者是否有转化为 AD 的风险，并绘制使用各种脑刺激方法后的神经变化图，从而证实了 γ 带刺激在改善 AD 相关记忆障碍和神经病理学方面的神经保护作用。一项纳入 42 名 AD 患者的随机试验结果显示，接受穹窿 DBS 的患者出现了类似倒叙的认知体验现象，这可能提供有关记忆编码和提取的神经解剖学基础和途径的信息。来自亚利桑那州的 NeuroEM Therapeutics 公司研发了一款名为 MemorEM 的治疗系统，该系统包括一个头帽和一个绑在臂上的经颅电磁治疗控制器，可针对 Aβ 对 AD 患者的大脑提供电磁治疗，该项研究的 8 名 AD 患者中，7 个人出现了认知功能下降的停顿或者逆转，成为 2020 年 FDA 公布九大突破技术之一。未来期待对大脑刺激的进一步研究将刺激记忆与纤维束造影和功能成像的结果联系起来，探索声光电磁等对改善 AD 患者认知功能的有效性和潜在机制。

5. 改良干细胞在 AD 中的研究进展

干细胞（stem cells, SC）是一种具有特殊的自我更新、增殖、分化和重新编程潜能的细胞，在一定条件下，可以分化为全能干细胞、多能干细胞和单能干细胞等多种类型细胞。间充质干细胞作为一种多能干细胞，多位于骨髓、脐带、肌肉等组织中，因其来源广泛、可及性、易操纵性和多能性等特征成为研究最广的干细胞类型。目前，在美国国立卫生研究院的最大临床试验注册库 clinicaltrials。gov 网站上注册的有关干细胞治疗 AD 的临床研究项目多达 30 余项。2008 年，周礼、陆正齐团队在《中华医学会第十八次全国神经病学》发表论文显示，对 12 例 AD 患者给予间充质干细胞治疗并观察 36 周发现，显效 10 例，有效 2 例，无效 0 例，总有效率为 100%。动物研究结果表明，间充质干细胞来源的外泌体可以刺激室下区的神经发生，减轻 $A\beta_{1-42}$ 诱导的认知障碍。另一项小鼠模型研究显示，临床级人脐带间充质干细胞（hUC-MSCs）分泌核心功能因子—肝细胞生长因子（HGF）在 hUC-MSC 调节受损神经细胞的恢复过程中起着关键作用，通过下调高磷酸化 tau 和促进 AD 细胞模型中的突触可塑性，改善 SAMP8AD 小鼠模型认知功能。2018 年，由韩国生物技术公司 NatureCell 及 Rbio 共同经营的生物之星干细胞研究所宣布，治疗 AD 的干细胞药物 AstroStem 获批在日本福冈三一诊所（TrinityClinic Fukuoka）商业化使用，该诊所自 2018 年 4 月 12 日起可开始使用干细胞药物治疗 AD。然而，干细胞治疗 AD 仍然存在一些问题有待解决，比如细胞来源、细胞代次、处理方法、给药剂量、给药途径以及临床方案等都有可能不同，从而导致疗效不同、机制不同以及安全风险也不同，而这些都没有明确的证据回答。因此，干细胞在 AD 领域的治疗价值值得进一步探索。

五、总结

数字、智能时代的到来，精准医疗作为医学的重要发展方向备受关注。我国作为人口老龄化大国，AD 属于我国重大慢病之一，目前仍存在认识率低、管理不规范、多研究方向亟待探索等问题。因此，多领域专家应积极应对"健康中国"战略需求，在国务院发展研究中心社会发展研究部、国家发改委和国家卫健委等多个部委和机构的引领与支持下，重心下沉，向基础研究领域的前沿技术扎根、利用多组学技术探索AD 的发病机制与病因；战线前移，以 AD 连续性病理过程为基础向"四级预防"策略延伸，积极推动医学转化，强化医工结合，鼓励具有前景的技术与企业化发展，构建以"AD 患者为中心"，多领域协作的 AD 精准防诊治策略，以维持全民脑健康、健康老龄化。

参考文献

［1］2020 Alzheimer's disease facts and figures[published online ahead of print, 2020 Mar10]. AlzheimersDement, 2020.

［2］ADI. Alzheimer's Disease International. World Alzheimer Report 2018: the state of the art of dementia research: new frontiers. 2018.

［3］Alzheimer Europe Reports[EB/OL]. https://www.alzheimer-europe.org/Publications/Alzheimer-Europe-Reports.

［4］Alzheimer's Research UK backs call for worldwide action plans to tackle dementia[EB/OL]. https://www.news-medical.net/.

［5］Angela M Crist, Kelly M Hinkle, Xue Wang, et al. Transcriptomic analysis to identify genes associated with selective hippocampal vulnerability in Alzheimer's disease[J]. Nat Commun, 2021, 12(1):2311.

［6］Anthony J Martorell, Abigail L Paulson, Ho-Jun Suk, et al. Multi-sensory Gamma Stimulation Ameliorates Alzheimer's-Associated Pathology and Improves Cognition[J]. Cell, 2019, 177(2):256-271.e22.

［7］Arends J, Baracos V, Bertz H, et al. ESPEN expert group recommendations for action against cancer-related malnutrition[J]. Clin Nutr, 2017, 36(5):1187-1196.

［8］AtriA. Current and future treatments in alzheimer's disease[J]. Semin Neurol, 2019, 39(2):227-240.

［9］Baiu I, Spain DA. Parenteral Nutrition[J]. JAMA, 2019, 321(21):2142.

［10］Baldassarre ME, Di Mauro A, Tafuri S, et al. Effectiveness and Safety of a Probiotic-Mixture for the Treatment of Infantile Colic: A Double-Blind, Randomized, Placebo-Controlled Clinical Trial with Fecal Real-Time PCR and NMR-Based Metabolomics Analysis[J]. Nutrients, 2018, 10(2):195.

［11］Bessey LJ, Walaszek A. Management of Behavioral and Psychological Symptoms of Dementia[J]. Curr Psychiatry Rep, 2019, 21(8):66.

［12］Bing Bai, Xusheng Wang, Yuxin Li, et al. Deep Multilayer Brain Proteomics Identifies Molecular Networks in Alzheimer's Disease Progression[J]. Neuron, 2020, 105(6):975-991.e7.

［13］Blasko I, Jellinger K, Kemmler G, et al. Conversion from cognitive health to mild cognitive impairment and Alzheimer's disease: prediction by plasma amyloid be-ta42, medial temporal lobe atrophy and homocysteine[J]. Neurobiol Aging, 2008, 29(1): 1-11.

［14］ Brooke J, Ojo O. Enteral Nutrition in Dementia: A Systematic Review[J]. Nutrients, 2015, 7(4):2456-68.

［15］ Brookmeyer R, Abdalla N, Kawas CH, et al. Forecasting the prevalence of preclinical and clinical Alzheimer's disease in the United States[J].Alzheimers Dement, 2018, 14(2): 121-129.

［16］ Bruno Dubois, Howard H Feldman, Claudia Jacova, et al. Advancing research diagnostic criteria for Alzheimer's disease: the IWG-2 criteria[J]. Lancet Neurol, 2014, 13(6):614-29.

［17］ Bruno Dubois, Howard H Feldman, Claudia Jacova, et al. Research criteria for the diagnosis of Alzheimer's disease: revising the NINCDS-ADRDA criteria[J]. Lancet Neurol, 2007, 6(8):734-46.

［18］ Cantuaria ML, Waldorff FB, Wermuth L, et al. Residential exposure to transportation noise in Denmark and incidence of dementia: national cohort study[J].BMJ, 2021, 374:n1954.

［19］ Carone M, Asgharian M, Jewell NP. Estimating the lifetime risk of dementia in the Canadian elderly population using cross-sectional cohort survival data[J]. J Am Stat Assoc, 2014, 109: 24-35.

［20］ Charlotte James, Janice M Ranson, Richard Everson, et al. Performance of Machine Learning Algorithms for Predicting Progression to Dementia in Memory Clinic Patients[J]. JAMA Netw Open, 2021, 4(12).

［21］ Chen WT, Lu A, Craessaerts K, et al. Spatial Transcriptomics and In Situ Sequencing to Study Alzheimer's Disease[J]. Cell. 2020, 182(4):976-991.e19.

［22］ Clifford R Jack Jr, David A Bennett, Kaj Blennow, et al. NIA-AA Research Framework: Toward a biological definition of Alzheimer's disease[J]. Alzheimers Dement, 2018, 14(4):535-562.

［23］ Crous-Bou M, Minguillón C, Gramunt N, et al. Alzheimer's disease prevention: from risk factors to early intervention[J]. Alzheimers Res Ther. 2017, 9(1):71.

［24］ Cummings J, Passmore P, McGuinness B, et al. Souvenaid in the management of mild cognitive impairment: an expert consensus opinion[J]. Alzheimers Res Ther, 2019, 11(1):73.

［25］ Davis DG, et al. Alzheimer neuropathologic alterations in aged cognitively normal subjects[J]. J Neuropathol Exp Neurol, 1999; 58(4):376-88.

［26］ Draft global action plan on the public health response to dementia Report by the Director-General[EB/OL].https: //apps.who.int/.

［27］ E Akbari, Z Asemi, R Daneshvar Kakhaki, et al. Effect of probiotic supplementation on cognitive function and metabolic status in Alzheimer's disease: a randomized double-blind and controlled trial[J]. Front Aging Neurosci, 2016, 8, 256.

［28］ Edwin E Reza-Zaldivar, Mercedes A Hernández-Sapiéns, Yanet K Gutiérrez-Mercado, et al. Mesenchymal stem cell-derived exosomes promote neurogenesis and cognitive function recovery in a mouse model of Alzheimer's disease[J]. Neural Regen Res, 2019, 14(9):1626-1634.

［29］ Emrin Horgusluoglu, Ryan Neff, Won-Min Song, et al. Integrative metabolomics-genomics approach reveals key metabolic pathways and regulators of Alzheimer's disease[J]. Alzheimers Dement, 2021.

［30］ Endo/lysosome-escapable Delivery Depot for Improving BBB Transcytosis and Neuron Targeted Therapy of Alzheimer's Disease

［31］ Eric McDade, Guoqiao Wang, Brian A Gordon, et al. Longitudinal cognitive and biomarker changes in dominantly inherited Alzheimer disease[J]. Neurology, 2018, 91(14):e1295-e1306.

［32］ Eric McDade, Guoqiao Wang, Brian A Gordon, et al. Longitudinal cognitive and biomarker changes in dominantly inherited Alzheimer disease[J]. Neurology, 2018, 91(14):e1295-e1306.

［33］ Erik C B Johnson, Eric B Dammer, Duc M Duong, et al. Large-scale proteomic analysis of

Alzheimer's disease brain and cerebrospinal fluid reveals early changes in energy metabolism associated with microglia and astrocyte activation[J]. Nat Med, 2020, 26(5):769-780.

［34］ Farias ST, Mungas D, Reed BR, et al. The measurement of everyday cognition (ECog): scale development and psychometric properties [J]. Neuropsychology, 2008, 22(4): 531-544.

［35］ Feldman H, Gauthier S, Hecker J, et al. Efficacy and safety of donepezil in patients with more severe Alzheimer's disease:a sub group analysis from a randomized placebo controlled trial[J]. Int J Geriatr Psy chiatry, 2005, 20(6):559-569.

［36］ Feng Zhang, Ru-Jia Zhong, Cheng Cheng, et al. New therapeutics beyond amyloid-β and tau for the treatment of Alzheimer's disease[J]. Acta Pharmacol Sin, 2021, 42(9):1382-1389.

［37］ Fernandez-Jimenez R, Jaslow R, Bansilal S, et al. Child health promotion in underserved communities: the FAMILIA trial[J]. J Am Coll Cardiol, 2019, 73:2011, 2021.

［38］ Fortier M, Castellano CA, Croteau E, et al. A ketogenic drink improves brain energy and some measures of cognition in mild cognitive impairment [J]. Alzheimers Dement, 2019, 15(5):625-634.

［39］ Fortier M, Castellano CA, St-Pierre V, et al. A ketogenic drink improves cognition in mild cognitive impairment: Results of a 6-month RCT[J]. Alzheimers Dement, 2021, 17(3):543-552.

［40］ Fukumoto H, Tennis M, Locascio JJ, et al. Age but not diagnosis is the main predictor of plasma amyloid beta-protein levels[J]. Arch Neurol, 2003, 60(7): 958-964.

［41］ GBD 2016 Dementia Collaborators. Global, regional, and national burden of Alzheimer's disease and other dementias, 1990-2016: a systematic analysis for the Global Burden of Disease Study 2016[J]. Lancet Neurol, 2019, 18(1):88-106.

［42］ Gibson GR, Hutkins R, Sanders ME, et al. The International Scientific Association for Probiotics and Prebiotics (ISAPP) consensus statement on the definition and scope of prebiotics[J]. Nat Rev Gastroenterol Hepatol, 2017, 14(8):491-502.

［43］ Gifford KA, Liu D, Romano R 3rd, et al. Development of a subjective cognitive decline questionnaire using item response theory: a pilot study [J]. Alzheimers Dement (Amst), 2015, 1(4): 429-439.

［44］ Gil D Rabinovici. Controversy and Progress in Alzheimer's Disease - FDA Approval of Aducanumab[J]. N Engl J Med, 2021, 385(9):771-774.

［45］ Goldberg LS, Altman KW. The role of gastrostomy tube placement in advanced dementia with dysphagia: a critical review[J]. Clin Interv Aging, 2014, 9:1733-1739.

［46］ Good P, Richard R, Syrmis W, et al. Medically assisted nutrition for adult palliative care patients[J]. Cochrane Database Syst Rev, 2014, 2014(4):CD006274.

［47］ Gorelick PB, Furie KL, Iadecola C, et al. American Heart Association/American Stroke Association. Defining optimal brain health in adults: a presidential advisory from the American Heart Association/ American Stroke Association[J]. Stroke, 2017, 48:e284- 303.

［48］ Guerin O, Andrieu S, Schneider SM, et al. Characteristics of Alzheimer's disease patients with a rapid weight loss during a six-year follow-up[J]. Clin Nutr, 2009, 28:141e6.

［49］ H Niu, I Álvarez-Álvarez, F Guillén-Grima, et al. Prevalence and incidence of Alzheimer's disease in Europe: a meta-analysis[J]. Neurologia, 2017, 32(8):523-532.

［50］ Hampel H, Nisticò R, Seyfried NT, et al. Omics sciences for systems biology in Alzheimer's disease: State-of-the-art of the evidence[J]. Ageing Res Rev, 2021, 69:101346.

［51］ Hannah F Iaccarino, Annabelle C Singer, Anthony J Martorell, et al. Gamma frequency entrainment attenuates amyloid load and modifies microglia[J]. Nature, 2016, 540(7632):230-235.

［52］ Hansson O, Zetterberg H, Vanmechelen E, et al. Evaluation of plasma Abeta(40)and Abeta(42) as predictors of conversion to Alzheimer's disease in patients with mild cognitive impairment[J].

Neurobiol Aging, 2010, 31(3): 357-367.

［53］HAYS C C．ZLATAR Z Z, CAMPBEL L L, et a1．Subjective cognitive decline modifies the reIationship between cerebral blood flow and memory function in cognitively normal older adults[J]．J Int Neuropsychol soc, 2018, 24(3):213-223．

［54］Henderson ST, Vogel JL, Barr LJ, et al. Study of the ketogenic agent AC-1202 in mild to moderate Alzheimer's disease: A randomized, double-blind, placebo-controlled, multicenter trial[J]. Nutr Metab, 2009, 6, 31.

［55］Hill C, Guarner F, Reid G, et al. The International Scientific Association for Probiotics and Prebiotics consensus statement on the scope and appropriate use of the term probiotic[J]. Nat Rev Gastroenterol Hepatol, 2014, 11(8):506-14.

［56］Hou K, Zhao J, Wang H, et al. Chiral goldnanoparticles enantioselectively rescue memory deficits in a mouse model ofAlzheimer's disease[J].Nat Commun, 2020, 11(1):4790.

［57］Huang Y, Wang Y, Wang H, et al. Prevalence of mental disorders in China: across-sectional epidemiological study[J].Lancet Psychiatry, 2019, 6(3): 211-224.

［58］Hubbard GP, Elia M, Holdoway A, et al. A systematic review of compliance to oral nutritional supplements[J]. Clin Nutr, 2012, 31(3):293-312.

［59］Hurt CS, Burns A, Brown RG, et al. Perceptions of subjective memory complaint in older adults: the Illness Perception Questionnaire-Memory (IPQ-M) [J]. Int Psychogeriatr, 2010, 22(5): 750-760.

［60］Hypothetical model of dynamic biomarkers of the Alzheimer's pathological cascade.

［61］Isaacson RS, Ganzer CA, Hristov H, et al. The clinical practice of risk reduction for Alzheimer's disease: A precision medicine approach[J]..Alzheimers Dement, 2018, 14(12): 1663-1673.

［62］Italy-National Dementia Strategy 2014[EB/OL]. https://www.alz.co.uk/dementia-plans.

［63］Izquierdo Delgado E, Gutiérrez Ríos R, Andrés Calvo M, et al. Nutritional status assessment in Alzheimer disease and its influence on disease progression[J]. Neurologia, 2020, S0213-4853(19)30148-3.

［64］Jack CR Jr, Bennett DA, Blennow K, et al. NIA-AA Research Framework: Toward a biological definition of Alzheimer's disease. Alzheimers Dement[J]. 2018, 14(4):535-562.

［65］Jackson A Roberts, Vijay R Varma, Yang An, et al. A brain proteomic signature of incipient Alzheimer's disease in young APOE ε4 carriers identifies novel drug targets[J]. Sci Adv, 2021, 7(46):eabi8178.

［66］Japan-Orange Plan 2015[EB/OL]. https://www.alz.co.uk/dementia-plans.

［67］Jeyaraj D Pandian, Seana L Gall, Mahesh P Kate, et al. Prevention of stroke: a global perspective[J]. Lancet, 2018, 392(10154):1269-1278.

［68］Jia J, Wei C, Chen S, et al. The cost of Alzheimer′s disease in China and re-estimation of costs worldwide[J]. Alzheimers Dement, 2018, 14(4):483-491.

［69］Jia L, Du Y, Chu L, et al. Prevalence, risk factors, and management of dementia and mild cognitive impairment in adults aged 60 years or older in China: a cross-sectional study[J]. Lancet Public Health, 2020, 5(12): e661-e671.

［70］Jia L, Quan M, Fu Y, et al.. Dementia in China: epidemiology, clinical management, and research advances[J].. Lancet Neurol, 2020, 19:81-92.

［71］Jiong Shi, Marwan N Sabbagh, Bruno Vellas. Alzheimer's disease beyond amyloid: strategies for future therapeutic interventions[J]. BMJ, 2020, 371:m3684.

［72］JunfangX, JianW, AndersW, etal. The economic burden of dementia in China, 1990-2030: implications for health policy [J].Bulletin of the World Health Organization, 2017, 95(1): 18-26.

［73］K Tillisch, J Labus, L Kilpatrick, et al. Consumption of fermented milk product with probiotic

心脑血管疾病、阿尔茨海默病、儿童
先心病、传染性疾病精准防诊治

modulates brain activity[J]. Gastroenterology, 2013, 144:1394-1401.

［74］Kales HC, Gitlin LN, Lyketsos CG. Assessment and management of behavioral and psychological symptoms of dementia[J]. BMJ, 2015, 350:h369.

［75］Keith C Ferdinand. Primordial Prevention of Cardiovascular Disease in Childhood The Time Is Now[J]. J Am Coll Cardiol, 2019, 73(16):2022-2024.

［76］Kishi T, Matsuna g a S, Iwata N. The effects of memantine on behavioral disturbancesin p atients with Alzheimer's disease: a Meta-analysis [J]. Neuro psychiatric Dis Treat, 2017, 13: 1909-1928.

［77］Ko Y, Chye SM. Lifestyle intervention to prevent Alzheimer's disease[J]. Rev Neurosci, 2020.

［78］Krikorian R, Shidler MD, Dangelo K, et al. Dietary ketosis enhances memory in mild cognitive impairment[J]. Neurobiol Aging, 2012, 33, 425.e19-425.e27.

［79］Landau SM, Mintun MA, Joshi AD, et al. Amyloid deposition, hypometabolism, and longitudinal cognitive decline[J]. Ann Neurol, 2012, 72(4): 578-586.

［80］Large-scale plasma proteomic profiling identifies a high-performance biomarker panel for Alzheimer's disease screening and staging.

［81］Lembeck ME, Pameijer CR, Westcott AM. The Role of Intravenous Fluids and Enteral or Parenteral Nutrition in Patients with Life-limiting Illness[J]. Med Clin North Am, 2016, 100(5):1131-1141.

［82］Lewczuk P, Kornhuber J, Vanmechelen E, et al. Amyloid beta peptides in plasma in early diagnosis of Alzheimer's disease: A multicenter study with multiplexing[J]. Exp Neurol, 2010, 223(2): 366-370.

［83］Li XY, Tang ZC, Sun Y, et al. White matter degeneration in subjective cognitive decline: a diffusion tensor imaging study [J]. Oncotarget, 2016, 7(34): 54405-54414.

［84］Ling Gong, Xing Zhang, Kezhen Ge, et al. Carbon nitride-based nanocaptor: An intelligent nanosystem with metal ions chelating effect for enhanced magnetic targeting phototherapy of Alzheimer's disease[J]. Biomaterials, 2021, 267:120483.

［85］Livingston G, Huntley J, Sommerlad A, et al. Dementia prevention, intervention, and care: 2020 report of the Lancet Commission[J]. Lancet, 2020, 396(10248):413-446.

［86］Livingston G, Sommerlad A, Orgeta V, et al. Dementia prevention, intervention, and care[J]. Lancet, 2017, 390(10113):2673-2734.

［87］Lopez OL, Kuller LH, Mehta PD, et al. Plasma amyloid levels and the risk of AD in normal subjects in the Cardiovascular Health Study[J]. Neurology, 2008, 70(19): 1664-1671.

［88］M Arantxa Colchero, Barry M Popkin, Juan A Rivera, et al. Beverage purchases from stores in Mexico under the excise tax on sugar sweetened beverages: observational study[J]. BMJ, 2016, 352: h6704.

［89］Mª Carmen Espinosa-Val, Alberto Martín-Martínez, Mercè Graupera, et al. Prevalence, Risk Factors, and Complications of Oropharyngeal Dysphagia in Older Patients with Dementia[J]. Nutrients, 2020, 12(3):863.

［90］Mariana I Muñoz-García, Miguel A Martínez-González, José M Martín-Moreno, et al. Sugar-sweetened and artificially-sweetened beverages and changes in cognitive function in the SUN project[J]. Nutr Neurosci, 2020, 23(12):946-954.

［91］Marta Crous-Bou, Carolina Minguillón, Nina Gramunt, et al. Alzheimer's disease prevention: from risk factors to early intervention[J]. Alzheimers Res Ther, 2017, 9(1):71.

［92］Matsunaga S, Fujishiro H, Takechi H. Efficacy and Safety of Cholinesterase Inhibitors for Mild Cognitive Impairment: A Systematic Review and Meta-Analysis[J]. J Alzheimers Dis, 2019, 71(2):513-523.

［93］Matthew P Pase, Jayandra J Himali, Alexa S Beiser, et al. Sugar- and Artificially Sweetened

Beverages and the Risks of Incident Stroke and Dementia: A Prospective Cohort Study[J]. Stroke, 2017, 48(5):1139-1146.

［94］Mayeux R, Honig LS, Tang MX, et al. Plasma Abe-ta40 and Abeta42 and Alzheimer's disease: relation toage, mortality, and risk[J]. Neurology, 2003, 61(9): 1185-1190.

［95］McKhann G, et al. Clinical diagnosis of Alzheimer's disease: report of the NINCDS-ADRDA Work Group under the auspices of Department of Health and Human Services Task Force on Alzheimer's Disease[J].Neurology, 1984, 34(7):939-944.

［96］Mielke MM, Bandaru VVR, Haughey NJ, et al.Serum ceramides increase the risk of Alzheimer disease: the Women's Health and Aging Study Ⅱ [J]. Neurology, 79, 633-641.

［97］Mills S, Lane JA, Smith GJ, et al. Precision Nutrition and the Microbiome Part Ⅱ : Potential Opportunities and Pathways to Commercialisation. Nutrients[J]. Nutrients, 2019, 11(7):1468.

［98］Nathan M D'Cunha, Dung Nguyen, Nenad Naumovski, et al. A Mini-Review of Virtual Reality-Based Interventions to Promote Well-Being for People Living with Dementia and Mild Cognitive Impairment[J]. Gerontology, 2019, 65(4):430-440.

［99］NATIONAL ACTION PLAN FOR DEMENTIA-ALZHEIMER'S DISEASE[EB/OL]. https: // www.alz.co.uk/sites/default/files/plans/greece-national-plan-2016.pdf.

［100］National Framework for Action on Dementia 2015-2019[EB/OL]. https://www.health.gov.au/resources/publications/national-framework-for-action-on-dementia-2015-2019.

［101］National Memory Programme 2012-2020 CREATING A MEMORY FRIENDLY FINLAND[EB/OL]. http://nordicwelfare.org/wp-content/uploads/2018/02/Reports_2013_9_Memory_verkko.pdf.

［102］National Plan to Address Alzheimer's Disease: 2018Update[EB/OL]. https://aspe.hhs.gov/system/files/pdf/259581/NatPlan2018.pdf

［103］Newport MT, VanItallie TB, Kashiwaya Y, et al. A new way to produce hyperketonemia: use of ketone ester in a case of Alzheimer's disease[J]. Alzheimers Dement, 2015, 11 (1):99-103.

［104］Nicolai Franzmeier, Nikolaos Koutsouleris, Tammie Benzinger, et al. Predicting sporadic Alzheimer's disease progression via inherited Alzheimer's disease-informed machine-learning[J]. Alzheimers Dement, 2020, 16(3):501-511.

［105］Norway-Dementia Plan 2015-2020[EB/OL].https//www.regjeringen.no/contentassets/3bbec72c19a04af88fa78ffb02a203da/ dementia_-plan_2020_long.pdf.

［106］Ohnuma T, Toda A, Kimoto A, et al. Benefits of use, and tolerance of, medium-chain triglyceride medical food in the management of Japanese patients with Alzheimer's disease: A prospective, open-label pilot study[J]. Clin Interv Aging, 2016, 11, 29-36.

［107］Ota M, Matsuo J, Ishida I, et al. Effects of a medium-chain triglyceride-based ketogenic formula on cognitive function in patients with mild-to-moderate Alzheimer's disease[J]. Neurosci Lett, 2019, 690, 232-236.

［108］Parsons EL, Stratton RJ, Cawood AL, et al. Oral nutritional supplements in a randomised trial are more effective than dietary advice at improving quality of life in malnourished care home residents[J]. Clin Nutr, 2017, 36(1):134-142.

［109］Philip LindnerWilliam Hamilton, Alexander Miloff, et al. How to Treat Depression With Low-Intensity Virtual Reality Interventions: Perspectives on Translating Cognitive Behavioral Techniques Into the Virtual Reality Modality and How to Make Anti-Depressive Use of Virtual Reality-Unique Experiences[J]. Front Psychiatry, 2019, 10:792.

［110］Pluta R, Ułamek-Kozioł M, Januszewski S, et al. Gut microbiota and pro/prebiotics in Alzheimer's disease[J]. Aging (Albany NY), 2020, 12(6):5539-5550.

［111］Rami L, Mollica MA, Garcia-Sanchez C, et al. The Subjective Cognitive Decline Questionnaire

(SCD-Q): a validation study [J]. J Alzheimers Dis, 2014, 41(2): 453-466.

［112］Reger MA, Henderson ST, Hale C, et al. Effects of beta-hydroxybutyrate on cognition in memory-impaired adults[J]. Neurobiol Aging, 2004, 25, 311-314.

［113］Regional Plan of Action on Dementia[EB/OL].https: //www.alz.co.uk/sites/default/files/plans/PAHO-plan-of-action-on-dementias-in-older-persons.pdf.

［114］Rusek M, Pluta R, Ułamek-Kozioł M, et al. Ketogenic Diet in Alzheimer's Disease[J]. Int J Mol Sci, 2019, 20(16):3892.

［115］Ryu SY, Lim EY, Na S, et al. Hippocampal and entorhinal structures in subjective memory impairment: a combined MRI volumetric and DTI study [J]. Int Psychogeriatr, 2017, 29(5): 785-792.

［116］Sampson EL, Candy B, Jones L. Enteral tube feeding for older people with advanced dementia[J]. Cochrane Database Syst Rev, 2009, 2009(2):CD007209.

［117］Sanabria A, Alegret M, Rodriguez-Gomez O, et al. The Spanish version of Face-Name Associative Memory Exam (S-FNAME) performance is related to amyloid burden in Subjective Cognitive Decline [J]. Sci Rep, 2018, 8(1): 3828

［118］Santos TBND, Fonseca LC, Tedrus GMAS, et al. Alzheimer's disease: nutritional status and cognitive aspects associated with disease severity[J]. Nutr Hosp, 2018, 35(6):1298-1304.

［119］Schelke MW, Attia P, Palenchar DJ, etal. Mechanisms of Risk Reduction in the Clinical Practice of Alzheimer's Disease Prevention[J]. Front Aging Neurosci, 2018, 10: 96.

［120］Scheltens P, et al. Efficacy of a medical food in mild Alzheimer's disease: a randomized, controlled trial[J]. Alzheimers Dement, 2010, 6(1):1-10 e1.

［121］Scheltens P, et al. Efficacy of Souvenaid in mild Alzheimer's disease: results from a randomized, controlled trial[J]. J Alzheimers Dis, 2012, 31(1):225-236.

［122］Schmidt R, Hofer E, Bouwman FH, et al. EFNS-ENS/EAN Guideline on concomitant use of cholinesterase inhibitors and memantine in moderate to severe Alzheimer's disease[J]. Eur J Neurol, 2015, 22(6):889-98.

［123］Selnes P, Aarsland D, Bjornerud A, et al. Diffusion tensor imaging surpasses cerebrospinal fluid as predictor of cognitive decline and medial temporal lobe atrophy in subjective cognitive impairment and mild cognitive impairment [J]. J Alzheimers Dis, 2013, 33(3): 723-736.

［124］Shah RC, Kamphuis PJ, Leurgans S, et al. The S-Connect study: results from a randomized, controlled trial of Souvenaid in mild-to-moderate Alzheimer's disease[J]. Alzheimers Res Ther, 2013, 5(6):59.

［125］Singh B, Parsaik AK, Mielke MM, et al. Association of mediterranean diet with mild cognitive impairment and Alzheimer's disease: a systematic review and meta-analysis[J]. J Alzheimers Dis, 2014, 39(2):271-82.

［126］Slovenija-Dementia Friendly Spots[EB/OL]. https: //www.spomincica.si/Spominčica-Alzheimer.

［127］Snyder HM, Carrillo MC, Grodstein F, et al. Developing novel blood-based biomarkers for Alzheimer's disease[J]. Alzheimers Dement, 2014, 10(1): 109-114.

［128］Soininen H, Solomon A, Visser PJ, et al. 24-month intervention with a specific multinutrient in people with prodromal Alzheimer's disease (LipiDiDiet): a randomised, double-blind, controlled trial[J]. Lancet Neurol, 2017, 16(12):965-975.

［129］Soininen H, Solomon A, Visser PJ, et al. 36-month LipiDiDiet multinutrient clinical trial in prodromal Alzheimer's disease[J]. Alzheimers Dement, 2021, 17(1):29-40.

［130］Stephen Salloway, Martin Farlow, Eric McDade, et al. A trial of gantenerumab or solanezumab in dominantly inherited Alzheimer's disease[J]. Nat Med, 2021, 27(7):1187-1196.

［131］Strasser T. Reflections on cardiovascular diseases[J]. Interdiscip Sci Rev, 1978, 3:225-230.

［132］Sun Y, Dai Z, Li Y. Subjective cognitive decline: mapping functional and structural brain changes-A combined resting-state functional and structural MR imaging study [J]. 2016, 281(1): 185-192.

［133］Szablewski L. Human Gut Microbiota in Health and Alzheimer's Disease[J]. J Alzheimers Dis, 2018, 62(2):549-560.

［134］Takayama K, Hirayama K, Hirao A, et al. Survival times with and without tube feeding in patients with dementia or psychiatric diseases in Japan[J]. Psychogeriatrics, 2017, 17(6):453-459.

［135］Takenoshita S, Kondo K, Okazaki K, et al. Middle Western Japan-Dementia Study (mid-Dem study). Tube feeding decreases pneumonia rate in patients with severe dementia: comparison between pre- and post-intervention[J]. BMC Geriatr, 2017, 17(1):267.

［136］TariotPN, Farlow MR, Grossberg GT, et al. Memantine treatmentinpatients with moderate to severe Alzheimerdisease already receiving donepezil: a randomized controlledtrial[J]. JAMA, 2004, 291(3):317-324.

［137］Teunissen Charlotte E, Verberk Inge M W, Thijssen Elisabeth H, et al. Blood-based biomarkers for Alzheimer's disease: towards clinical implementation[J] .Lancet Neurol, 2021, 21(1):66-77.

［138］The Impact of Alzheimer's Disease on the Chinese Economy；Caregiver Time and Cost of Home Care for Alzheimer's Disease: A Clinic-based Observational Study in Beijing, China.

［139］The Metlife study of Alzheimer's disease: The caregiving experience[EB/OL].https: //web.archive. org.

［140］Trinh NH, Hoblyn J, Mohanty S, et al. Efficacy of cholinesterase inhibitors in the treatment of neuropsychiatric symptoms and functional impairment in Alzheimer disease: a meta-analysis[J]. JAMA, 2003, 289(2):210-216.

［141］Uma V Mahajan, Vijay R Varma, Michael E Griswold, et al. Dysregulation of multiple metabolic networks related to brain transmethylation and polyamine pathways in Alzheimer disease: A targeted metabolomic and transcriptomic study[J]. PLoS Med, 2020, 17(1):e1003012.

［142］Valech N, Sanchez-Benavides G, Tort-Merino A, et al. Associations between the subjective cognitive decline-questionnaire's scores, Gray matter volume, and amyloid-beta levels [J]. J Alzheimers Dis, 2019, 72(4): 1287-1302.

［143］Viñuela F, Barro A. Assessment of a Potential Synergistic Effect of Souvenaid® in Mild Alzheimer's Disease Patients on Treatment with Acetylcholinesterase Inhibitors: An Observational, Non-Interventional Study[J]. J Alzheimers Dis, 2021, 80(4):1377-1382.

［144］Vogel A, Salem LC, Andersen BB, et al. Differences in quantitative methods for measuring subjective cognitive decline - results from a prospective memory clinic study [J]. Int Psychogeriatr, 2016, 28(9): 1513-1520.

［145］Wang X, Sun G, Feng T, et al. Sodium oligomannate therapeutically remodels gut microbiota and suppresses gut bacterial amino acids-shaped neuroinflammation to inhibit Alzheimer's disease progression[J]. Cell Res, 2019, 29(10):787-803.

［146］WHO EMRO. Health Promotion and Disease Prevention Through Population-Based Interventions, Including Action to Address Social Determinants and Health Inequity. Public health functions. About WHO. Available online at: http://www.emro.who.int/about-who/public-health-functions/ healthpromotion-disease-prevention.html

［147］WHO. Dementia[EB/OL].https: //www.who.int/news-room/fact-sheets/detail/dementia.

［148］Wightman DP, Jansen IE, Savage JE, et al. A genome-wide association study with 1126563 individuals identifies new risk loci for Alzheimer's disease [J].Nat Genet, 2021, 53(9):1276-1282.

心脑血管疾病、阿尔茨海默病、儿童
先心病、传染性疾病精准防诊治

［149］William S Weintraub, Stephen R Daniels, Lora E Burke, et al. Value of Primordial and Primary Prevention for Cardiovascular Disease. A Policy Statement From the American Heart Association 2011[J]. Circulation, 2011, 124(8):967, 990.

［150］Wissam Deeb, Bryan Salvato, Leonardo Almeida, et al. Fornix-Region Deep Brain Stimulation-Induced Memory Flashbacks in Alzheimer's Disease[J]. N Engl J Med, 2019, 381(8):783-785.

［151］Wojciech Michno, Katie M Stringer, Thomas Enzlein, et al. Following spatial Aβ aggregation dynamics in evolving Alzheimer's disease pathology by imaging stable isotope labeling kinetics[J]. Sci Adv, 2021, 7(25):eabg4855.

［152］Wood, PL, Barnette, BL, Kaye, JA, , et al.Non-targeted lipidomics of CSF and frontal cortex grey and white matter in control, mild cognitive impairment, and Alzheimer's disease subjects[J]. Acta Neuropsychiatr, 27, 270-278.

［153］Xia X, Jiang Q, McDermott J, et al. Aging and Alzheimer's disease: comparison and associations from molecular to system level[J]. Aging Cell, 2018, 17: e12802.

［154］Xiao S, Chan P, Wang T, et al. A 36-week multicenter, randomized, double-blind, placebo-controlled, parallel-group, phase 3 clinical trial of sodium oligomannate for mild-to-moderate Alzheimer's dementia[J]. Alzheimers Res Ther, 2021, 13(1):62.

［155］Xiaogang Chen, Xiaoshan Huang, Yijun Wang, et al. Validation of a brain-computer interface version of the digit symbol substitution test in healthy subjects[J]. IEEE Transactions on Neural Systems and Rehabilitation Engineering, 2020, 28(12): 3140-3147.

［156］Yali Jia, Ning Cao, Jinglei Zhai, et al. HGF Mediates Clinical-Grade Human Umbilical Cord-Derived Mesenchymal Stem Cells Improved Functional Recovery in a Senescence-Accelerated Mouse Model of Alzheimer's Disease[J]. Adv Sci (Weinh), 2020, 7(17):1903809.

［157］Yang X, Yu D, Xue L, et al. Probiotics modulate the microbiota-gut-brain axis and improve memory deficits in aged SAMP8 mice[J]. Acta Pharm Sin B, 2020, 10(3):475-487.

［158］Yongjun Wang, Yuesong Pan, Hao Li. What is brain health and why is it important?[J]. BMJ, 2020, 371:m3683.

［159］Yu JT, Xu W, Tan CC, et al. Evidence-based prevention of Alzheimer's disease: systematic review and meta-analysis of 243 observational prospective studies and 153 randomised controlled trials[J]. J Neurol Neurosurg Psychiatry, 2020, 91(11):1201-1209.

［160］Zahra Jafari, Bryan E Kolb, Majid H Mohajerani, et al. Neural oscillations and brain stimulation in Alzheimer's disease[J]. Prog Neurobiol, 2020, 194:101878.

［161］Zetterberg H. Blood-based biomarkers for Alzheimer's disease-An update[J]. J Neurosci Methods, 2019, 319: 2-6.

［162］Zhao D, TangY, Suo X, et al.A dual-targeted multifunctional nanoformulation for potential prevention and therapy of Alzheimer's disease[J]. The Innovation, 2021, 2(4): 100160.

［163］Zhi Jia, Xiaoyu Yuan, Ji-An Wei, et al. A Functionalized Octahedral Palladium Nanozyme as a Radical Scavenger for Ameliorating Alzheimer's Disease[J]. ACS Appl Mater Interfaces, 2021, 13(42):49602-49613.

［164］陈春英 , 陆子琴 , 孟莉萍 . 整合照护对阿尔茨海默病患者长期管理的效果评价 [J]. 中华护理杂志 , 2019, 54(7): 999-1004.

［165］第七次全国人口普查公报 (第五号)——人口年龄构成情况 [J]. 中国统计 , 2021, (05):10-11.

［166］第十三届健康中国论坛 .《中国阿尔茨海默病患者诊疗现状调研报告》.

［167］丁玲玲 , 李子孝 , 王拥军 . 人工智能临床决策支持系统在脑血管病中的应用 [J]. 中国卒中杂志 , 2020, (3).290-295.

［168］动脉自旋标记 MRI 在遗忘型轻度认知障碍及轻度阿尔茨海默病脑血流灌注中的应用研

究 .1005-1201.

［169］国内首个《阿尔茨海默病患者家庭生存状况调研报告》发布 [EB/OL].http: //health.people.com.cn/n1/2020/0110/c14739-31543666.html.

［170］黄雅莲，林琳，唐平 . 我国老年痴呆患者医疗保障法律制度建设探析 [J]. 卫生软科学，2019，33(11): 39-41，45.

［171］贾建平等，《阿尔茨海默病在中国以及世界范围内疾病负担的重新评估》.

［172］李锐，阎世鑫，靳松 . 人工智能技术在颅内动脉瘤诊疗中的研究进展 [J]. 国际医学放射学杂志，2021，44(4): 461-465.

［173］任汝静，殷鹏，王志会等 . 中国阿尔茨海默病报告 2021[J]. 诊断学理论与实践，2021，20(4):317-337.

［174］孙蓉，宋绍霏，张通 . 阿尔茨海默病药物治疗的现状及展望 [J]. 中国临床保健杂志，2020，23(2): 153-156.

［175］谭娟，张军 . 预见性护理干预对阿兹海默病护理效果评价 [J]. 医药前沿，2019，9(24): 166.

［176］吴丰玉 . 糖尿病患者眼底照相人工与人工智能分析结果比较 [D]. 郑州大学 .

［177］郁金泰 . 阿尔茨海默病的精准防、诊、治 [J]. 中华医学信息导报，2021，36(18):6-6.

［178］郑桂芳，张秀美 . 德州市延续护理的老年综合评估在阿尔茨海默病患者中的应用研究 [J]. 德州学院学报，2019，35(2): 108-110.

［179］中共中央关于制定国民经济和社会发展第十四个五年规划和二〇三五年远景目标的建议 [J]. 中国民政，2020(21): 821.

［180］中国老年医学学会认知障碍分会，认知障碍患者照料及管理专家共识撰写组 . 阿尔茨海默病患者日常生活能力和精神行为症状及认知功能全面管理中国专家共识 (2019)[J]. 中华老年医学杂志，2020，39(1):1-8.

［181］中华医学会肠外肠内营养学分会脑健康营养协作组，阿尔茨海默病脑健康营养干预专家共识撰写组，徐俊等 . 阿尔茨海默病脑健康营养干预专家共识 [J]. 中国科学：生命科学，2021，51:1762-1788.

［182］周礼，陆正齐 . 脐带血间充质干细胞移植治疗阿尔茨海默病 12 例的临床疗效分析 [C]. 中华医学会第十八次全国神经病学学术会议论文汇编（下), 2015:285-286.

心脑血管疾病、阿尔茨海默病、儿童先心病、传染性疾病精准防诊治

第四章 精准医学研究案例

——阿尔茨海默病精准防诊治华山方案

摘 要

阿尔茨海默病（Alzheimer disease，AD）是一种中枢神经系统退行性疾病，是最常见的痴呆类型，以进行性记忆减退为核心症状，可伴随语言、执行、视空间功能下降和行为异常等。随着全球老龄化的进程和人类寿命的延长，AD 的发病率逐年上涨，目前我国约有 1 000 万例 AD 患者，预计到 2050 年将超过 4 000 万例，已上升成为我国第五位死亡原因，给家庭和社会带来了沉重的经济和照料负担。

AD 是基因及环境因素共同作用的结果，早发型 AD 主要与致病基因突变相关，具有家族遗传倾向；而晚发型 AD 主要与易感基因如 ApoEε4，以及环境因素如年龄、生活方式及共患病等相关。AD 的典型病理改变为老年斑、神经元缠结及神经元大量丢失，但其发病机制尚未完全明确，现有研究提出胆碱能损伤假说、Aβ 级联假说、Tau 蛋白异常修饰假说、炎症假说等，但尚无定论。

AD 病因及发病机制仍不明确，至今仍缺乏有效的治疗手段，因此 AD 的早期精准预防显得尤为重要。2020 年复旦大学附属华山医院（以下简称华山医院）郁金泰教授团队发布 AD 循证预防国际方案，提出 21 条预防建议，按照指南控制危险因素，有望减少 40% 的 AD 发生。AD 的早期精准诊断是实现早期识别、开展早期防治、延缓疾病进展的关键。AD 的诊断标准从最初的病理诊断到临床诊断再到生物标志物诊断经历了多次更新，其诊断效能也不断提升，为 AD 预防和治疗窗口的前移提供了可能。目前经 FDA 批准的用于 AD 治疗的药物主要包括乙酰胆碱酯酶抑制剂和美金刚等症状改善药物，已在临床广泛应用，但这些药物无法延缓或阻止疾病进展，最新获批上市的靶向调修药物阿杜那单抗（Aducanumab）则为疾病的精准靶向治疗开辟了新方向。

然而，目前我国 AD 防诊治领域还存在诸多现实挑战。由于 AD 的科普宣教不到位，老百姓的就诊意识不强，导致 AD 的早诊早治率无法提升。此外，由于大型综合医院集中诊治压力较大，基层医疗单位医疗资源及检测手段有限，基层医务人员缺乏 AD 主动识别及诊疗意识，导致 AD 整体诊疗水平不高。

对此，华山医院基于大量临床实践提出了适合我国的 AD 精准防诊治方案。该方案建议，针对 AD 不同阶段的人群，应开展从社区到医疗中再到康养中心的全程综合管理。健康衰老年人群应在社区开展 AD 危险因素筛查及个体化精准预防，最大程度降低 AD 发病；AD 高危人群应在社区开展定期认知筛查，警惕 AD 早期症状的发生；对于已出现症状的人群，应到区域医疗中心进行全面的神经心理测评及相关检查，评估认知受损程度，初步分诊，必要时到高级认知中心通过腰穿或 PET 等进一步明确诊断，及早启动 AD 精准靶向治疗；对于病情严重、生活不能自理或精神行为症状明显的患者，可根据情况到康养中心治疗和管理。

第一节　阿尔茨海默病的流行病学及风险因素

一、流行病学

AD 为最常见的痴呆类型，占所有痴呆的 60% ~ 80%。国际 AD 协会的最新报告显示，全球 AD 患者数已有 5 000 万，每年新增 500 万 ~ 700 万的病例，预计到 2050 年会增至 3 倍，达到 1.39 亿。AD 的疾病负担存在地域差异，2/3 的 AD 患者来自于低收入和中等收入水平国家，由于我国人口基数庞大，老龄化程度较重，现有 AD 患者已超过 1 000 万人，预计到 2050 年将超过 4 000 万人，是世界上 AD 患者数最多的国家。全球每年由痴呆造成的损失估计约为 1.3 万亿美元，2020 年我国 AD 的总成本约 2 487 亿美元，其中门诊费、住院费等直接医疗费用仅占总花费的 32.51%，剩下的 67.49% 均为非直接医疗费用，说明我国照料成本显著高于自身治疗成本。此外，AD 已经上升为我国第五位死亡原因。由此可见，AD 给患者、家庭和社会带来了沉重的经济和照料负担。

1. 患病率

流行病学调查显示，我国 AD 和痴呆患病率逐年增加。1990 年我国 65 岁以上老年人痴呆患病率为 4.60%，其中 AD 患病率为 2.99%；2014 年我国 65 岁以上老年人痴呆患病率上升至 5.14%，AD 患病率上升至 3.21%，其中女性患病率高于男性，农村地区高于城市地区，西部地区高于南部、北部及中部地区；2020 年宣武医院贾建平教授团队在代表中国所有社会经济和地理区域的 12 个省市中随机选择了 96 个站点，在 2015 年 3 月 ~ 2018 年 12 月对 46 011 名 60 岁以上的老年人通过多阶段分层聚类抽样方法进行分析，校正年龄性别后，痴呆患病率为 6.0%（95% CI，5.8 ~ 6.3），其中 AD 患病率 3.9%（95% *CI*，3.8 ~ 4.1），血管性痴呆（VaD）患病率 1.6%（95% *CI*，1.5 ~ 1.7），其他痴呆患病率 0.5%（95% CI，0.5 ~ 0.6）。据此估算，我国目前约有 1 507 万（95% *CI*，1 453 ~ 1 562）痴呆患者，其中 AD 患者 983 万（95% *CI*，939 ~ 1 029），VaD 患者 392 万（95% *CI*，364 ~ 422），其他痴呆患者 132 万（95% *CI*，116 ~ 150）（图 4-1）。同时，该研究发现，不同地区之前患病率也存在差异，我国北方痴呆患病率为 6.3%（95% *CI*，5.9 ~ 6.6），南方为 4.7%（95% *CI*，4.4 ~ 5.1），西部为 7.5%（95% *CI*，7.0 ~ 7.9）。此外，该团队依据既往研究报道和荟萃分析结果对我国痴呆患病率及增长速度进行统计分析，并对未来痴呆患病率进行了预测。

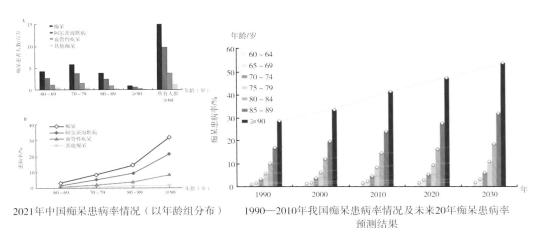

2021年中国痴呆患病率情况（以年龄组分布）　　1990—2010年我国痴呆患病率情况及未来20年痴呆患病率预测结果

图 4-1　我国痴呆患病率及预测

　　中国老年健康调查（CLHLS）也利用了 7 次调查数据对 1998 ~ 2014 年我国老年人认知障碍特征城乡差异及其变化进行了分析。总的来看，在相同年龄组城镇老年人认知能力健康的比例高于农村老年人，各类认知障碍的比例均低于农村，但两者的差异在 4.69 ~ 6.2 个百分点之间，差异不是非常明显；另外，随着年龄增大，老年人认知能力的城乡差异不断增大，城镇老年人的认知能力健康状况好于农村老年人。对年龄特征进行分析，发现随着年龄增大，罹患各类认知障碍的比例越来越高。对性别特征进行分析，发现在相同年龄组，男性老年人认知能力健康的比例高于女性，各类认知障碍的比例均低于女性；随着年龄组增大，老年人认知能力的性别差异不断增大，男性的认知能力健康状况显著好于女性。

　　2. 发病率

　　2012 年，一项对中低收入国家痴呆发病率和死亡率的研究中，共纳入我国 1 160 名城市受试者和 1002 名农村受试者，痴呆总体发病率为 24.0/1000 人年（95% *CI*，20.6 ~ 28.1），其中城市发病率为 24.7/1000 人年（95% *CI*，20.0 ~ 30.6），农村发病率为 23.3/1000 人年（95% *CI*，18.7 ～ 29.2）；男性发病率为 18.9/1000 人年（95% *CI*，14.5 ～ 24.7），女性发病率为 27.8/1000 人年（95% *CI*，23.0 ～ 33.6）；65 ～ 69 岁发病率为 11.6/1000 人年（95% *CI*，7.4 ～ 18.1），70 ～ 74 岁发病率为 13.4/1000 人年（95% *CI*，9.6 ～ 18.8），75 ～ 79 岁发病率为 23.9/1000 人年（95% *CI*，17.5 ～ 32.7），≥ 80 岁发病率为 77.7/1000 人年（95% *CI*，61.3 ～ 98.3）。进行年龄标准化后，中国城镇地区发病率为 31.2/1000 人年（95% *CI*，25.8 ～ 37.1），农村发病率为 37.5/1000 人年（95% *CI*，31.5 ～ 44.1）。对年龄、性别、教育和家庭资产进行标准化后，中国城镇地区发病率为 23.5/1000 人年（95% *CI*，18.9 ～ 28.7），农村发病率为 20.4/1000 人年（95% *CI*，16.3 ～ 25.4）（表 4-1）。

表 4-1　2012 年我国痴呆发病率情况

	所有病例	地域		性别		年龄/岁			
		城镇	农村	男	女	65 ～ 69	70 ～ 74	75 ～ 79	≥ 80
发病率/人·年	161：6696.9	84：3395.4	77：3301.5	54：2853.7	107：3843.3	19：1643.3	34：2534.3	39：1630.9	69：888.4
发病率（95% *CI*）	24.0（20.6 ～ 28.1）	24.7（20.0 ～ 30.6）	23.3（18.7 ～ 29.2）	18.9（14.5 ～ 24.7）	27.8（23.0 ～ 33.6）	11.6（7.4 ～ 18.1）	13.4（9.6 ～ 18.8）	23.9（17.5 ～ 32.7）	77.7（61.3 ～ 98.3）

3. 死亡率

根据《中国卫生健康统计年鉴（2020）》汇总结果，2019 年城市居民中痴呆总体死亡率为 1.28/10 万人，男性为 1.04/10 万人，女性为 1.56/10 万人。

2012 年，一项对中低收入国家痴呆死亡率（*n*=2 162）的调查结果显示，非痴呆人群中，中国城镇地区的死亡率为 40.7/1000 人年（95% *CI*，35.3 ～ 46.9），农村地区的死亡率为 57.0/1000 人年（95% *CI*，50.5 ～ 64.2）；痴呆人群中，中国城镇地区的死亡率为 168.1/1000 人年（95% *CI*，126.6 ～ 215.4），农村地区的死亡率为 216.1/1000 人年（95% *CI*，156.5 ～ 291.4）。对年龄和性别进行标准化后，中国痴呆患者城镇地区的死亡率为 3.02/1000 人年（95% *CI*，2.13 ～ 4.28），农村地区的死亡率为 3.59/1000 人年（95% *CI*，2.47 ～ 5.21）。

二、风险因素

1. 非可调控风险因素

年龄是 AD 最主要的危险因素之一。AD 患者的比例随着年龄的增长而显著增加，大多数散发型 AD 患者都是在 65 岁以后起病。性别同样影响 AD 的发病，多项研究发现，女性痴呆的患病率高于男性。此外，家族史也是 AD 的重要危险因素，虽然并非所有的 AD 患者都有家族史，但如果父母或兄弟姐妹（一级亲属）中有人患有 AD，个体最终发展为 AD 的风险会大大增加，如果有一个以上一级亲属罹患 AD，其患 AD 的风险会更高。

　　致病基因和风险基因在 AD 发病中占据着重要作用。位于 21 号染色体的淀粉样前体蛋白（APP）基因、位于 14 号染色体上的早老素基因 1（PSEN1）和位于 1 号染色体的早老素基因 2（PESN2）是明确的 AD 致病基因，可导致家族性 AD（FAD）的发生。我国 13.2% FAD 的家系携带 PSENs/APP 错义突变，3.71% 的家系携带 PSENs/APP 基因同义突变/非编码区变异。对于散发性 AD，其患病风险 60% ～ 80% 来自遗传因素，载脂蛋白 E 基因（ApoE）ε4 等位基因是最常见的风险基因，此外还发现了 TREM2、SORL1、ABCA7、BIN1、CLU、CR1 等一系列风险基因。全基因组关联研究显示，ApoE ε4 等位基因可导致 AD 发病风险增加 3 ～ 4 倍，其他风险基因的作用相对较小。华山医院郁金泰团队首次发现 TREM2 基因中的 H157Y 突变显著增加汉族人群 AD 发病风险，达 11 倍。根据这些风险因子的存在与否计算得出的多基因风险评分，目前可以有效区分 AD 患者和健康人（准确度为 75% ～ 85%）。除了致病基因和风险基因，研究者还检测到了 AD 的保护基因。保护性 ApoE ε2 等位基因预计可以降低 2 倍的患病风险。此外，目前发现的具有保护作用的变异有 APP 的 A673T 突变和 PLCG2 的 P522R 突变等。这些保护性的基因变异在 AD 研究中具有广阔的应用前景。ApoE ε4 风险基因在 FAD（未知基因突变）、FAD（携带携带 PSENs/APP 基因突变）、散发性 AD 和对照组中的出现频率分别为 56.27%、26.19%、36.23% 和 19.54%。

　　2. 可调控风险因素

　　2020 年，《柳叶刀》杂志报道了整个生命历程中的 12 种可调控风险因素包括早年时期的教育、中年时期的高血压、肥胖、听力损失、创伤性脑损伤和酒精滥用和晚年时期的吸烟、抑郁、缺乏体育活动、社会孤立、糖尿病和空气污染可以导致痴呆症风险的增加（图 4-2）。这些风险因素都有很好的证据支撑，尽管一些晚年因素，如抑郁症，尽管与痴呆的因果关系并不明确，但也是痴呆前驱症状的一部分。相比 2017 年确定的 9 种危险因素，专家将中年时期的过量饮酒和头部外伤，以及晚年时期的空气污染暴露新列入痴呆的关键可调节危险因素。三种新的危险因素可解释 6% 的痴呆病例发生，其中有 3% 的病例可归因于中年时期头部外伤，1% 可归因于中年时期饮酒过量（每周饮酒超过 21 个单位），2% 可归因于晚年时期空气污染暴露。其余危险因素与 34% 的痴呆病例发生相关，其中与痴呆发生最相关的三种因素包括早年受教育程度较低（占 7%）、中年听力损失（8%）和晚年吸烟（5%），其余因素包括中年高血压（2%）和肥胖（1%），晚年抑郁（4%）、社会孤立（4%）、缺乏体育活动（2%）和患有糖尿病（1%）。

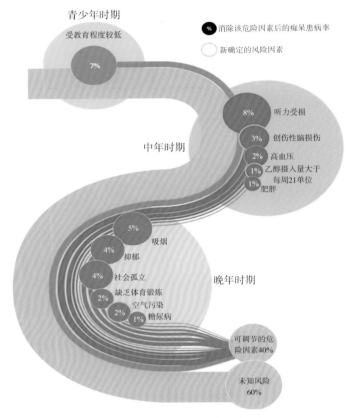

图 4-2　痴呆的 12 种可调控风险因素

华山医院郁金泰团队从 44 676 项研究中选择纳入符合标准的 243 个观察性前瞻性研究和 153 个随机对照试验，对 104 个可干预影响因素进行系统研究和荟萃分析，发现具有 I 级推荐建议的 19 个影响因素，并对这些影响因素在人体生命周期中的分布年龄段进行了系统的分类（图 4-3）：对于幼年（＜5 岁）人群，影响因素研究其少，相关数据及结论较少；对于青少年（6 ~ 15 岁）人群，高教育水平是 AD 的保护因素；对于中青年（15 ~ 65 岁）人群，AD 的危险因素有肥胖、吸烟、睡眠障碍、糖尿病、脑血管疾病（脑微出血、颈总动脉内膜增厚、脑卒中等）、高血压、抑郁、精神紧张，保护因素有体育锻炼、减轻体重、摄入维生素 C、健康的生活方式；对于老年（＞65 岁）人群，AD 的危险因素有体重下降、吸烟、睡眠障碍、糖尿病、脑血管疾病（脑微出血、颈总动脉内膜增厚、脑卒中等）、头部外伤、体弱、体位性低血压、抑郁、心房颤动、高同型半胱氨酸血症，保护因素有维持标准的体质指数、体育锻炼、认知活动、摄入维生素 C、健康的生活方式。

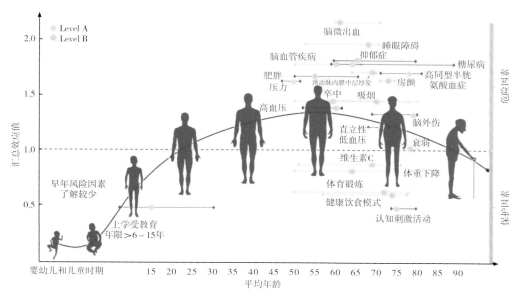

图 4-3 全生命周期中的 AD 相关可调控危险因素

值得关注的是，华山医院郁金泰团队研究发现，在非痴呆汉族老年人群中，持续伴随的轻微抑郁症状不仅是 AD 的临床前期症状，还可以促进 AD 病理发生。即使是轻微的抑郁症状，也可以通过增加老年人脑内淀粉样蛋白的水平引起认知功能的下降，进一步增加晚年发生 AD 风险。另外，团队对于睡眠的研究发现，夜间睡眠时间与 AD 病理发生之间呈 U 型关系，日间功能障碍（如白天经常犯困）、夜间睡眠不足或睡眠过多均可增加认知障碍发生风险，而每晚睡 6 ~ 7 h 可降低认知障碍发生风险。虽然其机制目前还不能完全阐明，但可以肯定的是，脑内 Aβ 的清除依赖于生物钟调节的昼夜节律，而睡眠不足或睡眠过多均会打破这种生理节律。同时，血压和认知损伤也存在复杂的关联：中年时期的高血压显著增加认知损伤风险，而这一作用在老年时期则并不明显；相反，老年时期血压过低似乎对认知及大脑健康更不利；高脉压差无论是在中年人群还是老年人群中均显著增加认知损伤风险。AD 核心的 Tau 蛋白病理改变可能是介导血压影响认知损伤的关键环节，其作用程度可高达30%。此外，该团队在 1 165 名没有客观认知障碍的汉族人群中确定了 8 个非痴呆人群主观认知功能下降的风险因素，包括老年、甲状腺疾病、焦虑症状、日间功能障碍、女性、贫血、缺乏体育锻炼和独居等。研究发现，主观认知功能下降的患病率随着个体危险因素累计数量的增加而逐渐增加。

第二节　阿尔茨海默病的病理及发病机制

一、病理

AD 的病理在大体观察下主要表现为脑的体积缩小和重量减轻，脑沟加深变宽，脑回萎缩。切面上可见灰质层变薄，颞叶特别是海马区萎缩。显微镜检的典型改变为神经元缺失和胶质增生形成的皮质结构紊乱，如在皮质和海马部位出现老年斑（Aβ，嗜银神经轴突突起包绕 β- 淀粉样蛋白），在海马和皮质广泛出现神经元纤维缠结（NFTs，由过度磷酸化微管 Tau 蛋白与神经元内螺旋样原纤维组成）。含 NFTs 的神经元细胞大多已呈退行性变化。NFTs 也常见于杏仁核、前脑基底神经核、某些下丘脑神经核、脑干的中缝核和脑桥的蓝斑。轻度 AD 患者，NFTs 可能仅限于内臭皮质和海马。AD 的病理改变可能先于症状多年出现，即有病理改变存在而无认知受损表现。病理改变和认知功能受损同时存在时，患者多为中度或重度的 AD。认知受损的患者若仅有轻度的 AD 病理改变，很可能存在其他疾病，不考虑首要诊断为 AD。

二、发病机制

1. 神经病变

（1）β 淀粉样蛋白级联假说：Aβ 是由 38 ~ 43 个氨基酸组成的类淀粉样多肽，由 APP 通过淀粉质源途径被 β 分泌酶（BACE-1）切割、γ 分泌酶加工而成。通常少量的 Aβ 单体可溶且无神经毒性；但由 γ 分泌酶切割产生的较长变异体，尤其是 Aβ1-42，具有疏水性，更容易堆积成寡聚体，具有神经毒性，是 AD 患者老年斑的主要成分。产生过快或清除过慢导致的 Aβ 沉积是 AD 发病的重要环节。Aβ 沉积和弥漫性斑块形成导致局部小胶质细胞激活、细胞因子释放、反应性星形细胞增多和炎症反应等一系列的级联反应，引起神经元功能失调或死亡，最终导致 AD 病理和症状。

（2）Tau 蛋白异常修饰假说：Tau 蛋白在微管的合成和稳定中具有重要作用。然而在 AD 患者体内，异常磷酸化的 Tau 蛋白与微管分离，黏附在其他 Tau 蛋白分子上，自我聚集形成双螺旋丝，最终形成 NFTs。Tau 蛋白的异常磷酸化降低了其促进微管稳定能力，造成微管稳定性下降，轴突运输障碍，神经元丧失；NFTs 具有神经毒性，使得神经元间的通信和信号处理异常，导致神经元凋亡。

2. 胆碱能神经元损伤假说

胆碱能系统在维持脑稳态和促进神经元可塑性中作用显著。AD 患者前脑 Meynert 基底核胆碱能神经纤维发生退行性改变和烟碱样、毒蕈碱样受体缺失，致使神经元内乙酰胆碱信号通路受阻，且乙酰胆碱酯酶及其转移酶的活性与表达水平异常，使突触间乙酰胆碱浓度下降，导致神经元功能异常。目前临床上广泛应用的胆碱酯酶抑制剂就是靶向该调控机制。

3. 免疫炎症假说

神经免疫反应在 AD 发病中起重要作用，包括激活神经胶质细胞、释放细胞因子、突触和神经元损伤等。小胶质细胞识别到大量 Aβ 聚集时，其 Toll 样受体被激活，自发迁移至斑块并启动固有免疫反应，释放促炎性细胞因子并吞噬 Aβ；当小胶质细胞吞噬能力达到饱和时，Aβ 清除受限，小胶质细胞仍处于激活状态，促炎细胞因子和神经毒素会引发神经炎症，导致神经元功能障碍、细胞坏死。

4. 其他

此外还有氧化应激、脑 – 肠轴假说、胰岛素抵抗假说、感染假说等。

第三节　阿尔茨海默病的临床特点

一、临床表现

1. 典型 AD 的临床表现

随病程演变，不同时期的表现分述如下。

（1）临床前 AD：2011 年在美国国立老化研究所和 AD 协会（NIA-AA）制定的 AD 新的诊断标准中明确提出了 AD 临床前阶段的概念。临床前 AD 是 AD 发生的最早期，此期没有认知障碍的临床表现或者仅有极轻微的记忆力减退症状。

（2）AD 源性轻度认知功能障碍：AD 导致的轻度认知障碍（MCI）患者的记忆等认知功能仅有微小改变，这些问题可能对患者个人、家庭成员和朋友来说显而易见，但对其他人来说不易发觉，而且它们不会影响日常活动的正常进行。但由于患者缺乏自知力，这一情况经常是由照料者、配偶或家庭成员而非患者本人提供的。患者会重复问几分钟、几小时或几天前问过的问题，不记得自己已经问过同样的问题。患者会忘记最近发生的事情和计划将来要做的事情，经常忘记东西的放置位置（如钥匙、眼镜）。这些症状在正常衰老过程中都可能出现，也有可能是老人过度关注自身健康的抱怨，但 AD 与这些情况相比其记忆障碍程度更严重，经过提醒往往不能改善，而且会不可避免地进行性加重。一般地说，如果照料者比患者本人对记忆问题的觉察度更高，则症状是由 AD 引起的可能性更大。相反，如果患者本人抱怨其健忘问题多于知情者，则其他非神经退行性原因引起症状的可能性更大。如果患者的问题是偶尔会忘记信息或当没注意到的时候（如同时进行几件事情，或者只是单纯地没在意）不记得其把东西放在哪里了，这种表现对于支持 AD 诊断的意义并不大。然而，存在以下情况则需要受到更多的重视，如照料者反映患者常问酒店预约的时间，或患者做了两次晚饭。除了记忆力受损，还可出现学习和保存新知识的能力下降，其他认知域，如注意力、执行功能、语言能力和视空间能力也可出现轻度受损。15% 的 MCI 患者在两年后发展为痴呆，32% 的 MCI 患者在五年内发展为 AD 源性痴呆。

（3）AD 源性痴呆：即传统意义上的 AD，此阶段患者认知功能损害导致了日常生活能力下降，根据认知损害的程度大致可分为轻、中、重三度。

1）轻度痴呆期：在 AD 早期，患者最常见的症状是记忆问题，表现为记忆减退，对近事遗忘突出。伴随这些早期障碍出现的还可能有一些其他相关的临床特征。随着病情发展，可出现远期记忆减退，即对发生已久的事情和人物的遗忘；部分患者出现视空间障碍，对所处的场所和人物定向正常而对所处的地理位置定向障碍，不能精确临摹立体图；能完成日常熟悉的工作，但面对生疏和复杂的事物容易出现疲乏、焦虑和消极情绪；出现人格方面的障碍，如不爱清洁、不修边幅、暴躁、易怒、自私多疑；言语词汇少，命名困难。

2）中度痴呆期：记忆障碍继续加重，远近记忆严重受损，工作、学习新知识和社会接触能力减退，特别是原已掌握的知识和技巧出现明显的衰退。出现逻辑思维、综合分析能力减退，言语重复、计算力下降，明显的视空间障碍，如在家中找不到自己的房间，还可出现失语、失用、失认等，有些患者还可出现癫痫、强直—少动综合征。出现较明显的行为和精神异常，性格内向的患者变得易激惹、兴奋欣快、言语增多，而原来性格外向的患者则可变得沉默寡言，对任何事情都提不起兴趣，出现明显的人格改变，甚至做出一些丧失羞耻感（如随地大小便等）的行为。

3）重度痴呆期：此期患者除上述各项症状逐渐加重外，还有情感淡漠、哭笑无常、言语能力丧失，生活已经无法自理，但仍可能外出游荡，而且常有显著的睡眠惊醒周期反转。终日无语而卧床，与外界逐渐丧失接触能力，呈现缄默、四肢出现强直或屈曲瘫痪，括约肌功能障碍，查体可见锥体束征阳性，有强握、摸索和吸吮等原始反射。自制力障碍与癫痫，通常也是一种晚期特征。患者可能出现吞咽障碍并因此引发肺炎，这也是 AD 患者的最常见死因之一。生存期和起病年龄相关，但典型病例从最早出现症状开始，生存期一般在 5 ~ 15 年。

2. 非典型 AD 的临床表现

（1）后部皮层萎缩（PCA）：以视觉障碍为主要表现，主要临床特点包括 Balint 综合征（同时认识不能、眼球运动失用、视觉性共济失调）、Gerstmann 综合征（失写、失算、手指失认、左右失认）、视觉失认、失读、环境失定向、穿衣失用、观念运动性失用、色盲、失语，情景记忆、执行功能和语言功能在疾病早期阶段不受影响，但随着病情进展逐渐恶化，最终发展为全面性痴呆。结构影像显示广泛灰质萎缩，以顶叶和枕叶最突出。

（2）语音性失语（lvPPA）：以语言功能下降为突出表现，属于流利性失语，特点是言语缓慢，存在命名障碍（如表达"剪刀"为"用来剪东西的物体"），伴有频繁的找词停顿，句法简单，语音性错语，但无语法错误，对句子的理解和复述障碍，但是对单词的理解和复述保留。萎缩主要位于左侧颞顶叶交界，包括左侧后颞叶中上部分脑回，以及顶下小叶。

（3）额叶变异型 AD（fvAD）：主要表现为显著的行为改变包括情感淡漠以及行为去抑制，或者是在认知检测中出现显著的执行力受损，临床症状与行为变异型额颞叶痴呆难以区分。

二、辅助检查

1. 神经心理学测验

认知损害筛查：简易精神量表（MMSE）内容简练，测定时间短，易被老人接受，是目前临床上测查本病智能损害程度最常见的量表。该量表得分与文化教育程度有关，若文盲 ≤ 17 分；小学程度 ≤ 20 分；中学程度 ≤ 22 分；大学程度 ≤ 23 分，则说明存在认知功能损害，应进一步进行详细神经心理学测验包括记忆力、执行功能、语言、运用和视空间能力等各项认知功能的评估。如 AD 评定量表认知部分（ADAS-cog）是一个包含 11 个项目的认知能力成套测验，专门用于检测 AD 严重程度的变化，但主要用于临床试验。

日常生活能力评估：日常生活能力评估（ADL）量表可用于评定患者日常生活功能损害程度。该量表内容有两部分：一是躯体生活自理能力量表，即测定患者照顾自己生活的能力（如穿衣、脱衣、梳头和刷牙等）；二是工具使用能力量表，即测定患者使用日常生活工具的能力（如打电话、乘公共汽车、自己做饭等）。后者更易受疾病早期认知功能下降的影响。

行为和精神症状（BPSD）评估：包括 AD 行为病理评定量表（BEHAVE-AD）、神经精神症状问卷（NPI）和 Cohen-Mansfield 激越问卷（CMAI）等，常需要根据知情者提供的信息进行评测，其不仅可以发现症状的有无，还能够评价症状频率、严重程度、对照料者造成的负担，重复评估还能监测治疗效果。Cornell 痴呆抑郁量表（CSDD）侧重评价痴呆的激越和抑郁表现，15 项老年抑郁量表可用于 AD 抑郁症状评价。CSDD 灵敏度和特异度更高，但与痴呆严重程度无关。

痴呆分级：包括临床痴呆评定（CDR）、总体衰退量表（GDS）和功能评定分期（FAST）。

华山医院认知障碍团队常规开展以神经心理学测量为主的认知评估，已完成近万例神经心理评估，编译、修订、创制了多套量表，近20年率先在国内开展包括听觉词语记忆测验、逻辑记忆测验、连线测验、Stroop色词测验、Rey-Osterrieth复杂图形测验、Mattis痴呆评定量表（DRS）、言语流畅性测验等测验的原版引进、汉化、修订，并制定了中国人常模及划界分（表4-2）。

表 4-2　华山神经内科神经心理量表

临床用途	使用量表
认知筛查	简易智力状态检查量表（MMSE）、莫特利尔（MoCA）、逻辑记忆测验、汉密尔顿焦虑量表（HAMD）、汉密尔顿抑郁量表（HAMA）
主观认知衰退评估	主观认知衰退量表（SCDS）
患者自评	EPWORTH嗜睡度问卷（ESS）、生活取向测试（LOT-R）、改良Hachinski缺血评分量表（HIS）、BERLIN量表、逻辑记忆测验回忆
睡眠相关量表	匹兹堡睡眠质量指数（PSQI）、早－晚问卷（MEQ）、失眠严重度指数（ISI）、阻塞性睡眠呼吸暂停筛查评分表（NoSAS）、Stop Bang评测中文量表（STOP）、词语线索回忆
自我报告	神经退行性疾病风险因素
认知功能评估	Rey-O图片、连线测验（TMT）、言语流畅性、Boston命名测验、Rey-O图片回忆、听觉词语学习测验、Stroop test、数字广度、符号数字转换测验（SDMT）、听觉词语学习测验再认、临床痴呆评定（CDR）简版
家属测评	询问知情者（MBI-C）、日常生活能力量表（ADL）、精神行为问卷（NPI）、IQCODE、Zarit照顾负担量表（ZPI）、额叶损害问卷（FBI）、功能活动问卷（FAQ）、日常认知问卷（ECOG）长版

2. 血液学检查

主要用于发现存在的伴随疾病或并发症、发现潜在的危险因素、排除其他病因所致痴呆。包括血常规、血糖、血电解质包括血钙、肾功能和肝功能、维生素 B_{12}、叶酸水平、甲状腺素等指标。对于高危人群或提示有临床症状的人群应进行梅毒、人体免疫缺陷病毒等血清学检查。现随着免疫沉淀－质谱法、单分子阵列（Simoa）免疫分析法和其他高灵敏度平台的建立，AD特异性血浆标志物（如 Aβ1-42、p-Tau181、p-Tau217等）也可以得到准确检测，具有良好的诊断价值，但目前尚未应用于临床。

3. 神经影像学检查

结构神经影像学：用于排除其他潜在疾病和发现AD的特异性影像学表现。

常规CT（薄层扫描）和MRI（冠状位）检查，可显示脑皮质萎缩，特别是内侧颞叶、杏仁核、海马和海马旁回。此外，相比于CT，MRI对检测皮质下血管改变（例如关键部位梗死）和提示有特殊疾病（如多发性硬化、进行性核上性麻痹、多系统萎缩、皮质基底节变性、朊蛋白病、额颞叶痴呆等）的改变更敏感。

功能性神经影像：如正电子扫描（PET）、单光子发射计算机断层扫描（SPECT）和功能 MRI 可在疾病早期发现微小的病理变化。

^{18}FDG-PET 可显示颞顶和上颞 / 后颞区、后扣带回皮质和楔前叶葡萄糖代谢降低，揭示 AD 的特异性异常改变。AD 晚期可见额叶代谢减低。Aβ-PET 和 Tau-PET 可揭示脑脊液（CSF）中 Aβ 和 Tau 蛋白的异常改变，为 AD 的早期诊断提供可能。最近，一种被称为 ^{18}F-FDDNP 的新 PET 示踪剂的应用能显示老年斑和 NFT，有助于 AD 与 FTD 的鉴别和 AD 的预测和诊断。

4. 脑电图

AD 的 EEG 表现为 α 波减少、θ 波增高、平均频率降低，但 14% 的患者在疾病早期 EEG 正常。EEG 用于 AD 的鉴别诊断，可提供朊蛋白病的早期证据，或提示可能存在中毒 - 代谢异常、暂时性癫痫性失忆或其他癫痫疾病。

5. CSF 检测

CSF 中 Aβ、Tau 蛋白检测：AD 患者脑脊液 Aβ1-42 水平下降，Aβ1-42/Aβ40 比值降低，总 Tau 蛋白或磷酸化 Tau 蛋白升高。近年来，反映轴突损伤和突触功能障碍的标志物（如神经粒蛋白、SNAP25、突触蛋白和神经元钙传感蛋白 VLP1）受到越来越多重视。此外，YLK40（CHI3L1）作为小胶质细胞和星形胶质细胞生物标志物，对监测治疗效果很有帮助，且在额颞叶痴呆和 AD 中增高。

6. 基因检测

对于早发型认知障碍患者，结合前述临床表现、神经心理测试及辅助检查的结果，有必要行基因检测为诊断提供参考。APP、PSEN1、PSEN2 突变在家族性早发型 AD 中占 50%，全基因组二代测序、全外显子测序可以用于寻找可能的新发致病突变。

第四节　阿尔茨海默病的风险预警及精准预防

一、风险预警

1. 基于 ATN 的痴呆风险预警

目前临床应用的疾病诊断及监测标志物主要依赖于 CSF 和 PET 病理标志物的检测。随着高敏检查新技术的发展，目前可以通过患者在不同阶段的生物标志物特征来描述并预测其短期内病情进展的风险：Aβ 生物标志物（A）决定患者是否处于 AD 的疾病连续谱中；病理性 Tau 蛋白生物标志物（T）决定处于 AD 疾病连续谱中的患者是否罹患 AD；N 代表神经变性或神经元损伤的生物标志物。目前通过 CSF 或者 PET 影像已经可以非常精准地检查到个体相关的病理学 Aβ 蛋白、Tau 蛋白和神经变性损失的相关 ATN 生物学指标，但是现在越来越多的新研究发现利用外周血同样可以精准地检测到 AD 相关的 ATN 生物学指标，为 AD 大范围地通过生物学标志物精准筛选提供了可能。

华山医院郁金泰团队发现基线时血浆 p-Tau181 水平异常（> 18.85 pg/mL）的个体脑淀粉样蛋白和 FDG PET 的病理进展风险较高。进一步地，基于血浆 Aβ1-42/Aβ40、p-Tau181 和 NFL 进一步构建了血浆 ATN 诊断方案，发现 A+T+N+ 和 A+T+N-患者的临床进展风险更高，可用于方便无创的 AD 临床进展预测（图 4-4）。并且，针对 ATN 体系中缺乏血管损伤标志物的局限性，该团队将 FDG-PET 作为单独的血管损伤生物标志物构建了 ATNF 方案，并证实其可提高早期诊断和临床进展预测的准确性。

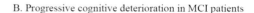

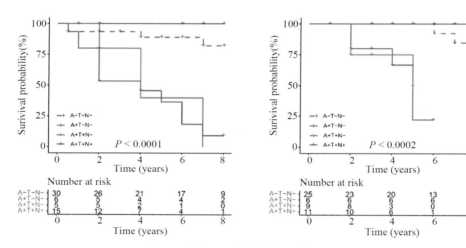

图 4-4　血浆 ATN 诊断方案预测 AD 临床进展

2. 基于其他危险因素的风险预警

MCI 作为认知功能正常变化到非常早期痴呆的过渡阶段。由于 MCI 进展为 AD 的高风险，MCI 患者成为未来疾病修饰疗法的目标。然而，由于 MCI 患者认知功能特征和临床进展的异质性，任何 MCI 患者的结局都是不确定的：许多患者可能保持稳定，甚至恢复到正常状态，而其他患者则进展为 AD。因此，需要深入了解预测从 MCI 进展到 AD 的特定风险因素和生物标志物，以便能够识别 MCI 人群中在不久的将来发生 AD 风险较高的个体。华山医院郁金泰评估了 28 个可能的危险因素，用于预测从 MCI 到 AD 的进展。发现：①存在至少一个 ApoE ε4 等位基因，CSF 中 p-Tau，t-Tau 和 Tau/Aβ1-42 异常，海马和颞叶萎缩，内嗅皮层萎缩，白质高密度体积，抑郁症，糖尿病，高血压，老年和女性，较低的 MMSE 评分和较高的 ADAS-cog 评分均具有从 MCI 进展为 AD 的高风险。②皮质下梗死、焦虑，冷漠，吸烟，心血管疾病，脑血管疾病，心房颤动，高胆固醇血症，高等教育水平和较高的听觉词语学习测验延迟回忆（AVLT）对进展没有显著风险。③高体质指数和较高的 AVLT 延迟对进展有保护作用。这些预示 MCI 向痴呆转换的风险因素可能有助于开发新的治疗方法并进行早期干预，以防止或延缓 MCI 患者 AD 的发生和进一步发展。然而，未来还需要大样本量和高质量研究进一步确认靶向这些风险因素的治疗效应以及其对 MCI 患者 AD 转换速率的影响。

除此之外，炎症在 MCI 和 AD 的发病过程中起着至关重要的作用。华山医院郁金泰通过对 170 项研究进行荟萃分析和系统评价。研究发现，与对照组相比，AD 患者外周有着更高水平的高敏 C 反应蛋白，IL-6，可溶性肿瘤坏死因子受体 1（sTNFR1），可溶性肿瘤坏死因子受体 2（sTNFR2），α_1- 抗糜蛋白酶（α_1-ACT），IL-1β 和可溶性 CD40 配体和脑脊液中更高水平的 IL-10，单核细胞趋化蛋白 -1（MCP-1），转化生长因子 -β_1，在骨髓细胞上表达的可溶性触发受体 2（sTREM2），壳多糖酶 3 样蛋白 1（CHI3L1 或 YKL-40），α_1-ACT，神经生长因子和视锥蛋白样蛋白 1（VILIP-1）。与对照组相比，MCI 患者外周血中 sTNFR2，IL-6 和 MCP-1 水平较高，IL-8 水平较低，在脑脊液中，MCI 患者 YKL-40，VILIP-1 和 sTREM2 的浓度升高。这些结果揭示了 AD、MCI 患者体内炎症标志物水平的显著改变，支持 AD 和 MCI 伴有外围和脑脊液炎症反应的观点，为 AD 的风险预警提供了新的证据。

3. 基于数字化的风险预警

随着数字化医疗的出现，远程医疗系统采集真实世界、多时空、多模态化的生物医学大数据信息并进行挖掘已成为可能。智能可移动设备的远程监测手段可以捕捉步态、声音、表情等数字化特征，通过智能算法，建立 AD 疾病风险的早期预警模型，可以进一步满足 AD 的早期筛查、健康监护、家庭保健、长期监测与管理等需要。为此，华山医院郁金泰团队研发了"记忆加油站"这一数字心理评估工具（图 4-5）。参与者可以通过一些简单的小游戏来获得一个评估得分，以及专业的医学建议，从而帮助参与者了解自己的认知功能情况，实现 AD 的早期识别预警。此外，该团队在认知研究型病房中通过智能手机／平板，智能手表／手环，智能戒指，衣着传感器（图 4-6），感应贴片等设备收集数字化特征，如步态、睡眠、语音、表情、眼动和脑电等，能够远程、实时、长期监测神经退行性疾病患者的行为学特征，不仅能够评估疾病进展，还能预测疾病的发生，已经成为神经退行性疾病的又一重要的生物标识。

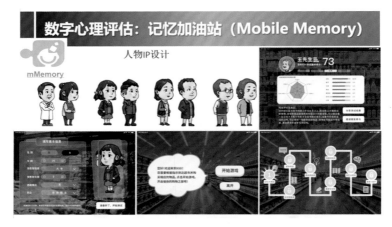

图 4-5　数字心理评估工具

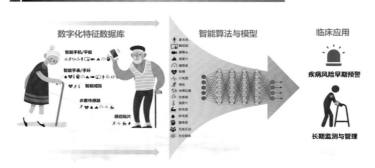

图 4-6　数字化评估手段

二、精准预防

近些年来越来越多的研究显示，AD 同心脑血管疾病、高血压、糖尿病等其他慢病一样存在很多可调控危险因素，通过有效控制可调控危险因素、合理强化保护因素可延缓或避免发病。

2020 年华山医院郁金泰教授牵头，联合国内外 17 个顶级权威学者，基于 243 个观察性前瞻性研究和 153 个随机对照试验，对 104 个可干预影响因素和 11 项干预措施进行系统研究和荟萃分析，牵头制定了全球首个 AD 循证预防国际指南，根据循证医学标准，制定基于可调控危险因素的 AD 循证预防国际方案，形成了 21 条推荐意见。可调控因素的早期预防，有望延缓或预防 40% 老年痴呆的发生。AD 循证预防国际指南针对 19 个影响因素 / 干预措施提出 I 级推荐意见，其中 10 个影响因素 / 干预措施具有 A 级证据水平（图 4-2，表 4-3）。老年痴呆的预防，包括适当的体育锻炼，避免肥胖，老年期要警惕体重减轻。保持良好的心理健康状态，保持健康的生活方式及充足良好的睡眠，适当维生素 C 摄入，避免吸烟。避免罹患脑血管疾病、糖尿病、头部外伤、体弱、直立性低血压、抑郁、心房颤动、高同型半胱氨酸血症。该指南为痴呆患者的管理提供了科学方案，为卫生健康相关决策的制定提供了数据支持。

表 4-3　AD 循证预防国际方案

影响因素／干预措施		建议
生活方式	体重指数（BMI）及体重管理	65 岁以下人群保持 BMI 在 18.5 ～ 24.9 kg/m² 范围内（Ⅰ级推荐，B 级证据）
		65 岁以上人群不宜太瘦（Ⅰ级推荐，A4 级证据）
		65 岁以上人群若出现体重减轻趋势，应密切监测其认知功能状态（Ⅰ级推荐，B 级证据）
	体育锻炼	坚持定期体育锻炼（Ⅰ级推荐，B 级证据）
	认知活动	多从事刺激性脑力活动，如阅读、下棋等（Ⅰ级推荐，A4 级证据）
	吸烟	不要吸烟，避免接触环境中的烟草烟雾；吸烟人群应尽早戒烟（Ⅰ级推荐，B 级证据）
	睡眠	保证充足良好的睡眠；出现睡眠障碍时要及时就医（Ⅰ级推荐，B 级证据）
共病	糖尿病	保持健康生活方式，避免罹患糖尿病；对于糖尿病患者，应密切监测其认知功能减退情况（Ⅰ级推荐，A4 级证据）
	脑血管疾病	保持健康生活方式，避免罹患脑血管疾病；对于脑卒中尤其是脑微出血患者，应密切监测其认知功能改变，并采取预防措施保护其认知功能（Ⅰ级推荐，B 级证据）
	头部外伤	保护头部，避免外伤（Ⅰ级推荐，A4 级证据）
	衰弱	晚年保持健康强壮的体魄；对于越来越虚弱的人群，应密切监测其认知功能状态（Ⅰ级推荐，B 级证据）
	血压	65 岁以下人群应保持健康的生活方式，避免罹患高血压（Ⅰ级推荐，A4 级证据）
		对于直立性低血压患者，应密切监测其认知功能状态（Ⅰ级推荐，A4 级证据）
	抑郁	保持良好的心理健康状态；对于已有抑郁症状的患者，应密切监测其认知功能状态（Ⅰ级推荐，A4 级证据）
	心房颤动	维持心血管系统良好状态；对于房颤患者应用药物治疗（Ⅰ级推荐，B 级证据）
	精神紧张	放松心情，平时避免过度紧张（Ⅰ级推荐，A4 级证据）
其他方面	教育	早年应尽可能多地接受教育（Ⅰ级推荐，A4 级证据）
	高同型半胱氨酸血症	定期检测血同型半胱氨酸水平；对于高同型半胱氨酸血症患者应用维生素 B 和（或）叶酸治疗，同时密切监测其认知功能状态（Ⅰ级推荐，A2 级证据）
	维生素 C	饮食摄入或额外补充维生素 C 可能会有帮助（Ⅰ级推荐，B 级证据）
不推荐	雌激素替代疗法	对于绝经后妇女，不建议应用雌激素替代疗法预防阿尔茨海默病（Ⅲ级推荐，A2 级证据）

影响因素／干预措施		建议
不 推 荐	乙酰胆碱酯酶抑 制剂	对于认知损害的患者，不建议应用乙酰胆碱酯酶抑制剂预防阿尔茨海默病（Ⅲ 级推荐，B 级证据）

不过这些人群层次形成的循证意见在具体的临床实践中难以形成个体化的精准预防方案。为此，在前期建立的大型认知障碍临床研究数据库和生物样本库的基础上，郁金泰教授团队围绕这些因素深入探讨了他们与 AD 病理生理变化的关系以及他们是如何具体影响 AD 发病风险的。

研究结果显示，在睡眠方面，晚间 10 点入睡、每晚保持 6 ~ 8 h 能最大程度降低 AD 发病风险，保持良好的睡眠习惯、遵循正常的睡眠节律对身体健康和预防痴呆非常重要。

在血压调控方面，不能单纯以降低血压为目标，需要综合考虑多方面的血压特征：中年时期应当强调高血压的控制，而老年时期应对血压过低进行控制，无论是在中年人群还是老年人群中都应当防止过大的脉压（图 4-7）。

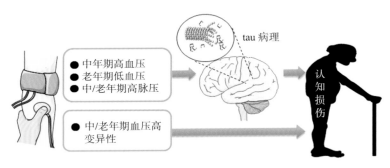

图 4-7　血压通过 Tau 病理影响 AD 发病

在情绪方面，研究结果表明即使是轻微的抑郁症状，也可以增加晚年发生 AD 风险，因此对于那些在量表评估时具有异常得分但仍未达到抑郁诊断标准的老年人，也应当予以及时地开展心理干预，降低发病风险（图 4-8）。

总之，过去几年 AD 发病机制、遗传、诊断、生物标志、治疗和预防等方面的研究均取得实质性进展。生物标志物的发展为 AD 患者的早期预警提供了新方向，特别是目前具有广泛应用前景的血液生物标志物。此外，分子成像使 AD 的诊断分类及病理学分类得到了进一步完善。这些方面的不断发展将会降低疾病发生风险、增加一级和二级预防的作用，最终实现 AD 的极早期预防。

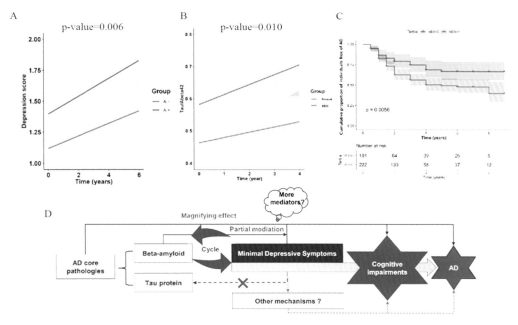

图 4-8　轻微抑郁症状通过 AD 核心病理影响 AD 发病

第五节　阿尔茨海默病的标志物及精准诊断

一、AD 的诊断

1.AD 的诊断标准演变

AD 的诊断在近三十年来经历了临床 – 病理学诊断，临床 – 生物学诊断，到单纯生物学诊断的变革，新的诊断标准不断推出，准确性不断提高、关口逐渐前移。

第一个国际公认的 AD 诊断标准是 1984 年美国国家神经病及语言障碍和脑卒中研究所 AD 及相关疾病协会发布的 NINCDS-ADRDA 诊断标准。这一诊断标准包括痴呆的诊断标准和 AD 的诊断标准两部分内容，其中 AD 诊断分为三个等级："很可能 AD"（probable AD）、"可能 AD"（possible AD）以及"确定 AD"（definite AD）。诊断基本依赖于病史采集、临床查体、神经心理评估做出痴呆诊断，然后根据临床和辅助检查结果排除引起痴呆的其他原因才可以诊断为"可能 AD"或"很可能 AD"。而想要做出"确定 AD"的诊断，则需要在患者死亡后进行尸检，只有在发现老年斑和神经元纤维缠结等 AD 特异性病理改变后才能得出结论。然而，NINCDS-ADRDA 标准诊断只把 AD 当成痴呆的一种亚型，既没有包括 AD 的前驱期及无症状期，也没有区分 AD 与其他类型痴呆，这就容易导致将非 AD 痴呆病例误诊为 AD 病例，无法做到 AD 的早期和精准诊断。

2007 年国际工作组（IWG）发表了 NINCDS-ADRDA 诊断标准的修订版，即 IWG-1 诊断标准。这一诊断标准打破了原先"二步法"的排除性诊断模式，将 AD 视为一个动态的发展变化过程，并首次将生物学标志物纳入 AD 诊断标准。一方面，IWG-1 首次提出了 MCI 的概念，即介于正常衰老和痴呆之间的一种中间状态，并将 MCI 归入 AD 诊断。另一方面，IWG 标准指出，在具备两个必要特征的前提下，AD 诊断就可以不需要尸体解剖的病理改变并且独立于痴呆诊断：第一个特征是核心的临床特征标准，即情景记忆损害；第二个特征是存在 AD 相关的生物学标志物，包括结构磁共振扫描、计算机断层显像神经分子影像、CSF 的 Aβ 或 Tau 蛋白（t-Tau、p-Tau）分析。IWG-1 诊断标准的提出使得 AD 诊断由临床病理诊断转变成临床生物学诊断，推动了 AD 的早期识别、早期诊断和早期治疗。然而这一标准也存在自身的局限性，例如，它仅关注典型 AD，没有对生物学标志物可靠性做深入探索。于是在 2010 年，IWG 在该版本诊断标准基础上，进一步提出了几个有关 AD 的新兴概念，如临床前期 AD（preclinical AD）、前驱期 AD（prodromal AD）、典型 AD（typical AD）、非典型 AD（atypical AD）、病理生理学标志物（pathophysiological markers）、成像标志物（topographical markers）等。2010 版 IWG 标准提出，AD 临床前期包括两个状态，即无症状高风险状态 AD 以及症状前 AD。前者是指患者存在 AD 病理的生物标志物，但无临床症状或体征；后者是指一些个体携带最终会完全外显的常染色体显性遗传的 AD 单基因突变，不可避免地会出现 AD 临床表现。

2011 年美国国立老化研究所和 AD 协会发布了 NIA-AA 诊断标准。这一标准进一步强调了 AD 疾病过程的连续性，将 AD 的临床前无症状阶段纳入了 AD，提出 AD 的病程分为临床前阶段、AD 源性 MCI、AD 源性痴呆三个阶段，使得 AD 诊断时机大大前移。此外，NIA-AA 标准更加重视生物学标志物对诊断的价值，进一步拓展了新的生物学标志物。在 NIA-AA 诊断标准中，生物学标志物被分为两大类。一类是反映 Aβ 积聚的生物标志物，包括 CSF Aβ1-42 降低和 PET 检测异常淀粉样蛋白示踪剂滞留；另一类是反映神经元变性或损伤的生物学标志物，包括 CSF 中的 Tau 蛋白升高、PET 扫描示颞顶叶皮质氟化脱氧葡萄糖摄入减少以及结构性 MRI 扫描示颞顶叶萎缩。根据这两类生物学标志物检测结果的不同，AD 临床前阶段又可进一步分为 3 期，而 AD 源性 MCI 和 AD 源性痴呆阶段可分为"高度可能""中度可能"和"不太可能"3 个等级。

在 2007 年和 2010 年版本的 IWG 诊断标准基础上，2014 年，IWG 再一次修订发布了新的诊断标准，即"IWG-2 诊断标准"。这一标准延续了 IWG 标准的大体结构，仍然坚持只要满足了一个核心临床诊断标准和至少一种 AD 病理相关的生物学标志物改变即可诊断 AD 的诊断标准。与此前的诊断标准相比，IWG-2 首次将生物学标志物划分为诊断标志物和进展标志物，结构 MRI 和 FDG-PET 为疾病的进展标志物，可用于预测 MCI 向 AD 的转化，同时将致病基因突变纳入诊断标志物。此外，IWG-2 诊断标准还对非典型 AD 和混合型 AD 的诊断标准做了详细的描述。其中，非典型 AD 包括后部变异型 AD（后皮质萎缩）、少词变异型 AD（logopenic 失语）、额部变异型 AD 以及 Down 综合征变异型 AD。

大量临床病理研究证明，NINCDS-ADRDA 标准对"很可能 AD"的诊断灵敏度高达 83%～98%，特异度达到 69%；IWG-1 特异度为 93%～100%，灵敏度 68%；NIA-AA 诊断标准的"很可能 AD"诊断特异度为 95.2%，灵敏度为 65.6%。由此可见，通过纳入诊断生物标志物，新一代的 AD 诊断标准极大提高了 AD 诊断的特异度，AD 的精准诊断越来越依赖于更加准确可靠的生物标志物。

2. ATN 生物学诊断研究框架

随着近年来对 AD 生物标志物研究和发病机制理解的深入，研究者们逐渐达成共识，即需要构建一个统一的框架来定义 AD 并描述每个 AD 患者个体在整个疾病不同阶段的变化（包括临床变化和病理学变化）。于是 2018 年 NIA-AA 组建的工作组提出了一个 AD 的生物学诊断研究框架，提出了 AD 的生物学定义，即认为 AD 指神经病理学改变的沉积，在体定义为存在神经病理学改变相关的生物标志物异常。工作组采纳了 2016 年美国梅奥诊所 Clifford R. Jack, Jr. 等提出的 A/T/N 生物标志物分类方案，将 AD 生物标志物分为三类：淀粉样蛋白病理（A），包括皮层淀粉样蛋白 PET 阳性和 CSFAβ1-42 或 Aβ1-42/Aβ40 比值水平下降；Tau 病理（T），包括 CSF 磷酸化 Tau（p-Tau）水平升高和皮层 Tau-PET 阳性；神经退行性变（N），包括结构磁共振成像上的脑组织萎缩，FDG-PET 上的低代谢和 CSF 中 t-Tau 水平升高。按传统方法可将其标记为"正常"（−）或"异常"（＋），从而将 A/T/N 生物标志物结果分为 8 类（表 4-4）。

表 4-4　AD 的 ATN 诊断框架

AT（N）状态	生物标志物分类	
A-T-（N）-	AD 生物标志物正常	
A+T-（N）-	AD 病理学改变	
A+T+（N）-	阿尔茨海默病	
A+T+（N）+	阿尔茨海默病	AD 病理谱系
A+T-（N）+	AD 病理学改变伴疑似非 AD 病理学改变（例如：伴海马硬化）	
A-T+（N）-	非 AD 病理学改变	
A-T-（N）+	非 AD 病理学改变（例如：缺血性脑血管病，海马硬化）	
A-T+（N）+	非 AD 病理学改变（例如：原发性年龄相关的 tau 病理改变）	

然而，工作组指出，此 AD 研究框架当前还不能作为诊断标准或临床指南用于广泛的临床实践。研究者们还需要通过进一步研究深入了解生物标志物如何介导临床症状的出现和进展，并找到针对特定生物学靶点有效的疾病修饰干预，确认本研究框架的结构效度和效标效度，最终推向临床实践。

二、AD 的生物标志物

1. 影像生物标志物

（1）已明确的影像标志物——MRI，FDG-PET，Aβ-PET：AD 最有效的三种神经影像生物标志物是 MRI 显示的内侧颞叶萎缩、FDG-PET 显示的后扣带回和颞顶叶低代谢以及 Aβ-PET 成像显示的大脑皮质 Aβ 沉积。Aβ-PET 在排除 AD 中最有用，FDG-PET 对于神经退行性疾病的诊断、预测短期临床结果以及确定神经退行性疾病的进程最有价值。值得注意的是，用颞叶和额叶区域局部（非整体）Aβ 沉积情况来判断疾病最早期阶段可能更具有敏感性。三种神经影像标志物的可信度已得到证实，但临床效度仍有待验证。

（2）Tau-PET：Tau-PET 也是 AD 潜在的影像学标志物。与 Aβ 沉积不同，特定大脑区域的 Tau-PET 阳性部位与认知损伤相关，对于不同的 AD 临床表型有特异性，并且能够预测未来的认知下降和脑萎缩速率。此外，Tau-PET 还是鉴别 AD 与其他退行性疾病的一个有效的标志物。关于 Tau-PET 的纵向研究还强调了该技术在追踪疾病进展方面的敏感性。研究表明，Aβ 可能加速 Tau 蛋白的积累，促进 Tau 蛋白从内侧颞叶向外扩散。近年来，Tau 蛋白示踪剂的发展使得临床检测脑内 Tau 病理积聚成为可能。2020 年 5 月，Tau 蛋白示踪剂氟罗西吡（florTaucipir）获得美国 FDA 批准在临床使用。

（3）其他影像标志物：靶向 SV2A 成像的 PET 配体的发展为探索大脑突触密度开辟了新的途径。相关研究显示，在 AD 和 MCI 患者的海马中 SV2A 结合减少。PET 分子影像在神经炎症标志物、α-synuclein、TDP43 和神经递质系统中的发展应用也备受期待。未来需要更好地利用多模态神经成像技术以推动 AD 的早期识别和早期精准诊断，包括开发双期 Aβ-Tau-PET 成像、PET-MR 成像等。

2. 体液生物标志物

淀粉样蛋白病理（A）、Tau 蛋白病理（T）和神经损伤或变性（N）也可通过体液生物标志物确定。Aβ1-42、p-Tau181 和 t-Tau 的自动化分析平台的发展极大地促进了这些生物标志物的应用。通过广泛的全球合作，相应生物标志物的检测方法已经规范统一，并且不同供应商提供的 ADCSF 生物标志物检测分析结果已经得到矫正。目前国际上已制定了 CSF 收集和分析标准化操作程序，牢固地建立了监测分析结果一致性的质量控制方案。所有这些努力都是为了建立一个全球性的、统一的生物标志物分界点，以用于确定患者是否患有 AD 样疾病。

（1）CSF 生物标志物：除了已得到国际认可的 CSF 中的 Aβ1-42、Aβ40、p-Tau181 和 t-Tau 外，还有一些其他的 CSF 生物标志物，如反映轴突损伤和突触功能障碍的标志物神经粒蛋白、SNAP25、突触结合蛋白、神经元钙传感蛋白 VLP1 等。这类标志物与出现在 AD 早期的突触病理相关，并与功能结果和认知功能衰退的关系相关。其中，神经颗粒蛋白最有临床应用潜力，因其对 AD 具有特异性而且在 AD 早期即升高。YKL40（CHI3L1）是一种小胶质细胞和星形胶质细胞的生物标志物，是一种很有希望用于监测 AD 治疗效果的标志物。有文献报道，CSF 中反映小胶质细胞激活的可溶性关键蛋白 sTREM2 在 AD 临床前阶段具有特征性的动态变化过程，有作为 AD 早期生物标志物的潜力。而 CSF 中可溶性血小板衍生生长因子受体 β（sPDGFRβ）作为大脑周细胞损伤的标志物在临床前 AD 阶段显著升高，并与 ATN 病理有紧密相关性，提示大脑周细胞损伤通过非 Aβ 依赖途径参与 AD 临床进展。亦有文献报道 CSF α-synuclein 可作为 AD 早期诊断和预警的新型生物标志物。

（2）血液生物标志物：目前被证实有效的 AD 生物标志物检测主要依赖于腰椎穿刺和分子影像扫描，受限于操作的有创性以及设备的高要求，这两种方式很难被广泛应用。而血液检测方法操作简便、花费较少，有望成为筛查的重要方式。因此，寻找有效的血液 AD 生物标志物对于在全人群中推动 AD 的早期识别和早期诊断意义重大。

近年来，超灵敏技术的快速发展使精确测量血液中的中枢神经系统蛋白水平成为可能。通过免疫沉淀结合质谱、微流体和其他先进技术如 Simoa、免疫降低和蛋白质酰胺键分析，可以敏感地检测到 AD 患者血浆中 Aβ 水平的降低。未来的研究需要阐明基于不同的目的（如筛选、分层和效果监测等）需要采用哪种技术。对于 Tau 蛋白病理，一些研究提供了强有力的证据证实血浆 p-Tau181 和 p-Tau217 可以作为 AD 的诊断生物标志物，并通过 PET 数据分析证实其能够识别脑内的 Aβ 和 Tau 蛋白病理、预测 ATN 病理进展和疾病进展。此外，神经丝蛋白轻链（NfL）是一种主要的轴突细胞骨架蛋白，是神经变性的跨疾病生物标志物。在大多数神经退行性疾病中，更高水平的 NfL 与更快的疾病进展和更高的脑萎缩率有关。其在血液中的水平与在 CSF 中的水平相似，并且在 AD 早期就出现改变。因此，NfL 有望成为一个有效反映神经损伤或变性的血液生物标志物。基于血浆 Aβ1-42/Aβ40、p-Tau181 和 NfL，研究者们进一步构建了血浆 ATN 诊断方案，并证明其可方便无创地用于 AD 早期识别及临床进展预测。然而，未来仍需要进一步验证血浆生物标志物在 AD 诊断中的应用。

第六节　阿尔茨海默病的精准治疗及综合管理

AD 的治疗包括药物治疗和非药物治疗两大类，药物治疗主要包括改善认知功能的药物、改善精神行为症状的药物、靶向调修药物和中医药等。非药物治疗主要有认知训练、神经调控治疗、生活方式干预、针灸等方法。除靶向调修药物之外，其他治疗方法仅能缓解 AD 的临床症状，并不能阻止或逆转疾病的进展。

一、药物治疗

1. 改善认知功能的药物

（1）胆碱酯酶抑制剂：多奈哌齐、卡巴拉汀、加兰他敏和石杉碱甲等均属于胆碱酯酶抑制剂类药物，可用于改善轻度至重度 AD 患者的认知功能和日常生活能力。胆碱酯酶抑制剂类药物的主要作用机制是通过增加脑组织内神经递质胆碱的浓度来改善认知功能。其中，多奈哌齐是一种可逆性的胆碱酯酶抑制剂，在临床实践中其初始使用剂量为 5 mg，每日一次；维持 1 月后可增至 10 mg；对于中度至重度 AD 患者 3 个月后可增加至最大剂量 23 mg。卡巴拉汀的作用机制是可同时抑制乙酰胆碱酯酶和丁酰胆碱酯酶的活性，其初始使用剂量为 1.5 mg，每日两次；其后每 2 周增加 3 mg；最大使用剂量可达每日 12 mg。加兰他敏是一种选择性的胆碱酯酶竞争抑制剂，可以增加乙酰胆碱对烟碱样受体的结合作用，从而促进乙酰胆碱的活性，其初始使用剂量为 4 mg，每日两次；维持 4 周后可逐渐加量并调整至最适剂量，最大用量为每日 32 mg。石杉碱甲也是一种可逆性胆碱酯酶抑制剂，可选择性抑制乙酰胆碱酯酶的活性，从而增强乙酰胆碱的活性。由于不同患者对各种药物的敏感性和耐受程度不同，因此当患者对一种药物缺乏满意疗效或不耐受时，可调整为另外一种药物。需要注意的是，这些药物仅能在一定程度上改善患者症状，使其认知水平在一段时间内保持稳定，并不能逆转疾病进展。

（2）谷氨酸受体拮抗剂：美金刚是一种电压依赖的、有中度亲和力的、非竞争性的 N- 甲基 -D- 天冬氨酸（NMDA）受体拮抗剂，可通过减少钙离子内流而抑制神经元内谷氨酸浓度的升高，在临床上可用于中度至重度 AD 患者，对患者的语言、记忆和精神活动均有一定程度的改善作用。美金刚起始剂量为 5 mg，每日一次；4 周后可逐渐加量并维持达最大剂量 20 mg。美金刚的副作用较少见，耐受性良好，还可与乙酰胆碱抑制剂类药物联合使用增强疗效。

（3）脑肠轴调节药物：甘露特纳胶囊（GV-971）可通过重塑 AD 患者肠道菌群平衡、降低外周相关代谢产物苯丙氨酸 / 异亮氨酸的积累，使脑内神经炎症减弱，进而改善认知障碍症状，可用于轻度至中度 AD 患者的治疗。该药已于 2019 年被国家药品监督管理局批准为 AD 的治疗药物（表 4-5）。

2. 改善精神行为症状的药物

在 AD 患者中，精神行为症状如抑郁、躁狂、淡漠、睡眠障碍、谵妄等十分常见。这些症状与患者的遗传背景、认知储备、适应力、合并疾病、个人经历、生活环境等因素也有一定的关系。对于精神行为症状的评估首先应排除一些干扰因素的影响，如疼痛、疾病、不适、饥饿、孤独、无聊、缺乏亲密和焦虑等。排除干扰因素后，对于那些可能会对患者或他人产生伤害的精神行为症状，临床上会使用一些抗精神病药物进行对症治疗。但有些研究表明抗精神病药物会增加痴呆患者的脑卒中和死亡风险。因此，使用抗精神病药物的决定必须极其谨慎，而且应尽可能地降低使用剂量和缩短用药时间。临床上常用的抗精神病药物包括苯二氮䓬类药物、抗抑郁药和情绪稳定剂等。其中，匹莫范色林（pimavanserin）是一种血清 5- 羟色胺 2A 型（5-HT2A）受体选择性反向激动剂，因其选择性较高且副作用较少，已被批准用于治疗帕金森病患者的幻觉和妄想症状。目前 FDA 正在审查该药用于治疗其他类型痴呆患者精神行为症状的疗效。最近的临床试验支持用布雷匹拉唑（一种非典型的抗精神病药物）、西酞普兰（一种选择性血清素再摄取抑制剂）、利培酮、纳比龙（一种大麻素）治疗 AD 患者的躁动症。另外，依匹哌唑、艾司西酞普兰、哌唑嗪、右美沙芬加奎尼定、右美沙芬加安非他酮对 AD 相关躁动症的疗效也正在通过临床试验被评估。此外，Suvorexant 作为治疗失眠的双重促食素拮抗剂，已被批准用于治疗 AD 患者的失眠症。Lemborexant 是另一种双促食素拮抗剂，其对睡眠 – 觉醒节律紊乱患者的疗效也正在被评估，也有望用于 AD 患者的失眠症。

3. 靶向调修药物

（1）靶向 Aβ 的药物：Aβ 的产生增多和清除减少被认为是导致淀粉样蛋白产生增多的主要原因，因此，大量的临床试验将 Aβ 作为 AD 防治和药物开发的靶点。目前正在开发的靶向 Aβ 的药物，如 Aβ 的抗体和疫苗、β- 分泌酶和 γ- 分泌酶的抑制剂和调节剂等，旨在减少 Aβ 的产生或增加 Aβ 的清除。多个针对 Aβ 的单克隆抗体药物，如 Solanezumab、Gantenerumab、Crenezumab、Aducanumab、Lecanemab 等，已在一些临床试验中显示出对 Aβ 蛋白清除的显著疗效。其中，Aducanumab 已被 FDA 批准用于 AD 的治疗。最近另外两种 Aβ 抗体 Lecanemab，Donanemab 也已获得 FDA 突破性疗法的认定。此外，一些 Aβ 的疫苗如 CAD106、ACC-001，靶向 β- 分泌酶的药物如 E2609、AZD3293、HPP854、LY3202626、verubecestat，也已进入前期临床试验以评估其对 AD 前驱期或痴呆期患者的临床疗效（表 4-6）。

（2）靶向 Tau 的药物：由于多数针对 Aβ 为靶点开展的临床试验的失败，近年

表 4-5 改善 AD 患者认知功能药物

药物类别	药物名称	适用阶段	用量	管理要点	不良反应
胆碱酯酶抑制剂 ACEIs	多奈哌齐	所有阶段	轻中度：起始 5mg，1 月后增至 10mg，一天一次；中重度：起始 5mg，1 月后增至 10mg，一天一次，3 月后增至 23mg，一天一次	晚饭后服用	胃肠道反应：恶心、呕吐、腹泻等
	卡巴拉汀	所有阶段	口服剂型：起始 1.5mg，每 2 周增加 3mg/日，增至 6mg，一天两次；透皮贴剂：起始 4.6mg，4 周后增至 9.5mg，增至 13.3mg，一天一次	与饭同服 每次轮换位置	心血管系统反应：心动过缓、传导阻滞等 神经系统反应：头晕、头痛、失眠、困倦等 其他：皮肤刺激、肌溶解、恶性综合征、超敏反应等
	加兰他敏	所有阶段	普通片：起始 4mg，每 4 周增加 8mg/日，增至 12mg，一天两次；缓释片：起始 8mg，每 4 周增加 8mg/日，增至 24mg，一天一次	与饭同服	
	石杉碱甲	所有阶段	0.1~0.2mg	与饭同服	
NMDA 受体拮抗剂	美金刚	中重度	普通片：第 1 周 5mg，2 周 5mg，3 周 10mg，每晨一次 +5mg，临睡时一次，4 周 10mg，一天两次；缓释片：7mg，一天一次，每周增加 7mg/日，增至 28mg，一天一次	与 ACEIs 合用可增加疗效	耐受性较好 偶有头晕、头痛、便秘、腹泻、嗜睡、血压波动等
脑肠轴调节药物	甘露特钠胶囊	轻中度	450mg，一天两次		可见心律失常、口干、血尿、肝功异常 少见头晕、胃炎、肝功异常

表 4-6 靶向 Aβ 的单克隆抗体

药物	研发公司	研究人群	结合 Aβ 类型	表位	抗体来源	IgG 亚类	研究状态
Bapineuzumab	辉瑞 / 强生	轻中度 AD	可溶性和聚集 Aβ	N 末端，1-28 残基片段	人源化抗体	IgG1	III 期研究停止
Solanezumab	礼来	轻中度 AD；中度 AD	可溶性 Aβ	中间区域，13~28 残基片段	人源化抗体	IgG1	III 期研究停止
Crenezumab	罗氏	淀粉样蛋白生物标志物阳性的轻度 AD	Aβ 的多个构象，包括单体、纤维、斑块	中间区域，12~23 残基片段	人源化抗体	IgG4	III 期研究停止
Gantenerumab	罗氏	前驱期 AD 和轻中度 AD	纤维型 Aβ	N 末端和中间区域	全人序列	IgG1	III 期研究进行中
Lecanemab	渤健和卫材	临床前 AD,AD 源性 MCI 和轻度 AD	可溶性 Aβ 原纤维	N 末端	人源化抗体	IgG1	III 期研究进行中获 FDA 突破性疗法认定
Donanemab	礼来	AD 源性 MCI 和轻度 AD	Aβ 斑块	Aβ(p3~42)	人源化抗体	IgG1	III 期研究进行中获 FDA 突破性疗法认定
ADucanumab	渤健	AD 源性 MCI 和轻度 AD	Aβ 聚集体（不溶性纤维和可溶性寡聚物）	N 末端	全人序列	IgG1	获 FDA 批准

来靶向 Tau 蛋白的疾病修饰疗法逐渐成为焦点。几种针对 Tau 不同表位的单克隆抗体如 BIIB092、ABBV-8E12、Semorinemab、Lu AF87908 等正在进行临床试验中，以期降低 Tau 蛋白病理性过度磷酸化、Tau 蛋白纤维化或沉积。针对 Tau 的疫苗如 ACI-35、AADvac1 也正在进行临床试验中。另外，针对 Tau 蛋白清除的药物，如亚甲基蓝，已被 FDA 批准上市用于阻止 Tau 蛋白的异常聚集。值得注意的是，所有这些药物都有潜在的副作用，应当慎重使用。

4. 中医药

中国 AD 诊疗指南（2020 年版）中，对基于中医药原始研究（n=3703）的 31 项涉及补肾法、化痰法、活血法、泻火法、解毒法的研究数据进行荟萃分析，提出"早期补肾为主并贯穿全程，中期化痰活血泻火，晚期解毒固脱"的序贯疗法（表 4-7）。经临床研究初步证明，中药序贯疗法联合常规西药治疗对 AD 有协同增效作用，可改善认知和行为症状至少 1 年，2 年认知改善率（ΔMMSE $\geq$ 0 分）比单独使用西药高 25.64%，恶化率（ΔMMSE $\geq$ 4 分）低 48.71%，早期获益大于中晚期。

表 4-7 AD 的中药序贯疗法

病期	早期		中期		晚期
症状特征	记忆减退	认知	精神	行为	意识和机能衰退
证候演变	肾虚	痰蒙	血瘀	火扰	毒盛正脱
补肾法					
化痰法					
活血法					
泻火法					
解毒固脱法					
多奈哌齐					
美金刚					

二、非药物治疗

非药物治疗的目的是维持或改善 AD 患者的认知功能、整体生活质量或日常生活能力，也可以缓解抑郁、淡漠、睡眠障碍、躁动和攻击等精神行为症状。与药物疗法一样，非药物疗法无法阻止或逆转 AD 疾病的进展，仅能在一定时间内缓解或维持 AD 患者的症状。

1. 认知训练

在一项大型的针对认知健康老年人群的高级认知训练试验（ACTIVE）中，对

2 500 多名 65 岁及以上的认知健康老年人进行记忆训练、推理训练和速度训练，并进行了为期 5 年的随访，研究结果发现参与推理训练的受试者记忆力、注意力和推理能力有显著的提高。此外，一项名为"英国大脑测试"的在线研究对 11 430 名年龄为 18 ～ 60 岁的受试者进行推理训练，结果发现年龄较大的受试者（6 742 名年龄＞ 50 岁），在经过 6 个月的推理训练后，其推理、语言学习和日常生活能力等方面均表现出显著的改善。由此可见，认知训练在症状改善方面发挥着一定的作用。

2019 年 1 月，由宣武医院认知障碍团队牵头撰写了我国第一个认知训练专家共识，为国内认知训练的临床应用和研究开展提供了指导，并建立了线下认知训练门诊与线上认知训练平台相结合的认知训练模式，在全国 40 余家三甲医院进行推广，每个月有 10 万人次接受认知训练。针对痴呆前阶段，该共识推荐采用针对工作记忆、词汇学习与记忆、注意力、执行功能和加工速度进行训练。一项针对血管性认知障碍非痴呆患者的认知训练干预研究（Cog-VACCINE）结果显示，经过连续 7 周、每周 5 d、每天 30 min 的计算机化认知训练，干预组人群的整体认知功能明显提高；该研究同时利用多模态核磁共振进行了潜在机制研究，结果发现，干预组人群脑默认网络（DMN）与执行控制网络（ECN）间的连接显著增强，且这种改变与患者认知功能的改善相关。此外，一项针对我国 MCI 人群的多中心、大样本、计算机辅助认知训练研究也正在进行中，该研究计划入组 260 例遗忘型 MCI 患者以明确认知训练的短期、长期效果及作用机制，该项目的实施可进一步提高 MCI 患者予以认知训练的证据级别。

2. 神经调控治疗

神经调控是指利用植入性或非植入性技术，通过电或化学的作用方式，对中枢、周围和自主神经系统的、邻近或远隔部位的神经元或神经网络信号传递产生兴奋或抑制调节作用，从而达到改善患者生活质量或提高机体功能的目的。侵入性神经调控技术主要包括脑深部电刺激、迷走神经刺激、脊髓电刺激、周围神经电刺激、脑皮质电刺激、微量泵植入等，非侵入式神经调控技术主要包括经颅磁刺激、经颅直 / 交流电刺激、经颅超声刺激、经颅光生物调节、神经反馈技术等。

目前认知障碍领域开展的神经调控治疗主要是非侵入式经颅磁刺激、经颅电刺激等，但我国目前关于该领域的研究成果还比较有限。张恒等对 196 例 AD 患者进行经颅磁刺激治疗，将刺激探头分别安装于患者大脑左右背外侧前额叶同时给予"8"字形线圈刺激，刺激的强度设置为 80%MT，频率为 5.0 Hz，刺激时间 2 s，刺激序列 30 个，间歇时间 30 s，每次治疗 0.5 h，每天 2 次，疗程为 28 d，对照组应用假性刺激治疗。治疗后两组患者认知功能、精神行为症状及日常生活能力评分高于治疗前，且治疗后治疗组患者的总有效率（90.82%）明显高于对照组（62.24%）

（$P < 0.01$）。另外一项针对我国 AD 早期患者开展的双盲、随机对照的经颅交流电刺激研究（TRANSFORM-AD）正在进行中，该研究结果将为早期 AD 患者的神经调控治疗提供更多循证证据。

3. 改变生活方式

此外，研究表明健康均衡的营养，适度的体育锻炼，积极参与社会活动，戒烟、戒酒，控制体重，以及严格控制血压、血脂和血糖等风险因素均显示出对认知能力的改善作用，甚至对有 AD 遗传背景的患者也有显著效果。

4. 针灸

研究发现针灸可调节神经递质释放、提高神经营养因子含量、改善细胞内信号通路、抑制脑组织炎性反应、调节异常蛋白质水平和上调自噬活性水平等多种方式对 AD 患者产生疗效。一项随机对照试验将纳入的 87 名受试者分为针灸治疗组和药物治疗组。针灸治疗组每周针刺 3 次，药物治疗组每天服用一次盐酸多奈哌齐（前 4 周剂量为 5 mg/d，此后剂量为 10 mg/d），共进行治疗 12 周。两组受试者治疗结束 3 个月后对受试者进行随访，结果发现，与药物治疗组相比，针灸治疗组的 ADAS-Cog 评分明显降低（$P < 0.05$）。

5. 其他

研究显示，运动康复训练包括各种形式的主动和被动运动，可改善 AD 患者的肢体运动功能，还能有效改善认知功能。音乐疗法有助于提高患者语言流利度、缓解患者精神症状和照料者的压力，减少患者激越症状，促进日常生活活动和沟通，改善认知功能。此外，大部分 AD 患者由家庭照顾，让照料家属接受更多教育，使其更充分了解疾病，特别是在疾病早期给予患者更多理解和亲情关怀，有助于消除 AD 患者孤独抑郁心理，延缓病情进展。

三、AD 的综合管理

目前，关于 AD 患者的综合管理主要以减轻患者的临床症状、延缓疾病进展为目标。为达到最佳成效，对于 AD 的防治应遵循全程综合管理的三级预防模式（表 4-7）。对于认知功能完全正常的人群，要注重一级预防，通过生活方式干预（如进行体育锻炼、合理饮食、积极参与社交活动、认知活动）及控制血管和代谢等危险因素，降低 AD 的发病风险。AD 临床前阶段的患者虽未出现临床症状，但已逐渐形成了特征性的脑病理改变，应启动二级预防方案对患者进行管理。除了要注重危险因素的调控外，同时要考虑应用靶向 Aβ、Tau 的特异性疾病修饰药物治疗以抑制 Aβ、Tau 产生（如 β-/γ-分泌酶调节剂、Tau 磷酸化调节剂等），促进 Aβ、Tau 清除（如泛素化蛋白酶体调节剂、抗体/疫苗免疫治疗等）。而一旦患者出现了临床可识别的认知功能减退症状，应及时启动三级预防策略，治疗上应使用神经递质调节剂如胆碱酯酶抑制剂、NMDA受体拮抗剂等药物缓解患者的认知减退症状，控制患者的精神行为症状等；非药物手段如加强认知训练、神经调控治疗等，也是AD治疗策略的重要组成部分。此外，注重家庭照料、加强陪伴和护理等对AD患者的防治也十分关键（图4-9）。

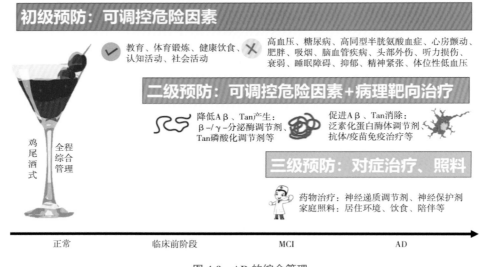

图4-9 AD的综合管理

第七节 阿尔茨海默病的精准防诊治方案

一、AD精准防诊治华山案例

患者，女，54岁，初中文化，主诉"记忆力下降2年"。

现病史：患者2年前无明显诱因逐渐出现记忆力下降，以近记忆力为主，不能回忆最近发生的事情，如重复买同一样东西，总是忘记东西放在什么地方，远期记忆尚可，呈进行性加重。情绪正常，无焦虑抑郁，日常生活能力未受影响。肢体活动正常，无行动缓慢。病程中饮食可，睡眠差，入睡困难，无打鼾，无快动眼期睡眠障碍，二便正常，体重无明显减轻。

既往史：否认传染病史、手术史、外伤史、恶性肿瘤史、心脑血管疾病史、高血压病史、糖尿病史、用药史等。

个人史：已婚已育已绝经，否认吸烟饮酒史、疫区接触史、毒物接触史等。

家族史：否认家族遗传史。

查体：神清，高级神经功能检查提示近记忆力下降。颅神经查体未见明显异常。

四肢肌力及肌张力正常，腱反射对称引出，双侧病理征阴性。双侧痛温觉及深感觉对称。双侧指鼻、轮替、跟膝胫试验稳准。无自主神经功能缺损。

辅助检查：

血液学检查：血脂异常（总胆固醇及低密度脂蛋白胆固醇升高），血常规、电解质、同型半胱氨酸、叶酸、维生素 B_{12} 值均在正常范围内，肝肾功能、甲状腺功能未见明显异常，人免疫缺陷病毒抗体（Anti-HIV）阴性，梅毒快速血浆反应素试验（RPR）阴性，梅毒螺旋体特异性抗体阴性。

神经心理评估：记忆认知域受损明显，注意、视空间认知域轻度受损，语言、执行功能相对保留（表 4-8）。

表 4-8　神经心理评估报告单

	检查项目	得分 / 分	1.5 *s*
总体认知	简明心理状况量表（MMSE）	25	24
	蒙特利尔认知评估量表（MOCA）	22	24
记忆	听觉词语学习测验延迟回忆（AVLT-N4）	0	4
	逻辑记忆测验（LM）延迟回忆	0	4
	复杂图形模仿测验（Rey0）回忆	0	9
视空间	画钟测验（CDT）	2	3
	复杂图形模仿测验（Rey0）临摹	30	32
语言	言语流畅性（动物）	14	10
	Boston 命名测验	21	20
注意	符号数字转换测验（SDMT）	24	29
	连线测验 A（TMT-A）耗时	67	85
执行	连线测验 B（TMT-B）耗时	195	200
	Stroop 色词测验 C（CWT-C）正确数 / 时间	44/123	40/106
日常生活能力量表（ADL）		20	23
精神行为	轻度行为异常（MBI-C）	2	
	精神行为问卷（NPI）	0	—
	额叶损害问卷（FBI）	3	
焦虑自评量表（20 项）		34	50
抑郁自评量表（15 项）		28	53

CSF 生物标志物检测：Aβ1-42/Aβ1-40、p-Tau181、t-Tau 异常（表 4-9）。

表 4-9　CSF 中 AD 核心标志物检测

检测方法	检测项目	结果 /pg/mL	参考区间
ELISA	Aβ1-42	955.44	< 550 pg/mL 提示淀粉样病变 551 ~ 650 pg/mL 可疑 ≥ 651 pg/mL 正常范围
ELISA	Aβ1-40	14533.89	
ELISA	Aβ1-42/Aβ1-40	↓0.07	≤ 0.1 阳性 > 0.1 阴性
ELISA	p-Tau181	↑90.03	≤ 61 pg/mL 正常范围 > 61 pg/mL 提示神经纤维缠结
ELISA	t-Tau	↑611.61	< 290 pg/mL 正常范围 290 ~ 452 pg/mL 可疑 > 452 pg/mL 提示神经细胞死亡

头颅 MRI 示（图 4-10 A）：两侧额顶叶及侧脑室旁多发缺血灶；右侧小脑陈旧出血灶可能；双侧海马萎缩，考虑海马硬化可能大。

淀粉样蛋白 PET（图 4-10 B）：双侧额叶、顶叶、后扣带回皮质淀粉样蛋白异常沉积，脑萎缩。FDG-PET（图 4-10 C）：双侧顶叶、双侧颞叶、双侧枕叶及后扣带回（左侧明显，如箭头所示），左侧丘脑及左侧壳核 FDG 代谢降低。

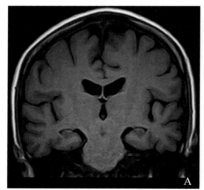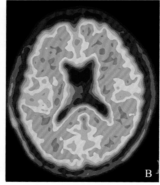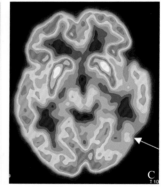

图 4-10　头颅 PET-CT

精准诊断：患者老年女性，慢性病程，存在近记忆力减退，多个认知域受损，日常生活能力正常，神经心理学评估证实存在 MCI，但未达痴呆阶段。血液学等检查排除其他原因引起的认知功能下降，CSF 核心标志物异常（A+T+N+），MRI 发现海马萎缩，PET 提示 Aβ 异常沉积及典型脑区代谢减低，该患者最终诊断为 AD 源性 MCI。

精准防治：患者目前存在睡眠障碍等 AD 高危因素，无其他不良生活习惯，建议患者及时去睡眠门诊就诊，积极治疗睡眠障碍，此外应通过加强体育锻炼、多参与认知活动如下棋等、适当补充维生素 C、控制血压血糖等危险因素。必要时可选择性应用乙酰胆碱酯酶抑制剂等进行改善认知、对症治疗。此外要定期随访，密切监测患者认知功能改变。

二、AD 精准防诊治华山方案

基于上述针对 AD 的风险预警及精准预防、标志物及精准诊断、精准治疗及综合管理模式，华山医院认知障碍亚专科在临床实践中逐渐形成了具有特色的 AD 精准防诊治方案（图 4-11）。该方案是一个涵盖从健康衰老、高危人群、临床前阶段、MCI 阶段到 AD 痴呆阶段的，从家庭、社区、区域医疗中心、高级认知中心到康养中心的，AD 全程综合管理方案。

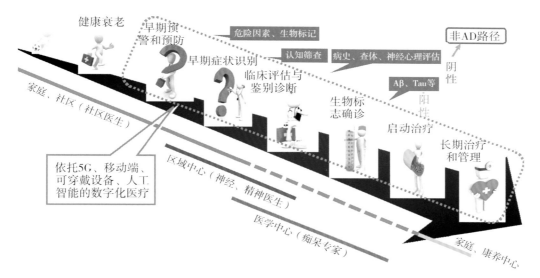

图 4-11　AD 精准防诊治华山方案

对于健康衰老年人群，华山方案建议在家庭和社区开展 AD 高危因素筛查，如进行糖尿病、高血压、睡眠障碍等危险因素的评估记录，对存在 AD 高危因素的人群开展预防宣传与教育，并基于 AD 循证预防国际方案制订个体化精准预防方案，有助于开展基层 AD 早期防控，最大程度降低 AD 发病率。

对于 AD 高危人群，华山方案建议在家庭及社区开展定期认知筛查，注意其是否出现 AD 早期临床症状，如丢三落四、不能回忆最近发生的事情、重复买同一样东西、总是忘记东西放在什么地方等近记忆力下降症状，以及其他计算、注意、语言、空间等认知功能受损表现，关注这些症状是否影响日常生活能力。针对出现早期症状的这部分人群，社区应当建议其到区域医疗中心由神经或精神科医师进行全面的病史采集、体格检查以及神经心理测评，评估患者的认知功能受损程度，是否符合 AD 的临床表型，初步区分 AD 与非 AD 疾病。

对于怀疑 AD 或无法排除 AD 可能的个体，华山方案建议患者进一步到高级认知中心，痴呆领域专家通过腰穿 CSF 检测或 PET 检查等进一步明确 Aβ、Tau 等病理标志物改变情况，以明确诊断和下一步干预方案。如果 AD 病理标志物检测为阴性，结合临床和认知评估资料提示为非 AD 疾病，需要通过鉴别诊断明确病因，针对性开展治疗。如果 AD 生物标志物检测为阳性，则提示为 AD 源性认知损伤，需尽早启动 AD 精准靶向治疗方案，并指导患者进行长期的家庭和社区护理与管理，如果随着病情进展症状加重出现严重的日常生活能力损伤或精神行为症状等，可以根据实际情况到康养中心进行治疗和管理。

随着数字化医疗技术产业的进步，区域分级诊疗模式的构建还可以依托 5G、移动端、电子穿戴设备和人工智能等手段，完成老年人疾病智能风险预测、病情实时动态监测与个体化长期综合管理。

总之，基于 AD 精准防诊治华山方案，针对不同人群进行分级诊疗及个体化防诊治管理，有助于实现 AD 早期识别、早期治疗，为国内各认知中心提供成熟的示范，带动区域医疗体系 AD 防控水平，降低疾病负担。

第八节　阿尔茨海默病精准防诊治的挑战

一、AD 防控体系的现状与挑战

《中国 AD 患者诊疗现状调研报告》显示 AD 早期识别率较低。绝大部分 AD 患者是在各种临床症状出现后就诊，而体检或认知筛查发现问题就诊者仅占 10.06%。AD 复诊率和治疗依从性也比较低，24.39% 的受访患者表示从未去医院进行过复诊，坚持服药 3 年以上的患者占比不到 30%。这些问题的根源是 AD 早期诊治及全程管理的理念未得到普及，同时与药物治疗价格高、疗效不满意和副作用显著等也有关系。此外，AD 的诊疗状况城乡差距较大，农村就诊率只占城市一半。在城市，42.67% 的AD 受访患者在 1 次就医后就能被成功确诊，而乡村受访患者 1 次就医后就能被成功确诊的比例仅占 22.81%。

以上诊治现状的背后存在各方面的因素。首先，痴呆患者及其家属不重视早期诊断。由于对痴呆发病原因、症状及预后缺乏基本认识和了解，大部分痴呆患者及其家属认为痴呆就是正常老化、是老年人身体的自然反应、无须到医院进行诊治；也有部分痴呆患者及其家属因对痴呆存在病耻感而不愿就医，这在一定程度上影响了痴呆患者及早就诊和治疗。其次，基层医务工作者对 AD 的识别能力低较。目前，临床医师诊断痴呆主要基于对患者临床症状的判断并结合可靠的神经认知评估工具及辅助检查手段（如神经心理学、神经影像学、基因学、血液及 CSF 检查等），但 AD 临床表现复杂，因此对临床医师的诊治水平提出了较高的要求，需要基层医务工作者识别痴呆的主动性，而我国基层医务工作者现阶段尚缺乏提高痴呆识别能力、诊疗技能等方面的培训也缺乏。最后，大型综合医院承受着痴呆集中诊治的压力，相关医疗资源有限。我国 2 340 家三甲医院中仅有约 10% 的医院设有记忆门诊和痴呆诊治中心，且来自上述 2 340 家三甲医院的 96 000 名神经科医师中仅有约 2 000 名痴呆专科医师，据此推算，我国每 6 000 例痴呆患者只配置 1 名痴呆专科医师。因此即使具备了相应的 AD 诊断资质和能力，相对于庞大的痴呆患者数量，我国痴呆专科医师处于严重短缺状态，无法满足诊治需求。此外，我国不同地区三甲医院痴呆诊断水平参差不齐，误诊率为 30% ～ 40%，因此大型综合医院承受着痴呆集中诊治的巨大压力。

　　针对这些情况，可从以下几个方面出发提高 AD 的规范化诊疗水平。首先，加强全民科普宣教。应尽早建立并完善涵盖疾病早期识别、早期诊治、科学康复和全面护理的多层次科普宣教体系，同时还应构建痴呆科普专家库，努力开展全国范围内多渠道、多层次、立体式科普宣教，通过全方位科普宣教让患者及家属意识到 AD 是一个连续的病理过程，早期识别、早期诊断和早期治疗可有效延缓患者病情进展，提高患者生活质量。其次，广大基层医务工作者除需对 AD 临床早期表现（如记忆力减退、反应迟钝、迷路、语言障碍及情绪行为异常等）具有高度的警觉性，并应掌握基本的神经心理评估方法，如 MMSE 和 MoCA 量表，这些是目前国际上应用最为广泛的认知功能筛查量表。最后，需在分级诊疗制度下进一步构建并完善 AD 患者的综合管理模式。大型综合医院记忆门诊痴呆专科医师应定期深入基层医疗卫生机构对广大基层医务工作者进行规范化培训，包括痴呆评估量表使用及相关标准的统一等；基层医务工作者发现以认知功能下降为主诉的患者时应及时对其进行认知筛查与评估，并及时推荐患者到大型综合医院记忆门诊就诊，待明确诊断后再转回基层医疗卫生机构并由基层医务工作者进行建档管理、定期随访、用药指导、认知康复训练等 AD 患者的综合管理。其中，需要构建一套完整的、切实可行的基层医疗卫生机构与大型综合医院记忆门诊无障碍沟通机制。此外，基层养老机构也应建立并完善老年痴呆患者管理机制，通过与基层医务工作者合作等进一步提高老年痴呆患者综合管理水平，进而构建基层医疗 - 记忆门诊 - 养老机构 - 科普宣教紧密结合的新型痴呆综合管理模式。

二、AD 早期防诊治技术的现状与挑战

　　在 AD 的早期筛查中，量表仍然是风险评估的基本使用工具之一，但量表筛查的

信效度近年来在学界存在诸多争议。有意见指出，这些量表在准确反映所测量的个体差异方面还有误差。此外，关于量表是否能否有效适用于所开发的语境之外的地区，也存在不同意见。虽然最新的血液学生物标志物可在一定程度上弥补量表使用在这方面的缺陷，能够更客观稳定地判断 AD 发病风险，但量表使用是不可替代的，研究显示量表评估与血液标志物的结合能够取得最佳的 AD 风险评估效能。因此，在血液生物标志物尚未真正在临床广泛开展的当下，仍需要对各类评估量表进一步科学化和规范化，以适应不同语言及情境。

在早期诊断中，血液生物标志物克服了分子影像和 CSF 生物标志物昂贵、有创、难获得的不足，有望在近期成为疾病早期诊断的关键手段。基于血液生物标志物的问题在于，虽然目前新的基于血液诊断测试的灵敏度和特异度很高（如 90%），但在人口水平上（AD 的流行率估计值设定为 10%）尤其是基层医疗卫生中心，其阳性预测值是低的（约 50%）。因此，尽管血液生物标志物被认为是当前诊断的巨大进步，但对于初级医疗体系的保健工作而言意义有限。阳性的血液学测试结果让老年人带上了 AD 的风险"标签"，会被转诊至更高级的认知中心或专家诊所进行更全面的测试，来进行疾病确诊。然而，很多被转诊的患者并未得到 AD 诊断的确认，使得他们在焦虑的状态下转回初级卫生中心。

早期预防目前已经成为学界以及主要国家卫生部门的共识，通过干预可调控因素进行早期预防已成为降低疾病负担的重要手段。但是这些预防措施对许多初级保健医师来说可能意义有限。因为预防 AD 和痴呆症在很大程度上与心血管危险因素有关，这已经是初级保健工作的一个主要方面。虽然有证据指向新的可调控危险因素，如颅脑创伤、酒精的过量摄入、空气污染，但这些新发现的因素对于预防 AD 的痴呆贡献微弱，而且据推算，目前所有的可调控危险因素也仅能延缓或预防 40% 的痴呆发生。因此，即使再加上痴呆症的风险，也不会对他们工作产生太大的影响。寻找新的具有重要意义的可调控风险因素是有必要的。但明确具有循证医学证据的风险因素作为预防靶点的过程又面临了其他问题。对于可调控风险因素的预防研究缺乏强大的商业利益，这意味着很难获得临床研究的资金。此外，研究非药理学和药理学干预措施的附加效益既耗时、昂贵，也很难进行，个体化非药理学干预措施的大型、充分有效的随机对照试验也是如此。通过使用自我指导的在线干预，可能有机会将其他非药物干预措施（如认知训练和锻炼）串联起来。不过，对于这种状态的改善可能根本仍在于疾病修饰疗法药物的开发与可及，从而让早期诊断的价值真正得以实现。

AD 目前仍缺乏有效的治疗手段。尽管多国科研机构和制药行业大量投入研发，但自 2002 年以来研发的 200 多个药物，基本以失败告终，研发失败率高达 99%。目前，我国仅有 5 种药物被批准用于治疗 AD，这些药物也只能控制症状，并不能改变疾病进程。FDA 目前批准的 5 种药物分别是胆碱酯酶抑制剂多奈哌齐、卡巴拉汀、加兰他敏，谷氨酸受体拮抗剂美金刚，靶向 Aβ 淀粉样蛋白抗体 AD 新药 Aducanumab。前四种获得批准用于改善临床症状已在临床上得到广泛认可，而 Aducanumab 目前仍存在较大争议。在 AD 药物研发过程中存在诸多困难。例如，几种与 AD 相关的临床诊断，包括由 AD 引起的 MCI、前驱 AD 和 AD 痴呆，导致患者的生物学和临床异质性。这种异质性使药物的发现和开发变得更加复杂，因此需要对这种异质性进行阐述和研究，从而对患者进行亚型划分（例如，基于生物标志物图谱），以便在临床试验中纳入病因和预后相近的群体，使得在有限的试验时间范围和投入成本中发现药物的真正效应。另外，临床前期动物模型的局限性也是限制药物实现成功转化的重要因素。但究其根本，药物临床试验的大规模失败原因就在于 AD 确实是一个复杂的疾病，而其发生发展的机制仍未得到充分的阐释。迄今为止，AD 药物临床试验产生的证据受到隐含的基本疾病生物学假设和理论的限制，因此对 AD 的概念模型与相关理论需要进一步发展。AD 药物发现基金会（ADDF）发布的《2021 年 AD 临床试验报告》指出，基于对衰老和 AD 发病机制更深入的理解，现有的研发管线已经不再专注于 Aβ 和 Tau 蛋白，而是针对多样的创新靶点。随着对生物标志物的深入研究和对临床试验的优化，目前的研发管线不但有望产出有效的疗法，而且可能为患者提供个体化的组合疗法，达到更好的治疗效果。

第九节 阿尔茨海默病精准医疗的产业化

一、市场概述

根据 CB Insights 的数据，脑健康领域 2020 年的全球市场规模为 62 亿美元，并将在 2024 年突破百亿美元。从初创公司阶段分布来看，脑科学领域的创业公司多处于中早期（B 轮及以前）。尽管过去 5 年内初创企业份额的总占比略有浮动，但总体在增加，说明相关领域公司正不断壮大，获得资方青睐，并且蕴含着巨大发展空间。随着技术的发展和资本的投入，脑科学的产业化将实现井喷式增长，而根据当前的落地模式，首要的应用领域必然将聚焦于维护大脑正常功能及防治退行性变。因此，AD 作为目前最迫切的尚未满足临床需求的疾病，将会是未来产业发展的重中之重。

在中国，AD 产业化主要受多个因素驱动（图 4-12）。①中国作为人口大国，已经进入了老龄化急速发展阶段，高龄人口的增加将进一步推升 AD 的患者数，从而增加了预防和治疗的需求。根据人口普查结果，我国 60 岁以上老年人口即将突破 3 亿，占总人口比重超过 20%；同时还将迎来第二次老年人口强劲增长高峰，预计 2050 年，中国 80 岁以上的高龄老人总量将达 1.3 亿人，为 2020 年高龄老人数量的 4 倍。②公众对 AD 识别的提升将推动基层医疗需求。根据上海医疗创新发展基金会的《完善 AD 防控体系的政策建议》，国家卫生部门旨在针对未来 5 ～ 10 年我国建立和完善老龄化的应对体系"窗口期"，形成 AD 的国家疾病战略。其中一项重点是在 2022 年计划让公众对老年痴呆防治知识的知晓率提高到 80%、社区（村）老年人认知功能筛查率达 80%。根据调查，我国目前轻度痴呆患者和重度痴呆患者的就诊率分别仅为 14% 和 34%，49% 的病例被误认为是自然衰老的现象，错过了早期干预的"黄金窗口期"。同时，由于我国城乡医疗资源配置不均衡，多数患者仍然是在大城市的医疗机构才得以确诊。随着公众对疾病认识的提升，基层医疗机构需要引入新的解决方案，以规范 AD 的诊断和治疗，从而加强患者的就医意愿，满足医疗需求。③由于批准的药物治疗方案乏善可陈，精准诊断会是 AD 领域产业增长最迅速的赛道。目前，我国仅有 5 种药物获批用于治疗 AD，且这些药物只能短期控制症状。靶向 AD 病理机制药物的长期缺乏，进一步导致疾病难以得到有效控制和延缓。面对临床缺医少药的窘境，及时诊断和干预将是未来产业布局的关键。随着临床检测技术的不断升级，AD 的诊断标准已从过去围绕症状的诊断模式，发展为临床表现与病理相一致的生物标志物联合模式，精确覆盖疾病的各个时期。另外，中国 AD 的诊断市场规模已从 2016 年的 191.3 亿元，上升至 2020 年的 217.5 亿元。预计 2025 年将增长至 260.2 亿元，年复合增长率为 3.7%。该数据进一步反映 AD 诊断临床落地的优势及蕴含的商业潜力。

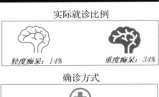
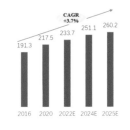

图 4-12 AD 市场现状

二、AD 产业链

AD 诊断市场的产业链主要分上游、中游、下游。上游主要以设备生产公司为主，包含耗材以及设备供应商。中游主要以医疗检测公司为主，提供综合性的检测产品和服务。下游的主体则为医疗机构和患者。近年来随着人工智能的发展，大数据分析预警系统和高风险病例排查有望在下游释放潜力，将健康管理前置到预防阶段将成为构建医疗数据生态的重要环节。从行业参与者及市场现状来看，通过数字化信息对早期神经退行性疾病的筛查和诊断的研究方向尚处于机器学习和人工智能应用的初期阶段，因此被认为是蓝海市场。由于近年医疗数据互通互联模型站的迅速发展，医疗数据孤岛问题正在被一步步解决；同时在新冠肺炎疫情和 5G 技术的催化下，通过智能终端进行多维度健康数据采集的方式将逐渐成为未来 AD 早期筛查的重要方向。通过建立精确预防、诊断以及治疗，旨在成为诊断产业链下游的"破局者"（图 4-13）。

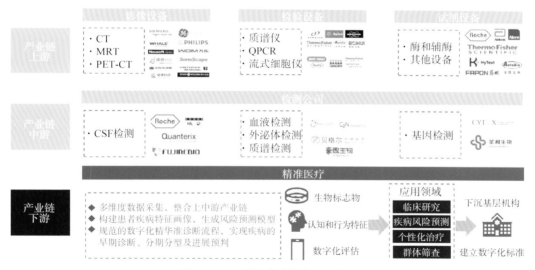

图 4-13　AD 精准真毒的产业链发展

三、AD 数字化医疗应用研发

1. AD 精准预防应用研发

基于创建的认知障碍疾病数字化临床队列和数据库，纳入认知水平正常的人群作为研究对象，建立临床队列并进行长期随访，收集队列人群基本人口学及临床资料，生物及影像标志物数据，借助数字化神经心理评估手段采集认知评估数据，利用新兴前沿技术和便携式智能设备采集睡眠、呼吸、心率、语言、表情、眼动、步态等多模

151

态数字化信息，研发智能医疗应用，整合风险因素及数字化特征生成数字化风险特征变量库，构建疾病风险预测模型。针对模型识别出的疾病高危人群，制订个体化预防方案，通过智能医疗应用远程提醒、指导并监测高危人群开展基于风险因素的一级预防及基于保护因素的认知训练计划（图 4-14）。

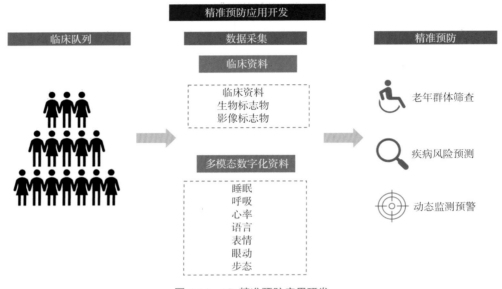

图 4-14　AD 精准预防应用研发

疾病风险预测模型的构建首先利用基本的人口学信息和认知评估对社区群体进行划分，结合临床医师经验，制定相应标准，对海量社区群体进行风险划分。利用便携式穿戴设备和移动端获取连续的睡眠、声音、听觉、触觉等数字化信息，基于本课题组研究发现的对不同神经退行性疾病发展敏感程度高的指标，结合当前先进的人工智能框架对不同风险人群构建具有普适性的动态监测模型，达到对海量社区老年群体筛查和早期预诊的目标。

复旦大学附属华山医院联合类脑人工智能科学与技术研究院已开始采集认知障碍疾病数字化信息累计 200 例，包括人口学和临床资料、基因、生物和影像标志物，以及基于便携式数字化设备开展周期性电子化认知及运动评估，同时采集睡眠、呼吸、心率、语言、表情、眼动、步态等多模态数字化信息。以上项目设备均已开始采购。

2. AD 数字化精准诊断应用研发

基于认知障碍疾病数字化临床队列和数据库，全面刻画数字化特征与认知行为学、生物影像学等传统标志物之间的关系，寻找具有临床早期诊断及病程监测的数字化特征标志物，探究数字化特征的疾病生物学机制和内涵。研发智能医疗应用，整合临床及数字化特征，生成数字化诊断特征变量库，构建基于数字化特征的疾病诊断与进展演化模型，形成规范的数字化精准诊断流程和指南，实现疾病的早期诊断、分期分型及进展预测（图4-15）。

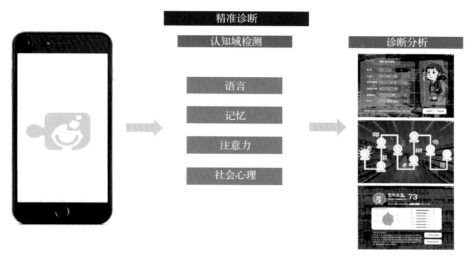

图 4-15　AD 数字化精准诊断应用研发

华山医院联合上海大学、江南大学针对手机 APP 诊疗系统开发进行了深入研究，自行设计并研发一套数字化神经心理评估应用——记忆加油站（mobile memory），已实现认知障碍个体或主观认知功能下降个体的远程认知功能筛查。该应用设计基于整体认知域，以及各子认知域：记忆、注意、语言、社会心理等方面，目前已在不同年龄段、不同教育程度的正常人群中进行测验，累计采集数据 200 例，初步分析结果提示具有良好的识别 MCI 的诊断效能。

3. AD 数字化精准治疗应用研发

基于认知障碍疾病数字化临床队列，筛选需要干预的患者。研发智能医疗应用，智能制订不同分期分型患者的个体化干预方案，开展基于药物及非药物康复及认知训练的治疗研究，并通过智能医疗应用指导并监测干预疗效，利用交互反馈模型对干预策略及时做出调整（图4-16）。

研发的综合防诊治于一体的智能医疗应用将其引入认知障碍疾病数字化专科门诊及病房，进一步提升专科疾病体系的诊疗水平，实现认知障碍疾病患者的数字化全程监测和管理，并进行市场转化，在全国多中心试点推广应用。

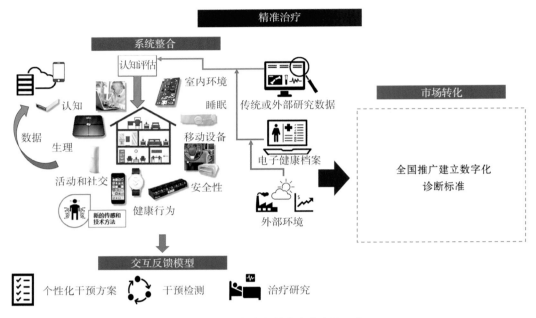

图 4-16　AD 数字化精准治疗应用研发

参考文献

［1］Albert MS, DeKosky ST, Dickson D, et al. The diagnosis of mild cognitive impairment due to Alzheimer's disease: recommendations from the National Institute on Aging-Alzheimer's Association workgroups on diagnostic guidelines for Alzheimer's disease[J]. Alzheimers Dement, 2011, 7(3):270-279.

［2］Alzheimer's Disease International MU. World Alzheimer Report 2021. 2021.

［3］Aschenbrenner AJ, Gordon BA, Benzinger TLS, et al. Influence of tau PET, amyloid PET, and hippocampal volume on cognition in Alzheimer disease[J]. Neurology, 2018, 91(9):E859-E866.

［4］Brier MR, Gordon B, Friedrichsen K, et al. Tau and A beta imaging, CSF measures, and cognition in Alzheimer's disease[J]. Sci Transl Med, 2016, 8(338).

［5］Cai ZX, Li SY, Matuskey D, et al. PET imaging of synaptic density: A new tool for investigation of neuropsychiatric diseases[J]. Neurosci Lett, 2019, 691:44-50.

［6］Chan KY, Wang W, Wu JJ, et al. Epidemiology of Alzheimer's disease and other forms of dementia in China, 1990-2010: a systematic review and analysis[J]. Lancet, 2013, 381(9882):2016-2023.

［7］Chen MK, Mecca AP, Naganawa M, et al. Assessing Synaptic Density in Alzheimer Disease With Synaptic Vesicle Glycoprotein 2A Positron Emission Tomographic Imaging[J]. Jama Neurol, 2018, 75(10):1215-1224.

［8］Chen SD, Huang YY, Shen XN, =et al. Longitudinal plasma phosphorylated tau 181 tracks disease progression in Alzheimer's disease[J]. Transl Psychiatry, 2021, 11(1):356.

［9］Dubois B, Feldman HH, Jacova C, et al. Research criteria for the diagnosis of Alzheimer's disease: revising the NINCDS-ADRDA criteria[J]. Lancet Neurol, 2007, 6(8):734-746.

［10］Dubois B, Feldman HH, Jacova C, et al. Advancing research diagnostic criteria for Alzheimer's disease: the IWG-2 criteria[J]. Lancet Neurol, 2014, 13(6):614-629.

［11］Dubois B, Feldman HH, Jacova C, et al. Revising the definition of Alzheimer's disease: a new lexicon[J]. Lancet Neurol, 2010, 9(11):1118-1127.

［12］Duits FH, Brinkmalm G, Teunissen CE, et al. Synaptic proteins in CSF as potential novel biomarkers for prognosis in prodromal Alzheimer's disease[J]. Alzheimers Res Ther, 2018, 10(1):5.

［13］Foundation AsDD. 2021 ALZHEIMER'S CLINICAL TRIALS REPORT. 2021.

［14］Franzmeier N, Neitzel J, Rubinski A, et al. Functional brain architecture is associated with the rate of tau accumulation in Alzheimer's disease[J]. Nat Commun, 2020, 11(1).

［15］Galasko D, Xiao M, Xu D, et al. Synaptic biomarkers in CSF aid in diagnosis, correlate with cognition and predict progression in MCI and Alzheimer's disease[J]. Alzheimers Dement (N Y), 2019, 5(1):871-882.

［16］Grothe MJ, Barthel H, Sepulcre J, et al. In vivo staging of regional amyloid deposition[J]. Neurology, 2017, 89(20):2031-2038.

［17］Guo Y, Huang YY, Shen XN, et al. Characterization of Alzheimer's tau biomarker discordance using plasma, CSF, and PET[J]. Alzheimer's research & therapy, 2021, 13(1):93.

［18］Hansson O. Biomarkers for neurodegenerative diseases[J]. Nat Med, 2021, 27(6):954-963.

［19］Harrison TM, La Joie R, Maass A, et al. Longitudinal tau accumulation and atrophy in aging and alzheimer disease[J]. Ann Neurol, 2019, 85(2):229-240.

［20］Höglund K, Schussler N, Kvartsberg H, et al. Cerebrospinal fluid neurogranin in an inducible mouse model of neurodegeneration: A translatable marker of synaptic degeneration[J]. Neurobiol Dis, 2020, 134:104645.

［21］Hu H, Meng L, Bi YL, et al. Tau pathologies mediate the association of blood pressure with cognitive impairment in adults without dementia: The CABLE study[J]. Alzheimers Dement, 2022, 18(1):53-64.

［22］Jack CR, Jr., Albert MS, et al. Introduction to the recommendations from the National Institute on Aging-Alzheimer's Association workgroups on diagnostic guidelines for Alzheimer's disease[J]. Alzheimers Dement, 2011, 7(3):257-262.

［23］Jack CR, Jr., Bennett DA, et al. A/T/N: An unbiased descriptive classification scheme for Alzheimer disease biomarkers[J]. Neurology, 2016, 87(5):539-547.

［24］Jack CR, Jr., Bennett DA, et al. NIA-AA Research Framework: Toward a biological definition of Alzheimer's disease[J]. Alzheimers Dement, 2018, 14(4):535-562.

［25］Jack CR, Wiste HJ, Schwarz CG, et al. Longitudinal tau PET in ageing and Alzheimer's disease[J]. Brain, 2018, 141:1517-1528.

［26］Janelidze S, Hertze J, Zetterberg H, et al. Cerebrospinal fluid neurogranin and YKL-40 as biomarkers of Alzheimer's disease[J]. Ann Clin Transl Neurol, 2016, 3(1):12-20.

［27］Janelidze S, Mattsson N, Palmqvist S, et al. Plasma P-tau181 in Alzheimer's disease: relationship to other biomarkers, differential diagnosis, neuropathology and longitudinal progression to Alzheimer's dementia[J]. Nature Medicine, 2020, 26(3):379-+.

［28］Jia J, Zuo X, Jia XF, et al. Diagnosis and treatment of dementia in neurology outpatient departments of general hospitals in China[J]. Alzheimers Dement, 2016, 12(4):446-453.

［29］Jia L, Du Y, Chu L, et al. Prevalence, risk factors, and management of dementia and mild cognitive impairment in adults aged 60 years or older in China: a cross-sectional study[J]. Lancet Public Health, 2020, 5(12):e661-e671.

［30］Jia L, Quan M, Fu Y, et al. Dementia in China: epidemiology, clinical management, and research advances[J]. Lancet Neurol, 2020, 19(1):81-92.

［31］Jia L, Xu H, Chen S, et al. The APOE epsilon4 exerts differential effects on familial and other subtypes of Alzheimer's disease[J]. Alzheimers Dement, 2020, 16(12):1613-1623.

［32］Jia Y, Zhang X, Yu J, et al. Acupuncture for patients with mild to moderate Alzheimer's disease: a randomized controlled trial[J]. BMC Complement Altern Med, 2017, 17(1):556.

［33］Khalil M, Teunissen CE, Otto M, et al. Neurofilaments as biomarkers in neurological disorders[J]. Nature Reviews Neurology, 2018, 14(10):577-89.

［34］La Joie R, Visani AV, Baker SL, et al. Prospective longitudinal atrophy in Alzheimer's disease correlates with the intensity and topography of baseline tau-PET[J]. Sci Transl Med, 2020, 12(524).

［35］Leng F, Edison P. Neuroinflammation and microglial activation in Alzheimer disease: where do we go from here?[J]Nat Rev Neurol, 2021, 17(3):157-172.

［36］Li JQ, Bi YL, Shen XN, et al. Cerebrospinal fluid α-synuclein predicts neurodegeneration and clinical progression in non-demented elders[J]. Transl Neurodegener, 2020, 9(1):41.

［37］Li JQ, Tan L, Wang HF, et al. Risk factors for predicting progression from mild cognitive impairment to Alzheimer's disease: a systematic review and meta-analysis of cohort studies[J]. J Neurol Neurosurg Psychiatry, 2016, 87(5):476-484.

［38］Livingston G, Huntley J, Sommerlad A, et al. Dementia prevention, intervention, and care: 2020 report of the Lancet Commission[J]. Lancet, 2020, 396(10248):413-446.

［39］López-Ortiz S, Valenzuela P, Seisdedos M, et al. Exercise interventions in Alzheimer's disease: A systematic review and meta-analysis of randomized controlled trials[J]. Ageing research reviews, 2021, 72:101479.

［40］Lyu J, Zhang J, Mu H, et al. The Effects of Music Therapy on Cognition, Psychiatric Symptoms, and Activities of Daily Living in Patients with Alzheimer's Disease[J]. J Alzheimers Dis, 2018, 64(4):1347-1358.

［41］Ma LZ, Tan L, Bi YL, et al. Dynamic changes of CSF sTREM2 in preclinical Alzheimer's disease: the CABLE study[J]. Mol Neurodegener, 2020, 15(1):25.

［42］McKhann G, Drachman D, Folstein M, et al. Clinical diagnosis of Alzheimer's disease: report of the NINCDS-ADRDA Work Group under the auspices of Department of Health and Human Services Task Force on Alzheimer's Disease[J]. Neurology, 1984, 34(7):939-944.

［43］McKhann GM, Knopman DS, Chertkow H, et al. The diagnosis of dementia due to Alzheimer's disease: recommendations from the National Institute on Aging-Alzheimer's Association workgroups on diagnostic guidelines for Alzheimer's disease[J]. Alzheimers Dement, 2011, 7(3):263-269.

［44］O'Brien RJ, Wong PC. Amyloid precursor protein processing and Alzheimer's disease[J]. Annu Rev Neurosci, 2011, 34:185-204.

［45］Ossenkoppele R, Rabinovici GD, Smith R, et al. Discriminative Accuracy of[F-18]flortaucipir Positron Emission Tomography for Alzheimer Disease vs Other Neurodegenerative Disorders[J]. Jama-J Am Med Assoc, 2018, 320(11):1151-1162.

［46］Ossenkoppele R, Schonhaut DR, Baker SL, et al. Tau, Amyloid, and Hypometabolism in a Patient with Posterior Cortical Atrophy[J]. Ann Neurol, 2015, 77(2):338-342.

［47］Ou YN, Xu W, Li JQ, et al. FDG-PET as an independent biomarker for Alzheimer's biological diagnosis: a longitudinal study[J]. Alzheimer's Research & Therapy, 2019, 11(1):57.

［48］Owen AM, Hampshire A, Grahn JA, et al. Putting brain training to the test[J]. Nature, 2010, 465(7299):775-778.

［49］Palmqvist S, Janelidze S, Quiroz YT, et al. Discriminative Accuracy of Plasma Phospho-tau217 for Alzheimer Disease vs Other Neurodegenerative Disorders[J]. Jama-J Am Med Assoc, 2020, 324(8):772-781.

心脑血管疾病、阿尔茨海默病、儿童
先心病、传染性疾病精准防诊治

［50］Preische O, Schultz SA, Apel A, et al. Serum neurofilament dynamics predicts neurodegeneration and clinical progression in presymptomatic Alzheimer's disease[J]. Nature Medicine, 2019, 25(2):277-+.

［51］Prince M, Acosta D, Ferri CP, et al. Dementia incidence and mortality in middle-income countries, and associations with indicators of cognitive reserve: a 10/66 Dementia Research Group population-based cohort study[J]. Lancet, 2012, 380(9836):50-58.

［52］Scheltens P, De Strooper B, Kivipelto M, et al. Alzheimer's disease[J]. The Lancet, 2021, 397(10284):1577-1590.

［53］Schindler SE, Li Y, Todd KW, et al. Emerging cerebrospinal fluid biomarkers in autosomal dominant Alzheimer's disease[J]. Alzheimers Dement, 2019, 15(5):655-665.

［54］Shen XN, Huang YY, Chen SD, et al. Plasma phosphorylated-tau181 as a predictive biomarker for Alzheimer's amyloid, tau and FDG PET status[J]. Transl Psychiatry, 2021, 11(1):585.

［55］Shen XN, Li JQ, Wang HF, et al. Plasma amyloid, tau, and neurodegeneration biomarker profiles predict Alzheimer's disease pathology and clinical progression in older adults without dementia[J]. Alzheimers Dementia (Amst), 2020, 12(1):e12104.

［56］Shen XN, Niu LD, Wang YJ, et al. Inflammatory markers in Alzheimer's disease and mild cognitive impairment: a meta-analysis and systematic review of 170 studies[J]. Journal of neurology, neurosurgery, and psychiatry, 2019, 90(5):590-598.

［57］Sperling RA, Aisen PS, Beckett LA, et al. Toward defining the preclinical stages of Alzheimer's disease: recommendations from the National Institute on Aging-Alzheimer's Association workgroups on diagnostic guidelines for Alzheimer's disease[J]. Alzheimers Dement, 2011, 7(3):280-292.

［58］Tang Y, Xing Y, Zhu Z, et al. The effects of 7-week cognitive training in patients with vascular cognitive impairment, no dementia (the Cog-VACCINE study): A randomized controlled trial[J]. Alzheimer's & dementia : the journal of the Alzheimer's Association, 2019, 15(5):605-614.

［59］Teunissen CE, Elias N, Koel-Simmelink MJ, et al. Novel diagnostic cerebrospinal fluid biomarkers for pathologic subtypes of frontotemporal dementia identified by proteomics[J]. Alzheimers Dement (Amst), 2016, 2:86-94.

［60］Thijssen EH, La Joie R, Wolf A, et al. Diagnostic value of plasma phosphorylated tau181 in Alzheimer's disease and frontotemporal lobar degeneration[J]. Nat Med, 2020, 26(3):387-397.

［61］Wang J, Fan DY, Li HY, et al. Dynamic changes of CSF sPDGFRβ during ageing and AD progression and associations with CSF ATN biomarkers[J]. Mol Neurodegener, 2022, 17(1):9.

［62］Wen C, Hu H, Ou YN, et al. Risk factors for subjective cognitive decline: the CABLE study[J]. Transl Psychiatry, 2021, 11(1):576.

［63］WHO. Risk reduction of cognitive decline and dementia: WHO guidelines, 2019.

［64］Willis SL, Tennstedt SL, Marsiske M, et al. Long-term effects of cognitive training on everyday functional outcomes in older adults[J]. JAMA, 2006, 296(23):2805-2814.

［65］Wimo A. What are the difficulties of implementing innovative pharmacy practice models in the care of patients with dementia?[J]Expert review of pharmacoeconomics & outcomes research, 2021, 21(1):1-4.

［66］Winblad B, Amouyel P, Andrieu S, et al. Defeating Alzheimer's disease and other dementias: a priority for European science and society[J]. Lancet Neurol, 2016, 15(5):455-532.

［67］Xing Y, Wei P, Wang C, et al. TRanscranial AlterNating current Stimulation FOR patients with Mild Alzheimer's Disease (TRANSFORM-AD study): Protocol for a randomized controlled clinical trial[J]. Alzheimers Dement (N Y), 2020, 6(1):e12005.

［68］Xing Y, Zhu Z, Du Y, et al. The Efficacy of COGnitive tRaining in patiEnts with Amnestic mild coGnitive impairmENT (COG-REAGENT): Protocol for a Multi-Center Randomized Controlled Trial[J]. J Alzheimers Dis, 2020, 75(3):779-787.

［69］Xu J, Wang J, Wimo A, et al. The economic burden of dementia in China, 1990-2030: implications for health policy[J]. Bull World Health Organ, 2017, 95(1):18-26.

［70］Xu W, Feng W, Shen XN, et al. Amyloid pathologies modulate the associations of minimal depressive symptoms with Ccgnitive impairments in older adults without dementia[J]. Biol Psychiatry, 2021, 89(8):766-775.

［71］Xu W, Tan L, Su BJ, et al. Sleep characteristics and cerebrospinal fluid biomarkers of Alzheimer's disease pathology in cognitively intact older adults: The CABLE study[J]. Alzheimers Dement, 2020, 16(8):1146-1152.

［72］Yu JT, Xu W, Tan CC, et al. Evidence-based prevention of Alzheimer's disease: systematic review and meta-analysis of 243 observational prospective studies and 153 randomised controlled trials[J]. J Neurol Neurosurg Psychiatry, 2020, 91(11):1201-1209.

［73］贾建平，李妍 . 中国痴呆的现状和未来 [J]. 中华神经科杂志，2020, 53(2):81-84.

［74］贾建平，唐毅，王芬 . 重视阿尔茨海默病的痴呆前阶段 [J]. 中华神经科杂志，2013, 46(1):2-4.

［75］牟秋杰，姜婧，王鑫，等 . 针灸治疗阿尔茨海默病的作用机制研究进展 [J]. 世界科学技医药现代化，2020, 22(8):2621-2627.

［76］认知训练中国专家共识写作组 . 认知训练中国专家共识 [J]. 中华医学杂志，2019, 99(1):4-8.

［77］田金洲，解恒革，王鲁宁，等 . 中国阿尔茨海默病痴呆诊疗指南 (2020 年版)[J]. 中华老年医学杂志，2021, 40(3):269-283.

［78］王伟，谭淑慧，张斌，等 . 加强基层医务工作者对痴呆的识别与诊治是中国痴呆防控的关键 [J]. 中国全科医学，2021, 6(24):637-642.

［79］张恒，季荣霞，李佳 . 经颅磁刺激治疗阿尔茨海默病的临床疗效 [J]. 中华物理医学与康复杂志，2019(1):18-22.

心脑血管疾病、阿尔茨海默病、儿童先心病、传染性疾病精准防诊治

第五章 儿童先天性心脏病精准防诊治

摘　要

先天性心脏病（简称先心病）是胎儿胚胎发育过程中发生的心脏及大血管的结构畸形，我国资料显示先心病在活产婴儿中的发病率为 8.98‰，是最常见的出生缺陷，也是导致婴幼儿死亡的最常见的疾病之一。先心病病因复杂，涉及环境、遗传、表观遗传、营养和代谢等诸多因素，这些因素亦使先心病表型及预后存在高度异质性。随着人类基因组学测序技术的革新、生物信息技术和大数据分析技术发展，先心病的病因及发病机制研究取得了新的突破，并应用于产前基因诊断和遗传咨询。先心病的筛查和诊断时间节点前移至胎儿期及新生儿期，筛查手段不断地增多、完善。先心病的诊断和治疗新技术也突飞猛进，尤其是国内近年来进行的新器械研发和临床应用很多处于国际领先水平，使越来越多的先心病患儿通过外科手术和介入治疗获得良好预后。因此，精准医学将常规的临床和健康记录数据与多组学数据（即基因组学、转录组学、表观基因组学、蛋白质组学、代谢组学、微生物组学）结合起来，用于个体层面深度分析，实现基于患儿个人的临床和分子特征，建立个性化精准诊断、靶向治疗及疗效及风险预测的全流程管理。

本章从先心病的病因和发病机制、产前诊断、新生儿先心病筛查以及诊治新技术的研发与应用进展四个方面进行阐述。病因和发病机制上，随着基础医学研究进展，先心病相关研究在遗传、表观遗传、环境层面取得了新的突破，为进一步构建先心病精准医疗提供了丰富的理论基础；产前诊断中，先心病的产前诊断技术也得到了不断发展，逐步形成了产前产后一体化诊治模式，从遗传学、影像学、环境学多维度为孕妇及孩子提供计划充分的产科检查、分娩、产后治疗指导；新生儿筛查上，准确、简便、低成本的经皮氧饱和度加心脏杂音"双指标"筛查新方案已成为我国绝大部分省市的新生儿疾病筛查项目，已经在研发的可减少筛查主观性的心脏杂音智能化采集成为今后发展的方向；在先心病诊治方面，新诊断技术开发、新装置研发、新型治疗方式探索均取得了长足的进步，有许多成果已经被应用于临床，有些则展现了潜在的转化应用价值。

第一节　先心病病因及发病机制研究

先天性心脏病（先心病）成因复杂，涉及环境、遗传、表观遗传、营养和代谢等诸多因素。随着人类基因组学测序技术的革新和组学大数据的发展，先心病的病因及发病机制研究取得了新的突破。精准医学将常规的临床和健康记录数据与多组学数据（即基因组学、转录组学、表观基因组学、蛋白质组学、代谢组学、微生物组学）结合起来，用于个体层面深度分析，实现基于患者个人的临床和分子特征，建立个性化精准诊断及靶向治疗的全流程管理。

一、病因及发病机制的前沿研究

（一）先心病发病的遗传因素研究进展

先心病的发病机制相当复杂，其中遗传因素扮演了重要角色，不同人群、性别的基因遗传背景不同，导致各种类型先心病的发病频率也存在差异。关于人群研究，本课题组分析了基于122 765名新生儿中先心病发病的临床特征，发现相比西方人群，中国人群右侧心脏梗阻性病变发病率较高，而左侧心脏梗阻性病变发病率较低。西方人群研究中纳入13 093先心病患者的研究结果显示，单纯性动脉导管未闭及室间隔缺损在高加索人更常见，而房间隔缺损在拉丁裔人中更常见。对于性别，尽管男性及女性人群先心病发病率相近，但是在中国及西方人群中男性重症先心病的发生率均更高。由于先心病发病受到复杂遗传背景的影响，深入研究先心病的病因及发病机制能够帮助提高诊断精度，建立靶向治疗，以优化疗效，并最大限度地减少并发症，对建立先心病的个体化精准治疗方案是不可或缺的。

1.转录及转录后调节

在先前的研究中，通过遗传学关联性分析，对于单基因遗传、染色体畸形为主导致的综合征型先心病及多基因遗传为主导致的非综合征型先心病的研究已经取得一定的进展。近年来，随着CRISPR/Cas9基因编辑技术和人胚胎干细胞定向心肌细胞分化技术的成熟，先心病的病因及发病机制研究取得了新的突破。本课题组研究表明RNA结合蛋白Quaking（QKI）作为pre-mRNA选择性剪接的调控因子，对心脏发育成熟产生重要作用。利用CRISPR/Cas9技术和干细胞定向分化技术，结合小鼠QKI敲除模型阐明了QKI在心脏发育成熟过程中的调控作用，证明了QKI可以通过调控Z线结构基因ACTN2等的mRNA可变剪切，参与心肌细胞肌纤维结构的形成。同时，本课题组研究证实SMYD4基因是先心病发生的新的易感基因。在临床样本测序发现 SMYD4 基因变异与先心病发生风险密切相关，并利用 CRISPR/Cas9 技术分析了 smyd4 在斑马鱼发育中的作用，表明 smyd4 对心脏发育至关重要。在生化和功能分析中，发现组蛋白甲基转移酶 smyd4 是一个关键的表观遗传调节因子，参与调节内质网介导的蛋白质加工和发育斑马鱼心脏的几个重要代谢途径。

2. 关键转录因子

除上述在转录及转录后过程中起重要的调节因子外，关键转录因子在先心病发病中的作用也被广泛研究，有研究表明 CTCF 对心脏的发生至关重要，其能介导基因之间相互作用以协调发育过程中心脏心肌细胞分化和成熟。该研究团队构建心脏条件性敲除 Ctcf 基因小鼠，发现在发育过程中，心脏祖细胞及其衍生物中 Ctcf 的失活导致胚胎第 12.5 天出现严重的心脏缺陷和死亡，同时利用全基因组表达分析表明控制心肌细胞成熟所需的线粒体功能和蛋白质产生的基因发生上调。此外，Ctcf 突变小鼠模型中，发现心肌细胞的线粒体不能正常成熟，且周围存在心脏特异增强子的多个发育调节基因（包括 IrxA 簇中的基因）被下调，表明 Ctcf 通过促进增强子 - 启动子相互作用促进心肌细胞分化。进一步分子机制研究表明，CRISPR 介导的 IrxA 簇内基因间 CTCF 结合位点的缺失会改变发育中心脏的关键基因表达，提示 Ctcf 可能在心脏发育过程中的转录调控网络中起重要作用。另一项研究显示，Isl 1 作为一种先驱转录因子在心脏发育和疾病中起着关键作用，研究者在存在先天性心脏缺陷的 Isl1 异常小鼠中，Isl1 结合的 CHIP-seq 分析以及心脏祖细胞及其衍生物的 RNA-seq 和 ATAC-seq 分析，揭示了 Isl1 下游的调节网络参与协调心脏发生。在机制上，研究显示 Isl1 与压缩的染色质结合并与基于 Brg1-Baf60c 的 SWI/SNF 复合物协同工作，以促进染色质重塑，并控制下游因子的招募产生心脏谱系特异性改变，使当 Isl1 本身不再存在时也能调控与心肌细胞结构相关基因。因此，Isl1/Brg1-Baf60c 复合物在协调心脏发生和建立心肌细胞命运的表观遗传记忆中起着至关重要的作用。

3. 信号通路

心脏的发育受到基因和信号通路在时空表达和相互作用的调控作用，因此除关键基因外，将信号通路作为先心病发病病因及其机制的研究对象，也是先心病基础研究的热点。之前的遗传学和分子生物学研究，已经发现了部分在心脏发育过程中起重要作用的信号通路，如 Nodal 和 Shh 等信号通路与心脏不对称发育相关；NOTCH 和 TGF-β 等信号通路在原始心脏的模式化和心脏形态发育中起重要作用。除经典的与心脏发育密切相关的信号通路外，由于信号通路之间相互调控的复杂性，有部分新发现的信号通路也在先心病中起关键作用。例如，Hippo 信号通路是一个调控器官大小及生长的重要信号通路，其在细胞增殖、凋亡和分化中起着关键作用，并在心脏发育过程中调节心肌细胞的增殖和分化。为了确定 Hippo 信号通路是否能够控制哺乳动物心脏大小，该研究团队在小鼠心脏中下调了 Hippo 信号通路关键组分，结果显示 Hippo 信号通路缺陷小鼠心脏过度生长，心肌细胞增殖增强。同时通过染色质免疫沉淀实验证明 Hippo 能够负向调控 Wnt 信号通路的基因，而 Wnt 信号通路的明星分子 β-catenin 发生杂合变化时能够抑制 Hippo 信号，导致心脏增大。这些数据揭示了 Hippo 和 Wnt 信号之间的相互作用，能限制心肌细胞增殖并控制心脏大小。先前的研究表明在左右轴发育调控过程中，可动纤毛相关基因如 DNAH11 的异常可能导致先心病合并内脏异位的发生。而近期的研究表明除可动纤毛相关外，另一种不可动纤毛——初级纤毛也能参与先心病的发病。该研究团队在对 87 355 只化学诱导突变的 C57Bl/6J 胎鼠进行心脏超声检查后发现共有 218 只存在先心病表型，随后进行全基因组测序后发现共有 61 个候选基因发生突变（34 个与可动纤毛相关及 22 个与初级纤毛相关）。此外，也有研究针对纤毛相关的信号通路——Hedgehog 信号在内脏异位合并先心病中的作用进行了探索。跨膜蛋白 MEGF8 和 RING 蛋白超家族 E3 连接酶 MGRN1 能够组装形成受体样泛素连接酶复合物，对 Hedgehog 通路的泛素化和降解进行催化。在基因编辑小鼠模型中，纯合的 Megf8 或 Mgrn1 功能性缺失突变小鼠均未表现出明显异常，但双纯杂合子胚胎则表现出外显不全的内脏异位合并先心病。由此可以看出，基因间相互作用特别是同一信号通路下的基因相互作用可能对突变的致畸效应有影响。因此针对个体进行寡基因遗传模式的研究，可帮助更加深入每个个体的具体病因及致病机制研究，为个性化治疗提供依据。

4. 新技术进展

单细胞测序技术的发展，带来了对每个细胞高分辨率及高测序深度的转录组分析，能够帮助研究心脏复杂精细发育过程，深入了解先心病具体发病机制。在小鼠模型上，有研究人员利用单细胞分子分析和谱系追踪确定了心脏祖细胞中常表达的 Mesp1 基因在心血管谱系分离最早阶段的作用。研究者同时对比了野生及 Mesp1 缺陷，实验结果表明 Mesp1 对细胞退出多能状态和诱导心血管基因表达至关重要。针对早期的表达 Mesp1 的祖细胞，一系列早期谱系限制和心脏区域分离相关的分子标志物也被识别出来。在人类胚胎心脏中，研究人员分别利用 4.5 ~ 5 周龄、6.5 周龄、9 周龄的心脏，进行空间转录组测序，结合用 DAPI、TNNT2、ACTA2 染色的切片，补充单细胞测序所缺失的空间信息，并使用原位测序进行验证，得到完整的三维心脏发育模型，发现在纵隔间隔及流出道部位早期表达的神经嵴细胞对于流出道形成有重要作用。除了在病因及机制研究领域的贡献，单细胞研究结果显示心脏发育阶段关键基因的提取及细胞分化时间线的识别，对于先心病干细胞治疗有着重要的指导作用。为了优化方案精准调控干细胞向心肌细胞分化，更好地鉴定干细胞治疗可能的分子机制，一系列研究针对诱导多能干细胞分化心肌细胞过程进行了单细胞测序。有研究在人源性多能干细胞中，发现在 HOPX 作为一个在体环境中重要的发育调节因子，在离体的定向分化心肌细胞中表达较少，提示定向分化技术在模拟心脏发育过程中仍有不足。同时利用功能增益和功能丧失的基因编辑方法，发现心肌肥厚信号刺激能够导致 HOPX 及其下游基因的激活，在维持心肌细胞成熟后期起重要作用，能够使心肌细胞更贴近在体发育的状态，为精准医疗的干细胞治疗提供更好的工具。此外，为了让多能干细胞定向分化成不同亚型心肌细胞更加准确，有研究者通过整合转录组学和剪接分析，在分化的第 30 天观察到超过 6 个不同的单细胞群体，最终发现表达 NR2F2 基因的细胞高度富集心房相关基因，而 HEY2/MYL2 细胞群体高度富集心室相关基因。这项研究提供了心肌细胞定向分化后相关的细胞异质性，并阐述了其综合的细胞分子生理特征，对于更好地靶向特定心肌细胞进行精准治疗，有着很好的参考价值。

（二）先心病发病的表观遗传因素研究进展

除了编码心脏发育关键基因的序列本身外，表观遗传修饰调控也对其表达产生重要作用。越来越多的研究表明，进化上高度保守的心脏发育相关基因及信号通路的时空规律表达不仅受到自身编码序列的影响，也受到表观遗传修饰的调控，来确保其表达的有序性。研究表观遗传调控在先心病发生发展中的作用，能够为先心病的病因研究及后续诊治提供丰富的理论基础。特别是在的精准治疗中，针对宫内筛查出先心病的胎儿，如果加入以表观遗传学修饰为基础的分子治疗措施，例如，甲基化修饰下降基因表达或者抑制转录后调控来提高基因表达，基于此调节先心病相关基因的异常表达，可能会带来更好的治疗效果。

1. DNA 甲基化及组蛋白修饰

研究表明 DNA 甲基化及组蛋白修饰等表观遗传调控在先心病发病中起到重要作用。一般认为，高甲基化会影响染色质的整体构象，阻碍转录激活因子与调控区域的结合，降低心脏发育核心基因的表达；而去甲基化则相反，可能导致基因表达的增强。针对心脏发育过程中的关键信号分子或者信号通路，进行 DNA 甲基化研究，是发现先心病甲基化病因的重要手段。TBX20 是在心脏发育过程中起着重要调控作用的转录因子，本课题组从表观遗传角度，分析了 TBX20 基因在法洛四联症发生中的表观遗传调控机制。在法洛四联症患者心肌组织中，TBX20 基因启动子区甲基化水平显著低于正常对照组，且法洛四联症病例心肌组织中 TBX20 基因甲基化水平降低与基因的高表达呈显著负相关；体外功能研究发现 Sp1 转录因子能够结合到 TBX20 基因启动子区并激活该基因的表达。在正常组织中，TBX20 基因启动子高甲基化阻碍了 Sp1 转录因子的结合，而在法洛四联症病例心肌组织中，随着 TBX20 基因启动子区甲基化水平的降低，Sp1 转录因子可结合到 TBX20 启动子区，进而促进基因的异常高表达。在法洛四联症患者组织中，TBX20基因启动子区甲基化异常通过影响Sp1转录因子的结合，影响自身基因表达。此外，NR2F2基因是一种编码参与血管生成和心脏发育的配体诱导转录因子，免疫组织化学研究发现NR2F2蛋白在TOF患者右心室流出道（RVOT）组织中的表达明显高于对照组，表观遗传研究发现，法洛四联症组中NR2F2基因CpG岛岸区（CGIS）甲基化状态降低，NR2F2启动子CGIS区CpG位点3为差异甲基化位点；相关性分析发现患者CpG位点3甲基化水平与NR2F2蛋白表达呈显著负相关；体外功能分析表明，RXRα可通过直接与NR2F2启动子CGIS结合上调NR2F2基因，而5-氮胞苷处理NR2F2启动子的低甲基化影响RXRα对其结合位点的亲和力。这些发现提示NR2F2启动子异常低甲基化促进了RXRα与NR2F2 CGIS区的结合，进而激活NR2F2异常表达，参与法洛四联症的发生。

2. 组蛋白乙酰化

组蛋白乙酰化同样是经典的被证实与先心病存在较大关联的表观遗传修饰。组蛋白乙酰化能够促进DNA与组蛋白八聚体的解离，影响转录因子与DNA结合位点特异性结合，调控心脏发育网络下的基因表达。组蛋白修饰作为一种表观遗传学修饰，可能参与了心脏发育相关基因之间的相互作用。研究发现，Tbx1能够占据关键的心脏分化转录因子——Mef2c基因的前生心区（AHF）特异性增强子。同时在小鼠成肌细胞来源的和体外分化的人类诱导多能干细胞中发现，小鼠Tbx1剂量的增加与AHF增强子乙酰化的减少有关并导致Mef2c表达下降；而22q11.2DS患者（TBX1基因单倍剂量不足）来源的体外分化的人类诱导多能干细胞AHF增强子乙酰化增加导致Mef2c表达水平上升。近来新的研究也发现了组蛋白乙酰化修饰酶通过不同的方式来调节心脏发育，提示在诊治过程中需要更加注重个体化。组蛋白去乙酰化酶HDAC3能够通过组蛋白的去乙酰化调节表观基因组，但其在第二生心区中的功能是非去乙酰化酶依赖性的。有研究团队在第二生心区缺乏HDAC3的小鼠胚胎中，发现TGF-β₁生物利用度增加，并与升主动脉扩张、流出道旋转不良、主动脉骑跨、右心室双出口、半月瓣发育异常、二叶式主动脉瓣、室间隔缺损和胚胎致死率增高有关。同时在该小鼠模型的流出道和半月瓣中观察到TGF-β信号的激活导致内皮细胞向间充质细胞的转化异常和细胞外基质稳态改变，而抑制TGF-β可以挽救这些缺陷。进一步研究显示HDAC3可以通过将PRC2复合物、甲基转移酶EZH2、EED和SUZ12的组分招募到NCOR复合物中，影响组蛋白H3的甲基化，从而维持TGF-β₁在第二生心区衍生间充质内的表观遗传沉默，参与心脏的发育。这项研究表明先心病发病机制复杂，同一病因可能通过不同的发病机制来导致疾病的发生。

3. 组蛋白甲基化

新近研究表明，组蛋白甲基化修饰也在先心病发生中起重要作用。Bruneau等通过 Kmt2d 心脏条件敲除小鼠，发现小鼠出现胚胎致死或者心脏畸形，进一步基因表达分析显示，离子转运和细胞周期基因下调，导致钙处理能力改变和细胞周期缺陷。在分子机制研究中，发现 Kmt2d 作为一种 H3K4 甲基转移酶，心肌 Kmt2d 缺失导致增强子和启动子的 H3K4me1 和 H3K4me2 降低，能够参与组蛋白甲基化，进而调节一系列与心脏发育相关的基因，影响离子转运、缺氧复氧和细胞周期调节，参与调节发育过程。在另一项研究中，组蛋白 H3K4 甲基化也被证明与先心病发生发展存在重要关联。在小鼠模型中，神经嵴细胞中 Chd7 基因缺失会导致严重的圆锥干缺陷和围生期死亡。通过转录组学分析，发现 Chd7 能调节对心脏神经嵴细胞发育至关重要的基因网络的表达。进一步利用蛋白阵列筛选了 Chd7 的互作蛋白，发现 Chd7 与 H3K4 甲基转移酶复合物的核心成分——WDR5 存在直接的相互作用，提示除了 ATP 依赖的染色体重塑外，Chd7 还可以通过非 ATP 依赖蛋白修饰酶招募来参与调控心脏发育。该研究团队建立了一个含有 ATP 酶缺陷等位基因的小鼠模型，并证明突变体 CHD7 保留将 H3K4 甲基转移酶活性招募到其目标的能力。这一实验结果与临床发现符合，即截断突变因丧失 ATP 依赖与 ATP 非依赖功能而导致临床表型较重，而错义突变可能仅丧失 ATP 依赖功能故临床表型较轻。因此，针对携带不同突变类型的患者有可能进行个性化的干预治疗。

4. 非编码 RNA

非编码 RNA 是另一类重要的表观遗传学因素，非编码 RNA 是指一类具有功能但不具备蛋白质编码的 RNA 分子，根据其长度可分为小非编码 RNA（16 ~ 30 个核苷酸）、中非编码 RNA（20 ~ 200 个核苷酸）及长非编码 RNA（大于 200 个核苷酸）。非编码 RNA 可以在转录水平及转录后水平调节心脏发育重要基因的表达，从而参与先心病的发生发展。有研究团队在先心病表型小鼠模型中探讨 microRNA-592（miR-592）调控 KCTD10（钾离子通道四聚化结构域蛋白基因 10）和 Notch 信号通路，进而参与在心脏发育和先心病中的作用机制。该研究对取自先心病表型小鼠和正常小鼠的心脏组织进行免疫组化染色检测发现 KCTD10 的阳性表达率在先心病小鼠组较低。研究者同时引入一系列抑制剂、激活剂和 siRNA 来验证 miR-592 对 KCTD10 的调节功能并研究 miR-592 对细胞增殖和凋亡的影响。结果显示 miR-592 的下调可上调 KCTD10 的表达，抑制 Notch 信号通路的激活，从而促进细胞增殖，参与先心病的发生发展。这项研究证明 miR-592 的下调可以通过与 KCTD10 负结合抑制 Notch 信号通路，为预防先心病和心脏发育不良提供了线索。

与 microRNA 通过碱基配对互补 mRNA 序列沉默靶基因的较为单一功能机制不同，lncRNA 可通过多种复杂的机制调控基因表达。有研究通过 GEO 数据库挖掘和生物信息学分析，筛选出在胎儿心脏组织中高表达的 lncRNA-TBX5-AS1：2，随后在先心病心脏组织样本中验证其表达，发现这个 lncRNA 显著下调。在后续的细胞功能实验中发现，lncRNA TBX5-AS1：2 细胞核内，且能与 TBX5 在序列重叠区域形成 RNA-RNA 双链结构，维持 TBX5 的 mRNA 稳定。同时，启动子高甲基化能降低 lncRNA TBX5-AS1：2 表达，进而通过 RNA-RNA 相互作用影响其 TBX5 的 mRNA 稳定性，降低 TBX5 表达。此外，lncRNA TBX5-AS1：2 敲除会抑制细胞的增殖。这些结果表明，lncRNA TBX5-AS1：2 可能通过靶向 TBX5 影响细胞增殖而参与先心病的发生。此外，一种心脏相关的 lncRNA—Braveheart（Bvht）也被报道能调控基因表达影响心脏发育及先心病发病。研究人员利用多能胚胎干细胞分化策略，探究 Bvht 在新生中胚层向心脏分化过程中的作用，发现 Bvht 对于核心心血管基因网络和多能心血管祖细胞的主要调节因子 MesP1 上游功能的激活是必需的。在心肌细胞分化过程中，Bvht 与多梳抑制复合物 2（PRC2）的一个组成部分 SUZ12 相互作用，表明 Bvht 参与心脏发育过程中的表观调控。上述 lncRNA 对于哺乳动物发育过程中心血管谱系的建立中起着关键作用，在未来的精准治疗过程中，可以考虑利用这些 lncRNA 对患者进行分子细胞层面的治疗，以达到最佳疗效。

（三）先心病发病的环境因素研究进展

在前期人群散发样本研究中发现，即便携带了相同遗传学改变的个体，也会表现出明显的表型异质性，这一现象提示除遗传因素、表观遗传因素外，环境因素可能也一定程度上参与了先心病的发病。在一项大型人群研究中提示，导致先心病表型多态性的因素由 37.3% 是家庭因素（遗传因素及相同的环境因素）和 62.8% 的不同个体间环境因素组成。除散发病例的筛查研究外，在另一类型针对先心病的遗传学研究—家系样本进行遗传学分析中也发现了相似的现象。相比于非孪生的同胞（RR 值：同父同母为 3.6；同父异母或同母异父为 1.5），孪生的同胞（RR 值：同性别 14.0；不同性别 11.9）。即便遗传物质不完全相同，其中一个发生先心病，其他人发生先心病的概率也更高，提示孕期母体内环境因素在先心病发病中的重要作用。环境因素可能致病机制除了直接的潜在毒性和致畸作用外，还可能会启动复杂的表观遗传机制，包括 DNA 甲基化、组蛋白修饰或非编码调控元件，如增强子、启动子和 lncRNA 等。目前较普遍的观点认为，绝大多数先心病病例是在多基因遗传基础上，胚胎期心脏发育时期暴露于各种外界环境致畸原所触发，因此对环境因素及其与遗传因素在先心病发病中的具体机制研究是必要的。

1. 前瞻性队列研究

以往环境因素与先心病的关系研究多数是以环境监测数据和出生缺陷监测数据为基础进行的相关性研究，或以问卷调查收集资料的病例对照研究为主。此类研究存在明显的不足。一是研究结果可靠性和重复性差，不同的研究得出不同的结论，导致研究结果的证据质量不高，难于据此制订人群防治措施；二是依据监测数据和问卷调查收集的信息不够准确，整体监测数据无法控制混杂效应，无法获得个体化暴露信息，无法在后续研究针对个体进行精准指导。本课题组建立了 SPCC 队列是目前国内超大样本的孕前、父母 – 子代前瞻性队列，旨在研究围孕期环境暴露及遗传因素对子代健康的研究，可以帮助推动环境因素在先心病领域的研究。

2. 环境致畸物

有研究针对孕期锂暴露与先心病进行了大型队列研究。碳酸锂在先前的研究中证明存在导致心脏畸形的危害，但其作为双相情感障碍的一线药物，目前仍用于部分孕龄期女性。该研究在 2000 ~ 2010 年纳入了 1 325 563 名参加医疗补助计划的产妇，并研究分析孕早期接触锂与未接触锂之间的婴儿心脏畸形风险，并在二次分析中，研究了接触另一种常用情绪稳定剂拉莫三嗪的心脏畸形风险。结果表明，母亲在妊娠早期使用锂与心脏畸形风险增加相关，并存在剂量相关性。这项研究对于指导含锂药物的个体化应用，降低先心病的发生率有一定意义。孕期酒精暴露也会显著增加先心病的发病风险。在一项荟萃分析中，母亲（OR 值为 1.16）及父亲（OR 值为 1.44）的酒精暴露均与子代先心病风险显著相关，其中对于特定的先心病表型，母亲饮酒与法洛四联症风险之间存在显著的统计学相关性（OR 值为 1.20）。研究也观察到父母酒精暴露与先心病风险之间存在非线性剂量关系。在空气污染物方面，有研究对于母亲高水平暴露于 PM2.5 和 PM10 是与子代先心病风险进行了研究。该研究共计收集了两年内 105 988 名活产婴儿、死产和死胎，并收集了离参与者怀孕早期居住地最近的检测仪获得的 PM2.5 和 PM10 暴露平均值，相关性分析后发现随着 PM2.5 暴露量的增加，先心病的风险增加，尤其是室间隔缺损，且怀孕 7 ~ 10 周期间 PM2.5 暴露与室间隔缺损风险之间的相关性更为显著，提示子宫内空气污染暴露与先心病发病之间存在相关性。

3. 环境致畸物致病机制

对于环境致病因素机制研究有助于个体发生环境暴露后，进行个体化预防及治疗措施。例如，锂及酒精均可能使经典 Wnt/β-catenin 信号和其介导的转录调节因子Hex 和 Islet-1 失调，进而影响在早期心脏发生过程中的基因网络，导致先心病的发生。这种致畸作用，可能是由半胱氨酸升高引起的，因此服用适量的叶酸，可以预防锂及酒精等环境致畸物导致的先心病发病风险。不仅如此，孕早期锂的暴露也能通过脂质过氧化水平升高，超氧化物歧化酶、过氧化氢酶和谷胱甘肽过氧化物酶活性降低来影响心脏的正常发育。同时，流行病学研究发现双酚 A（BPA）暴露和心血管疾病风险的增加有关，这在啮齿类动物中已被证实具有性别特异性。为了研究 BPA 具体的致病机制，研究团队纯化了人类胚胎干细胞（H1，XY 核型和 H9，XX 核型）衍生的心肌细胞，并将其应用于研究BPA对心肌细胞的效应。研究结果表明，当H1-和H9-CM暴露于非细胞毒性BPA（8 ng/ml）时，显著升高肥大相关mRNA表达水平（如NPPA和NPPB），增加细胞面积并减少ATP补充。而神经钙蛋白CnAβ介导的动力蛋白相关蛋白DRP1去磷酸化能促进了BPA导致的线粒体过度分裂。在分子水平上，低剂量BPA增加的胞浆Ca^{2+}水平在H1-和H9-心肌细胞呈现不同水平，这可能表明BPA心肌细胞中导致的潜在风险即通过损害CnAβ-DRP1信号导致线粒体分裂和ATP生成异常，可能有性别特异性。此外在CnAβ基因敲除的心肌细胞中，细胞水平变化在XX核型细胞中高度呈现，而不是在XY核型细胞中，也提示了性别差异。因此，未来可能需要针对不同性别、不同个体的基因特异性，来预防和治疗环境致畸因素导致的先心病。

4. 内环境

除环境致畸物（外环境）外，母体内环境（母体内分泌、代谢和营养）致畸因素在先心病中的作用也开始受到重视。母体内环境作为怀孕期间母亲和发育中的胎儿之间的纽带，在母体因素及母体接触环境因素与胎儿本身基因和调控其表达的表观遗传机制之间的复杂相互作用中起着关键作用。近期有研究对糖尿病合并妊娠及妊娠期糖尿病与新生儿先心病之间的关系进行了探究。研究纳入了2011～2018年美国国家人口动态统计系统记录的2 921 174例活产婴儿，并从出生证明中提取了糖尿病合并妊娠、妊娠期糖尿病和先天畸形的信息。利用对数二项回归估计先天畸形总体和亚型的风险比和95%CI。结果显示发绀型先心病的校正RR对于糖尿病合并妊娠为4.61（95%CI，4.28～4.96），妊娠期糖尿病为1.50（95%CI，1.43～1.58）。因此，对于既往患有糖尿病或有妊娠期糖尿病风险的妇女进行孕前咨询及个体化治疗控制血糖浓度，将有利于降低先心病的发病率。

除调节血糖浓度外，围孕期补充叶酸，也能够降低先心病的发病率。在加拿大一项纳入了总共5 901 701例孕龄大于等于20周活产及死产新生儿的大型人群队列研究中，研究人员分析对比了1998年（当年强制执行叶酸强化）前后先心病亚型的患病率和时间变化趋势，并使用泊松回归分析分析量化叶酸食物强化对先心病亚型的影响。结果显示，叶酸食物强化与圆锥动脉干畸形［校正比率（aRR），0.73；95%CI，0.62～0.85］、主动脉缩窄（aRR，0.77；95%CI，0.61～0.96）、室间隔缺损（aRR，0.85；95%CI，0.75～0.96）和房间隔缺损（aRR，0.82；95%CI，0.69～0.95）的发生率较低有关。叶酸补充后，叶酸水平受个体叶酸代谢能力的影响，其生物利用度有个体差异性。这种代谢的异质性受多种基因的调控，如微管切割蛋白FIGN基因的+94762G＞C突变和四氢叶酸还原酶MTHFR基因的C677T突变。MTHFR的C677T变异使酶活性降低，导致叶酸的代谢能力下降；携带MTHFR等位基因CC或

CT 基因型的人，每天服用 400 ug 叶酸，持续 3 ~ 6 个月，可使其红细胞叶酸水平达到 1 000 nmol/L，而携带 TT 基因型者规律服用 6 个月的叶酸，其红细胞叶酸水平仍无法达到 1 000 nmol/L。对于 FIGN 基因，4 号内含子中的 +94762G > C（rs2119289）变异与冠心病易感性显著降低相关。合并样本的分析表明，与主要等位基因 GG 基因型相比，携带杂合（GC）或纯合（CC）基因型个体的冠心病风险分别降低了 44% 和 66%。分析次要等位基因 C 基因型时发现，该等位基因型会导致转录抑制因子 CREB1 无法结合 FIGN 亚型 X3 的替代启动子，进而出现 FIGN 基因的表达增高，后者通过抑制蛋白酶体降解导致还原叶酸载体 1 和二氢叶酸还原酶的积累，从而促进叶酸吸收和代谢。另一方面，叶酸水平较高对妊娠过程和子代健康有不良影响。孕早期补充叶酸会增加 1.73 倍的妊娠期糖尿病（GDM）的发生风险，孕早期红细胞叶酸水平大于 1 360 nmol/L 时 GDM 的发生风险增加 1.5 倍，且孕早期补充维生素 B_{12} 与 GDM 的发生风险也显著正相关。由于叶酸等营养因素在摄取过程中存在个体遗传背景导致的异质性，并且过高的叶酸水平可能影响妊娠过程和子代健康，因此调控环境因素时，应该引入精准医学的概念，例如，补充叶酸需要针对不同个体进行量化，评估叶酸代谢途径的遗传变异，提供个性化指导方案。

二、基础研究在先心病精准医疗中的应用

（一）早期诊断及遗传咨询

1. 二代测序

人类基因组学测序技术的革新和组学大数据的发展，为先心病的病因研究、早期诊断和遗传咨询提供了坚实的基础。结合精准医疗背景下的分子基因学诊断、生物信息技术和大数据分析技术，可以更好地将先心病患者的临床表型进行归纳，实现先心病的准确诊断及亚型分类。随着二代测序（NGS）技术的出现，结构和功能基因组研究的能力发生了革命性的变化。二代测序的成本降低，使全外显子组测序（WES）以及未来全基因组测序（WGS）在临床和实验室中更适合用于对先心病的早期诊断及筛查。对于 WES，由于大多数已知的致病突变位于蛋白质编码区内，外显子组（人类基因组中所有外显子）的测序已被广泛和成功地应用于临床和研究。与单核苷酸多态性微阵列相比，WES 在检测单核苷酸变异方面具有更高的灵敏度和特异度。此外，通过使用映射短序列读取的覆盖深度和适当的生物信息学工具，WES 也可以一定程度上检测拷贝数变异。这些特性使 WES 对于具有遗传和表型异质性的先心病，进行针对个体化基因背景的个性化诊治时，可以表现得更加出色。在新的临床实践中，WES 也被运用在嵌合子突变诊断中。嵌合体是早期胚胎细胞中合子后产生的体细胞突变的结果，在发育的胚胎中产生两个或两个以上具有不同基因型的细胞群体。有研

究利用 NGS 对 2 530 对先心病核心家系（其中 66 对有心脏样本）进行外周血及心脏组织全外显子测序，运用生物信息学分析得出，在利用 WES 检出的 306 个外周血检出的嵌合体突变中，有 88% 能够被扩增子测序验证，有 17 个在心脏组织中被重复检测出现，并最终筛查出 25 个先心病相关的嵌合体突变，约参与 1% 先心病的发病。在产前筛查先心病中，NGS 的应用也提高了早期诊断的效率。有研究对 44 例产前超声检查发现先心病的患儿进行了靶向 NGS 测序，检出率为 13.6%。在产前诊断中，靶向 NGS 的应用有如下优点：①成本低，检出时间短（目前大概 3 周），相比于临床症状可能出现的时间点不确定且可能较延后，早期基因诊断可以提供有关疾病预后和遗传咨询的有价值信息；②通过靶向 NGS 鉴定致病性突变后可以发现突变相关综合征中产前无法检测到的表型；③在有心脏畸形高风险的家庭中，针对性靶向 NGS 在遗传咨询中具有重要价值，包括提供孕前咨询、产前诊断和未来计划生育。新技术的应用和成本的降低，使宫内早期诊断准确率提高，也使得临床先心病患儿的遗传资料更加完善，能够很大程度上帮助临床医师进行宫内精准治疗或遗传咨询。

2. 多组学技术

除了二代测序在临床上的推广，利用多组学（基因、转录、蛋白、翻译后修饰、代谢、微生物）和人工智能分析，结合患者临床信息，在临床早期诊断先心病，以疾病分子机制为导向，分析得到分子标志物，实现个性化精准诊断及靶向治疗也成为了精准医疗的新方向。有研究团队筛选先心病胎儿的母体血清差异表达 miRNA，寻找先心病的无创产前诊断候选标志物。研究者利用 miRNA 芯片对 50 例先心病孕妇和 50 例正常孕妇的外周血进行高通量筛选，共探测到 1 033 个人类 miRNA，实验组与对照组中差异倍数高于 2 倍以上的 miRNA 共 38 个（其中 11 个上调，27 个下调），经过进一步大样本验证，证明 12 个 miRNA 与先心病明显相关（3 个上调，9 个下调），而且这些均为妊娠特异性改变的 miRNA。其中 miR-142-5p、miR-1275、miR-4666a-3p 和 miR-3664-3p 对先心病诊断最为敏感，而且与先心病不同病理亚型明显相关，这 4 个指标诊断 ROC 曲线面积为 0.920（灵敏度 86.0%，特异度 92.0%），是先心病产前诊断有潜在应用价值的分子标志物。此外，有研究利用在 24 例主动脉缩窄患者及 16 例对照者中，采用全基因组甲基化检测，得到整体水平 CpG 点甲基化水平数据，并利用人工智能算法进行深度学习，发现整体诊断的灵敏度为 95%、特异度为 98%，相比于产前超声筛查显著提高了单纯型主动脉缩窄的早期诊断效率。此研究也利用生物信息学方法将表观遗传导致的遗传学改变进行聚类，发现了一系列与心脏发育相关的重要基因及通路，提供了可能的表观遗传学病因，为后续精准治疗提供了潜在的靶点；利用高通量芯片对先心病进行产前诊断也取得了较大的进步，为先心病患儿的精准治疗和遗传咨询提供了丰富的遗传学证据。

（二）疗效及风险预测

1. 标志物筛选

基因组学测序技术的革新和组学大数据带来的大量分子标志物在先心病领域被挖掘，而生物标志物的发现和应用正是精准医疗的核心内容。标志物的主要应用可以分为两个方面，一是早期诊断，发现疾病分子多样性（在上述相应内容中涉及）；二是检测疾病进展过程，预测治疗反应性。针对疗效及风险预测，基因组学层面的拷贝数变异受到了一定关注。由于拷贝数变异涵盖的区段一般较大，除直接导致先心病发生的致病候选基因外，还有可能覆盖其他额外基因，这些基因可能对先心病治疗的预后和疗效产生影响。对此，有研究对 422 例先心病患者进行拷贝数变异检测，发现存在可能致病性拷贝数变异的患儿在术后无移植生存率相比无拷贝数变异患儿显著降低。研究表明母胎环境受损（先兆子痫，小于胎龄和早产等）在胎儿患有先心病的妊娠中很常见，且新生儿心脏手术后，母胎环境受损与左心发育不良综合征术后 36 个月龄存活率较低相关。在多组学方面，与先心病治疗预后相关的分子标志物筛查也取得了一定进展。有研究利用二维差异凝胶电泳和多重免疫分析的双重方法分析了接受体外循环手术的儿童心脏病患者的血浆样本，发现许多变化的蛋白质与组织损伤、炎症和氧化应激有关，有助于理解、治疗和预防全身炎症，为实现先心病术后的预后分析预测提供可能。在代谢组学方面，有研究者对总计 28 名先心病术后患者（15 名严格控糖，13 名常规护理）进行代谢物检测，发现了一系列与临床变化及临床预后过程高度相关的代谢物。这些代谢标志物可以用于患者分层研究，和个体层面指导临床个性化干预。

2. 预测模型

由于遗传及环境因素的个体差异性，导致了先心病表型及预后在不同患者中存在异质性，固定的治疗方式无法使全部患者均获得最佳疗效。因此，除了上述的对疗效及风险预测标志物的筛选外，引入人工智能等新技术，建立针对个体进行疗效及风险预测模型也成为精准医疗的重要措施。目前对于接受先心病手术的儿童，风险预测模型主要集中在人群水平，导致其在理解个体患者预后不良的确切特征方面的效果尚不清楚。鉴于患者个体化特征可以影响疾病表现和治疗反应，精准医疗要求更加丰富的相关资料进行整合，以提供更个性化、更有针对性的治疗策略。有研究团队在收集了 514 例主动脉窄缩的患者术前术后资料后，利用多元逻辑线性回归分析，得出了与先心病术后风险的相关预测因子，并形成了易于应用的术后风险预测模型。Jatene 的研究团队回顾了 2 240 例进行了先心病手术的临床资料，应用 6 种不同的人工智能模型进行监督学习后，构建并验证了相应的风险预测模型，在 6 种模型中得出效率最佳的基于随机森林算法的先心病术后死亡风险预测模型。这些模型可以让临床医师针对不同个体采取行动降低死亡风险，同时可以提供与外科干预相关的个体化风险信息，以支持卫生专业人员和患者家属的决定。

（三）干细胞治疗

干细胞是一类具有分化为特定细胞类型的祖细胞。胚胎干细胞是一种高度未分化细胞，它具有发育的全能型，能分化除成体动物的所有组织与器官，但是移植胚胎干细胞有可能形成胚胎瘤，所以先将胚胎干细胞诱导分化再进行移植是一种较为安全的方法。

1. 干细胞移植治疗

目前先心病的干细胞治疗，主要聚焦于将干细胞靶向特定心脏区域，使其达到修复心脏结构或者功能的作用。但由于先心病发病机制复杂，且干细胞在体内转化为心肌细胞的概率较小，干细胞治疗在结构性畸形中的应用仍较少，目前研究多集中在先心病导致的心功能下降修复（如左心发育不良综合征分期手术后及法洛四联症根治术后的右心室功能减低）。即便接受了成功的手术治疗，一些复杂先心病的患儿仍会最终产生心力衰竭而需要心脏移植。而干细胞被认为可以刺激心脏修复，防止心脏功能恶化，并在婴幼儿和心脏仍在发育时增强正常工作的右心室以推迟或避免心脏移植。Hidemasa研究团队在一年半的随访中发现，接受冠状动脉内输注自体心肌球源性干细胞的左心发育不全综合征术后的7名儿童，对比7名仅接受标准姑息手术儿童，表现出更高的右室射血分数，无明显并发症（如狭窄或动脉瘤样改变），提示对于患有左心发育不全综合征的儿童，分期手术后冠状动脉内输注自体心肌球源性干细胞似乎是可行和安全的。此外，有研究将人属的胚胎干细胞分化的心肌祖细胞输注进入法洛四联症模型猪缺血心肌部位，发现心肌纤维化程度有所降低、能明显提高左心室收缩功能、缩小缺血面积。

2. 干细胞组织工程材料

在干细胞向临床治疗推广的过程中，除了干细胞移植治疗外，干细胞组织工程构建先心病重建材料的研究取得了一定的进展。虽然近几十年来先心病的治疗取得了显著的进步，但用于修复先天性缺陷的合成导管和补片大多由聚四氟乙烯等材料制成，对于人体是异物，易发生血栓栓塞、狭窄、异位钙化和感染。同时由于人造移植物缺乏生长潜力，而儿童在持续发育导致局部发育速度快于移植物，常需要二次手术。即使是同种移植物和自体移植物，虽然其具有较好的生物相容性，但是仍然缺乏生长能力。利用组织工程学构建的重建材料可以利用干细胞自体细胞增殖或组织器官再生的特性，靶向修复缺损部位并随着儿童发育进行生长，降低远期并发症。虽然目前相应的临床应用研究尚停留在动物层面，但干细胞相关组织工程血管补片和心肌补片仍具有一定的潜力。相比于研究较为深入的姑息手术中应用的组织工程血管移植物，加入干细胞的组织工程血管补片应用研究仍较少。有研究团队进行了早期尝试，在羊的右室流出道部位，植入由羊的内皮细胞和骨髓间充质干细胞覆盖的支架材料上，结果显示肺动脉流出道通畅，无跨瓣压差，且未出现狭窄或动脉瘤等改变。此外，基于干细胞技术的组织工程学材料心肌补片由于强度较低，目前尚无法在室间隔缺损等先心病中直接使用，而主要应用在先心病病程中出现的心力衰竭。有研究团队利用体外分化的多能干细胞诱导分化心肌细胞覆盖在生物材料上，并植入猪体内，发现能明显提高左心室功能。

三、基础研究临床应用中面临的问题及挑战

1. 先心病病因及发病机制尚有待深入研究

先心病成因复杂，针对群体研究能够获得先心病的致病因素及其发病机制，但是对每个个体中致病相关遗传、表观遗传、环境因素是如何相互作用，是否能以某种模型进行阐释个体发病机制这些方面仍未明确。在个体层面，建立多层次的连续统一的从临床表型表征到分子特征的疾病模型，能够帮助识别预防潜在先心病发病或改变先心病病程的治疗靶标。个体疾病模型也是从基础研究向临床实践转化过程中重要的精确医学路径。虽然目前利用患者来源诱导多能干细胞在疾病模型中已经开始使用，但是其对环境 – 遗传因素互作网络在先心病发病中的解释仍显不足。因此，精准医疗背景下，需要依托诊治过程中来自患者的丰富临床资料及分子细胞水平发现，结合干细胞技术和模式动物等先进基础研究技术，不断挖掘先心病发病机制，形成更加完善的以临床问题为导向的个体化疾病模型，帮助提高先心病诊治水平。

随着全外显子及全基因组测序的费用下降，精准医疗框架下的患者基因评估在临床应用中得到愈来愈多的普及。利用获得的基因信息，结合生物信息学，对先心病家系或者大样本量散发病例进行遗传学分析，能够分析出先心病的候选基因，对指导患者进一步精准治疗有重要意义。尽管如此，由于先心病的机制尚未明确，患者全外显子测序或全基因组测序可能会获得意义不明突变。这些意义不明的突变可能致病性较低作为寡基因遗传模式参与先心病的发生，或者参与促进环境因素在发病中的作用。如果界定突变的致病性，需要基础研究继续推进对先心病病因及机制研究，来更好地区分出基因报告中的先心病相关基因突变。同时，明确先心病病因可以帮助先心病的精准医疗过程中临床基因检查进行简化，更换为针对性更强的靶向测序，减少患者支出，方便临床医师指导治疗过程。

2. 基础科研成果向临床实践转化

由于先心病发病机制复杂，将基础研究进展转化为临床实践新技术存在一定的困难。新技术的开发需要针对先心病复杂病因的特点，根据患者的基因分型和分子靶

标确立个体化、多元化诊疗模式，多层次进行诊断治疗。此外，虽然外科手术治疗在减轻或纠正适度解剖缺陷方面取得了显著的成功，帮助患者降低了死亡率，使先心病患者寿命逐步延长，但由于发病机制复杂，一些与先心病本身病因或者治疗措施相关的远期并发症开始被发现，例如，先心病的病程可能存在由早期结构畸形转化为后期心衰，因此需要针对个体进行个性化全程治疗，尽量减少未来的并发症，改善生活质量。除了了解先心病解剖及功能的病理变化外，还需要实现基础科研成果向临床实践转化，挖掘相关的遗传 / 分子缺陷，提供个体化的有效管理以及预防策略。然而这种以患者为中心的整体管理需要系统的构建，不仅需要临床医师，还需要心血管发育、生理学和病理生物学方面具有专业知识的遗传学家和分子生物学家参与，帮助临床医师建立相关知识体系，在临床实践中，形成患者为中心的个体化干预流程。

随着基因组测序快速发展及生物信息与大数据的交叉应用不断进步，向临床转化过程中需要挖掘个体的基因数据结合表观遗传、环境因素，分析疾病表型，明确先心病的病因，形成个体化疾病模型，分析最佳治疗措施。因此在这个过程中，需要更加完善的队列研究来验证基础科研成果向临床转化是否有效。目前先心病治疗疗效及预后风险预测模型的构建集中在三个方面，一是患者相关变量（例如，患者的主要疾病、生化特征等）；二是医师相关变量（诊断和治疗的医疗计划）；三是医院相关变量（医师医疗计划执行的配套），且主要集中在前两个变量。研究表明医院相关变量对于患者的预后也有较大的影响，因此开展多中心的队列研究可以帮助不同等级的医疗机构建立精准化治疗体系。单纯的临床因素构建的先心病预后模型仅能解释部分不良预后，而遗传因素中的 SNP 也被证实存在可以补充临床因素对预后预测不足的作用。目前个体化疾病模型对于遗传、表观遗传因素引入仍很不足，体现出基础研究向实践转化不及时，需要未来的精准医疗实践中大力加以完善。

由于组织工程补片等新生技术是面向患者的，需要针对患者不同病理解剖学特征进行调整，采用个体化策略，利用患者临床资料及一定的遗传学资料，分析最适患者的材料选择，利用包括 3D 打印技术在内的前沿技术，制订个体化的治疗方案。同时，尽管干细胞治疗在精准化治疗先心病导致的心力衰竭中可能发挥一定的作用，但由于其在增殖、分化和代谢的过程中，不可避免地会产生成熟度不够和异质性的问题，且其具体在治疗过程中发挥的生物学作用尚不明确，故其在临床的推广与应用受到了一定的限制。许多研究已经使用单细胞测序来确定参与干细胞分化转录调控的信号通路，识别由向心肌细胞分化过程中引起的所有细胞类型，并优化和修改方案以产生成熟和均质性较高的心脏血管细胞亚型，实现对疾病的精准靶向。对于组织工程重建材料，目前仍存在植入成功率及心肌细胞成熟程度不够导致机械活动、电活动不协调甚至出现致死性心律失常等缺点，因此结合基因组测序，对个体进行预后预测，评估个体是否适合使用组织工程重建材料需要深入地探究。

第二节　先心病的产前诊断

一、先心病产前诊断的技术进展及前景

先心病已成为全球许多国家和地区婴幼儿死亡的主要因素之一。在中国，每 1 000 名活产婴儿中至少有 8 名先心病患儿。随着儿童心脏内外科技术的革新与进步，大部分先心病患儿可通过外科手术或介入治疗获得良好预后，但仍有部分患儿存在染色体异常、微缺失/微重复综合征、单基因或寡基因疾病，预后较差，严重影响了儿童的生命和生活质量，成为导致我国人口潜在寿命损失的重要原因。

为了及早发现并制订最佳处理方案，先心病的筛查和诊断时间节点应前移至胎儿期，筛查手段也应与先心病的病因学研究并轨，在普及影像学筛查的同时，进行遗传病因、孕期环境因素等层面的检测和分析。在发达国家，先心病的产前检出率为 30% ～ 60%，即使在医疗保健覆盖率很高的国家，先心病的总体产前检出率也不超过 60%，所以各国都在加大对产前诊断技术研发的投入，以期提高检出率，减轻先心病负担。《中国妇幼健康事业发展报告（2019 年）》指出，随着政策制度和服务链条的不断完善，我国逐步实现了从胎儿到生命终点的全程健康服务和保障，全国产前检查率也稳步提高，由 1996 年的 83.7% 上升到了 2018 年的 96.6%。在此背景下，先心病的产前诊断技术也得到了不断发展，逐步形成了产前产后一体化诊治模式。在过去，心脏的评价主要依赖于二维超声心动图、彩色血流和脉冲多普勒技术。现在，先进的医疗模式提供了更多视角，使我们对胎儿心脏结构、功能和节律有了更强的观察能力。胎儿心脏三维和四维成像、心血管磁共振、组织多普勒成像（TDI）和应变/应变率成像的发展和应用，拓展了胎儿心脏结构和功能评价。随着胎儿心电图和快速心电地形图的发展和应用，我们对胎儿心律有了更深入的评价。但由于先心病病因复杂，常合并心外畸形，影像学筛查仍有一定的漏诊比例。近年来，为了深入剖析遗传与环境方面的先心病病因，研究人员开始采集羊水、脐血或母体血液进行染色体核型分析、染色体芯片分析（CMA）、低深度拷贝数变异测序（CNV-seq）、全外显子测序（WES）以及环境致畸因素、母体内环境致畸因素分析，从多维度对胎儿先心病进行产前筛查和诊断。产前诊断可以为家庭提供指导，从而充分计划产科随访，为罕见或特定的病例提供宫内治疗；及时将孕妇转介到能够提供新生儿先心病诊断和治疗的三级保健机构，提高患儿存活率。影像学筛查联合遗传与环境因素分析，将协助临床医师更好地判断胎儿预后，为孕妇及其家属提供准确的咨询建议和再发

风险评估。

二、先心病产前诊断领域的前沿技术与重大突破

（一）影像学筛查

1. 早孕期胎儿先心病筛查

20 世纪 90 年代初，首次报道了经阴道超声诊断妊娠早期先心病。到了 90 年代末，越来越多的证据表明，经腹超声可以用来检测妊娠早期先心病。最初进行胎儿颈项透明层（nuchal translucency，NT）筛查，是由于 NT 增加与胎儿染色体异常之间存在联系。随后发现，即使在没有染色体异常的情况下，NT 增加与胎儿先心病也有显著关联。Hyett 团队首次系统地探讨了经腹超声进行 NT 测量在筛查先心病中的价值，他们在 1 427 个胎儿中发现 24 个患有严重心脏缺陷（17/1000）。在 NT 范围为 2.5 ~ 3.4 mm 的孕妇中，胎儿先心病的患病率为 5.4/1000；在 NT 范围为 ≥ 5.5 mm 的孕妇中，胎儿先心病的患病率为 233/1000，表明胎儿 NT 增厚与先心病发生率增加密切相关。随后，他们评价了 NT 在筛查妊娠 10 ~ 14 周胎儿严重先心病中的作用，在转诊人群中对 29 154 例单胎妊娠队列进行筛查，其中 1 822 例 NT 测量值大于第 95 百分位数，这些胎儿中，有 50 例存在严重先心病，患病率为 1.7/1000（50/29154），当 NT <第 95 百分位数时，患病率为 0.8/1000，当 NT 增加至≥第 99 百分位数（> 3.5 mm）时，患病率也随之增加至 63.5/1000。分别以第 95 和第 99 百分位数为界值，NT 的灵敏度为 56% 和 40%。从筛查的角度来看，目前已有充分的证据表明，用 NT 的第 99 百分位数作为早期胎儿超声心动图的指征，大约可以发现 30% 的先心病。因此，NT 不仅可用于胎儿非整倍体筛查，还可用于先心病的筛查。当出现 NT 增加时，可通过采集羊水或脐血进行胎儿染色体核型分析，以确定染色体异常的存在。在染色体核型正常，NT 超过第 95 百分位数的胎儿中，约 44% 患有严重先心病，而随着 NT 增加，这一比例随之升高。除了 NT 增加外，早孕期还有其他先心病的高危指征，如先心病家族史，某些母体疾病（如糖尿病），通过辅助生殖技术受孕，接触致畸药物，单绒毛膜多胎，以及心外畸形。

进行早孕期胎儿超声心动图检查的两个最常见的指征为：阳性病史和胎儿 NT 增厚。胎儿早孕期超声心动图研究数据显示，以 NT 增厚作为胎儿进行超声心动图检查的指征比阳性既往史（如既往受影响的妊娠、产妇疾病、摄取致畸物等）更为有效，既往史仅能确定约 5% 的受累病例。由于各医疗中心使用的 NT 测量阈值、研究人群和研究方式不同（回顾性或前瞻性研究），且未以标准化方式进行胎儿超声心动图检查，NT 与先心病的关联率在不同的报道中有所不同，最初报道的敏感度较高，但实际值可能在 25% ~ 30%。

在进行早孕期胎儿超声心动图检查时，应使用可用的最高频率探头，使用 9-MHz 线性探头或 7-MHz 宽频段探头进行经腹检查，或 9 ~ 12 MHz 探头进行经阴道超声检查，可以获得较好的图像分辨率。在大多数孕 12 周以上的妇女中，经腹途径通常足以获得全部的胎儿超声心动图评估数据（除了肺静脉评估）。受胎儿心脏到宫颈距离的影响，在妊娠 11 周前，大多数孕妇需要进行经阴道超声。妊娠 14 周后，由于胎儿的心脏位置离宫颈太远，经阴道超声心动图并无优势。医师在进行早孕期胎儿超声心动图检查时，应使用顺序节段分析以获得标准胎儿超声心动图中推荐的所有标准切面，包括腹部横切面、四腔心切面、左右心室流出道切面、三血管和气管切面、主动脉弓切面和动脉导管弓切面，如有可能，还应对全身静脉、脐血管和肺静脉进行彩色和脉冲多普勒评估。

2. 早孕期胎儿先心病筛查：静脉导管搏动波

静脉导管（ductus venosus，DV）起源于脐静脉，25 年前，其被引入围生医学以扩大心血管功能评估的范围。在正常情况下，75% 营养丰富的脐静脉血通过肝静脉到达肝脏再流入心脏，而剩下的 25% 通过 DV 直接到达心脏。进入 DV 的血液向卵圆孔方向显著加速，这使它的血流与其他进入心脏的静脉血相对分离，从而允许营养丰富的血液到达左心室，而不是通过三尖瓣流向右心室。通过这一机制，心肌和大脑循环获得的血液营养含量高于腔静脉混合血液进入心脏时的营养含量。静脉导管在静脉系统中具有最高的前向速度，在整个心脏循环中顺行流动，在将富氧脐静脉血液分配到心脏的过程中起着重要作用，可进行半定量和定性的波形分析，其波形与心脏心房的压力 – 容积变化有关，可用于监测心脏的前向功能。影响前向心功能的心血管参数包括后负荷、心肌功能和前负荷。当这些参数中的任何一个受到影响时，心房收缩（a 波）期间的前向血流减少是最敏感和最常见的指标，而收缩末期舒张期（v 波）前向速度降低则是反映心肌功能的特异性指标。

先心病可因解剖缺陷本身或病变对心脏功能的影响而导致 DV 多普勒波形异常。因此，DV 多普勒在先心病筛查、病情评估和产后纵向监测中具有重要作用。将 DV 多普勒与先心病的早孕期 NT 筛查相结合，可提高先心病的早期预测能力。在染色体正常、NT 升高的胎儿中，妊娠早期 DV a 波的缺失或反转表明胎儿先心病的患病风险升高。这一亚组胎儿中，DV 多普勒有可能预测 83% 的严重先心病，但在 NT 正常的胎儿中，DV 多普勒灵敏度较低。为了综合评估 DV 血流与先心病的关联，Wagner 等对 480 名解剖正常和 48 名心脏缺陷胎儿的 DV 波形进行了全面检测，包括 a 波的定性评估，静脉搏动指数（PIV）测量，S 峰或 D 峰和 a 波或 v 波的流速比值。正常组和先心病组胎儿 NT 中位数分别为 1.9 mm 和 2.6 mm。5 例（1.0%）和 18 例（37.5%）胎儿 NT 厚度大于第 99 百分位数。正常组 DV a 波倒置 15 例（3.1%），DV-PIV >

第 95 百分位数 25 例（5.2%）。先心病组 26 例（54.2%）a 波倒置或 DV-PIV 测量在第 95 分位数以上。大多数心脏缺陷与 a/S 或 a/D 比值异常有关。如果将这两个比值的阈值设为正态分布的第 5 百分位数，则心脏异常的检出率为 62.5%，这比以 DV-PIV 进行评估敏感性更高，DV-PIV 在相同阈值下检出率为 54.2%。

由于静脉血流受阻或叠加心功能障碍，先心病胎儿可能会出现各种 DV 多普勒异常。许多先心病胎儿的基线 DV 多普勒波形即存在异常，尤其是右半心先心病合并梗阻性病变（如三尖瓣或肺动脉瓣狭窄/闭锁）与 DV a 波倒置率高相关。相反，非梗阻性病变的胎儿很少在基线或窘迫时表现出 DV 的血流反转，即使存在显著的三尖瓣反流，这很可能归因于潜在病理生理学的不同。梗阻性疾病，如严重的肺动脉狭窄，也可能导致心肌功能障碍。在这些胎儿中，高 DV-PIV 与宫内或新生儿的死亡风险相关。正是由于这些原因和 DV 半定量波形分析的局限性，解释 DV 多普勒结果需要特殊考虑并记录初始超声心动图的 DV 波形。如果怀疑病情恶化，将相关的 DV 波形与基线进行比较通常比单独使用多普勒参考范围更具评估价值。对于在基线检查中 DV 波形明显异常的病例，新出现的脐静脉搏动可能是中枢血流动力学改变的唯一 DV 多普勒征象。在这种情况下，需要功能性胎儿超声心动图来阐明静脉血流动力学改变的潜在机制。

3. 超声心动图：中孕期胎儿超声心动图检查

中孕期胎儿超声心动图检查有三个主要临床目标：分析胎儿心脏解剖结构，评估胎儿是否存在先心病；识别可能需要在产房或在出生后的最初几天内干预的、具有出生后血流动力学不稳定风险的胎儿来计划围生期管理；确定哪些胎儿可能从胎儿心脏干预中受益。近年来，人们提出利用胎儿超声心动图结果对先心病的严重程度和出生后血流动力学损害的预期程度进行先心病危险分层，随后利用这些信息提供分娩和出生后护理建议，所以胎儿超声心动图有可能改善患有特定先心病的新生儿围生期和围术期结局。此外，斑点跟踪超声心动图也被用于评估先心病胎儿的心肌应变。尽管胎儿超声心动图在诊断先心病方面取得了很多进展，仍有一些心脏缺陷无法通过胎儿超声心动图识别。因此，需要整合不同胎儿超声心动图变量的多参数诊断模型和其他诊断工具，如母体高氧试验（预测胎儿肺动脉高压）和胎儿 MRI，以改进先心病筛查策略，使患儿从产后护理和胎儿干预中受益。

（1）三维超声：胎儿心脏具有独特的腔体形状、体积小、搏动速度快等特点，二维超声很难对空间上复杂的心脏异常作出精确的评估，临床上也难以对其质量、体积和血流动力学做出可靠的量化。实时三维超声心动图可能是一种理想的解决方案，其具有可循环、操作简单、方便等优点，可动态、立体获取胎儿心脏复杂结构信息，经三维重建，为医师提供清晰的胎儿心脏立体解剖图。

（2）四维超声：四维超声是在三维超声的基础上加入了时间矢量，其使用矩阵阵列传感器技术实时获取体积数据，使用时空关联成像（spatiotemporal image correlation，STIC）消除运动伪影。这些技术可以实现：使用完整的四维数据集对整个心脏进行序贯评估；四维描绘室壁上的小梁、室间隔缺损和复杂畸形的动态形状；通过多普勒组织成像得出心脏指数对心肌收缩力和应变率的影响；使用经食道超声指导宫内心脏介入治疗。四维超声技术扩展了我们评估宫内心脏形态和功能的能力。

4. 胎儿 MRI 检查

MRI 可用于可视化胎儿心脏和血管解剖结构，量化胎儿血流、胎儿血氧饱和度和血细胞比容。根据胎儿 MRI 中国专家共识要求，对于产前超声怀疑结构异常但不能明确，或错过系统超声筛查适宜时机的晚孕期胎儿，MRI 可作为一项重要的辅助检查手段。超声是评估胎儿心脏的主要方式，但超声受孕产妇肥胖、羊水过少、多胎妊娠、胎儿膈疝，以及妊娠晚期的胎骨影响，成像不佳。MRI 是一种很有前景的辅助手段，在过去 15 年中，胎儿心脏 MRI 已从静态、单次成像转变为胎儿心脏和周围血管系统的多维、运动容忍和高分辨率动态成像。这些信息与正常胎儿的 MRI 测量结果相结合，有望提高我们对胎儿心脏发育和疾病影响的理解，但胎儿 MRI 也存在一些挑战，尤其是在妊娠早期对小而移动的胎儿进行成像时，需要更高的空间和时间分辨率以及改进运动补偿。

5. 胎儿心功能产前评估

近年来，已逐渐认识到胎儿心功能监测在评估疾病严重程度和胎儿预后方面的潜在价值，但大多数参数仍处于研究阶段。在新生儿时期，通过超声、MRI 等方式可以测量心脏功能相关的指标，这些方式在规划疾病进一步管理方面发挥了重要作用，但将这些方法移植到胎儿的过程中，仍存在许多挑战。①胎儿被羊水和母体组织包围，这增加了探头到胎儿心脏的距离，干扰图像质量，阻碍基于图像触发的电信号捕获。②胎儿体位和探头位置不固定，在一次评估中胎儿心脏的视角多变。③胎儿心率比成人心率快两到三倍，胎儿血压比成人低得多。④妊娠 20 周时胎儿心脏的大小仅为成人心脏的 1/10，心脏负荷状况在妊娠期间不断变化。胎儿心壁运动也与成人不同，因为在心脏周期中，由于右心室压力略高，室间隔有微小的移位。⑤在妊娠期间，心肌不断成熟变化，胎儿心脏功能也随之改变，在测量和解释胎儿心脏功能时必须考虑这些因素的影响。

过去，胎儿心功能的评估主要通过二维或 M 型常规超声心动图的心脏形态和血流测量。近年来，人们提出采用彩色组织多普勒成像（color tissue Doppler imaging，cTDI）和二维斑点追踪技术（speckle tracking echocardiography，STE）来评价心肌运动与变形，采用四维 SITC 更准确地计算心脏维度和体积。

（1）传统多普勒超声：心脏的主要功能是排出血液以提供足够的器官灌注，因此血流评估是进行胎儿心功能评估的常用方法。常规多普勒可评估心脏的血流输出（收缩期）和输入（舒张期），以及舒缩时间。

收缩功能：多普勒可测量流出道血流速度和流出道面积，从而计算每搏输出量，这一信息与胎心率结合，可计算心排血量并计算经胎儿体重标化后的心指数。心排血量是评估心脏功能的经典参数，但只有在心脏排出的血液不足以满足器官需求时，心排血量才会出现异常。

舒张功能：用于评价舒张功能的主要多普勒指标是心室舒张早期充盈 / 心房收缩血流（E/A）比值和心前静脉搏动指数。多普勒可评估充盈心室的血流，通常有反映 E 和 A 的双相模式。计算 E/A 比值可反映心室舒张功能，但这一参数在胎儿中用处不大，因为 E/A 比值受呼吸和躯体运动的影响大，而且胎心率高通常会导致短暂的 E/A 融合波。此外，当心室舒张功能受损时，E/A 比值可表现为正常、升高和降低，这些因素限制了 E/A 比值在胎儿心功能监测中的应用。多普勒评价心前静脉可通过反映右房压力变化，间接提供右心舒张功能信息。DV 是胎儿医学中最常用的血管，因为它能反映舒张功能受损情况，在临床实践中已被应用于先心病的早期监测。

舒缩时间：多普勒可计算等容收缩和等容舒张时间，其中等容舒张时间在心脏功能障碍的非常早期即增加。这些时间参数可单独也可作为复合参数对心肌功能进行评估，如将几个收缩期和舒张期的时间参数考虑在内的心肌做功指数。心肌做功指数被认为是全心功能指标，并已被证明是心肌功能障碍的高敏感参数。

（2）M 型超声：M 型超声通过测量舒张末期和收缩末期心室直径（心脏横切面），并应用 Teicholz 公式计算心室射血分数。虽然射血分数是反映心力衰竭的基本参数，但它通常只在心功能恶化的后期才会改变。M 型超声也可应用于心脏的长轴切面，以评估三尖瓣环和二尖瓣环移位，它们被认为是心功能不全的敏感指标。

（3）cTDI：cTDI 是一种测量组织速度的超声心动图技术，用于定量评估心肌运动。作为一种很有前景的胎儿心功能评估技术，已被应用于妊娠并发症，如胎儿宫内生长受限、胎儿心律失常和羊膜内感染。目前，cTDI 主要用来评估由心内膜下纤维执行的长轴运动，心内膜下纤维是对轻度缺氧最敏感的心肌纤维。一些研究表明，孕期超过 41 周，胎儿、母亲和新生儿并发症发生率增加，围生期发病率和死亡率也随之增加。这些妊娠风险增加的病理生理学基础尚不清晰，有研究表明与胎盘老化有关。而妊娠晚期的胎盘老化与轻度缺氧 / 低氧血症密切相关，在这一时期 cTDI 可能会检测到心功能的细微变化。但 cTDI 的临床应用相当复杂，对其生成的心肌速度轨迹分析繁琐而耗时。为了改进后续分析流程，增加 cTDI 的临床适用性，Herling 等对妊娠 ≥ 41 周的 107 例单胎孕妇进行了前瞻性横断面观察研究，用手动和自动算法分析左心室、右心室和室间隔的速度轨迹以及心脏机械性时间间隔。通过自动算法分析，

96% 的运动轨迹可以测量到心肌运动速度和心脏机械性时间间隔，且自动化方法测得的心肌运动速度与手动测量的心肌运动速度相一致，表明 cTDI 获得的心肌速度记录可采用自动分析以简化和促进 cTDI 在评价胎儿心功能中的应用。

（4）二维 STE：STE 最早于 2004 年被报道用于成年受试者，是一种相对较新的测量技术，可通过逐帧跟踪心肌亮区（斑点）来量化心肌变形。这是一个半自动的过程，使用专利软件对先前获得的二维超声心动图图像进行离线处理，获得心肌不规则表面产生的特征斑点图案。此图案具有特定的区域特征（称为核心），可概念化为"声学指纹"。通过统计学关联，内核跟踪可从一帧图像移动到另一帧。多个内核相对于彼此空间的移动可以用来测量应变，然后使用专有的数学算法测量应变率。通过结合心尖和短轴超声心动图，STE 可以测量长轴、径向和周向应变，其中长轴测量（通常是收缩功能恶化的第一个维度）在临床实践中应用最广泛。后处理软件可以自动将心肌等分，量化区域应变。在出生后的实践中，通过结合 2、3 和 4 腔心尖切面，整个左心室可以用 17 节段的靶心图进行可视化。STE 还可用于跟踪心室收缩和舒张的旋转分量。在正常成人心脏中，从心尖看，心底顺时针旋转，心尖部分逆时针旋转，这会导致左心室的"扭曲"，因为底部和顶端有不同的旋转方向。如果将左心室扭转率表示为心室长度的函数，则可以推导出左心室扭转率。这些变量的估计可以通过心室底部或心尖部的短轴切面或使用三维超声心动图获得心室、心肌的完整体积来实现。

与其他评估胎儿心功能的方法相比，STE 有几个优点：它比传统方法对角度的依赖性更小，在图像采集方面比基于多普勒的技术有更大的灵活性；它受胎儿和母体运动的影响较小；STE 的准确性已经在动物模型的出生后检查中得到了验证，方法是将其与更具侵入性的实验方法（如声学显微镜和 MRI 标记）进行比较，但此类验证实验尚未在胎儿中进行。

STE 用于先心病胎儿已被证明是可行的。但由于研究对象选择的差异，研究结果不一。一项对 12 名主动脉缩窄胎儿的研究发现，与对照组相比，整体左心室长轴应变和应变率显著降低。另一项研究则发现主动脉缩窄胎儿与对照组的左心室长轴应变和应变率无显著差异。虽然目前为止发表的所有研究的样本都很小，研究人群差异大，但这些研究增加了 STE 未来被应用于胎儿先心病评估的可能性。

（5）四维 STIC：在过去的几十年里，超声系统和处理软件的发展引入了动态三维图像序列，其采集的数据是实时数据集，而不是一系列随时间变化的平面二维图像。然而，由于心脏是一个搏动器官，非门控采集在重建的体积数据中会产生伪影。因此，STIC 逐渐被发展起来。四维 STIC 可随着时间的推移对胎儿心脏进行三维重建。这项技术是基于对胎儿心脏的扫描（体积数据集），其中包含一个完整的重建心脏周期。从这个保存的体积中，可以在心脏循环的任何阶段获得任何感兴趣的目标区域。四维 STIC 已被提出用来测量心室容积，从而更准确地计算心排血量和射血分数。离线分析还可以评估二尖瓣 / 三尖瓣环移位。四维 STIC 前景良好，但需要进一步研究以提高其在胎儿心功能评估中的适用性。几项使用 STIC 来评估心脏功能的研究发现，STIC 可能在胎儿先心病、宫内生长受限、双胎输血综合征和胎儿水肿中有重要应用价值。心室容积、每搏输出量、心排血量和射血分数可使用虚拟器官计算机辅助分析（virtual organ computer aided analysis，VOCAL）、三维切片法或倒置模式检测。Hamill 等发现采用 VOCAL 测量心室容积具有良好的观察者间和观察者内稳定性。然而，由于这些实时方法太耗时并且依赖于操作员的广泛培训和经验，使用 STIC 评估心功能还没有被纳入日常临床实践中。

除了胎儿诊断，STIC 还可用于预测产后手术方式。Balaganesh 等回顾性分析了 22 例出生后接受右心室双出口手术患儿的产前二维和三维 / 四维 STIC 图像，发现三维 / 四维组的手术径路产前预测准确性明显高于二维组，且三维 / 四维 STIC 准确预测了所有病例单期双心室修补术的可行性，所以在常规二维胎儿超声心动图的基础上增加三维 / 四维 STIC 技术，可提高右心室双出口胎儿诊断的准确性和预测产后手术方式，从而有助于产前咨询。

（6）MRI：MRI 是辅助超声心动图评估病理性心脏的有效手段。然而，有两个因素限制了 MRI 在胎儿心功能评估中的引入。第一是胎儿心脏的快速运动和胎体运动的存在。在产后心脏病学中，这可以通过在屏气期间拍摄的图像序列和根据心电图触发图像采集来纠正。在实验动物胎儿环境中，这也可以在插管胎儿身上完成检查。然而，在临床情况下不能采用侵入性途径，胎儿心电图的非侵入性采集仍处于实验阶段，所以无法排除该因素的干扰。第二是 MRI 的图像分辨率，在胎儿成像方案中通常是 3 ~ 4 mm 厚的切片，这与超声相比是有限的。但是在某些特殊情况下，如胎儿位置良好、肋骨钙化、母亲肥胖和羊水过少，尤其是处于妊娠晚期，超声成像受干扰程度比 MRI 更大，MRI 可能更具有优势。如果能克服与运动和心脏门控有关的挑战，MRI 有可能在多个平面上提供胎儿心脏的高分辨率图像，并产生比超声更高分辨率的容积数据集，从而对心脏功能和心腔容积提供强有力的定量评估。此外，随着更高功率的 MRI 磁体的不断发展，将会不断产生新的扫描方案和新的无创纪录胎儿心电的后处理软件和工具，在不远的将来，胎儿心脏 MRI 很可能实现临床推广与应用。

（二）遗传学筛查和诊断

遗传学筛查和诊断可以识别高风险孕妇，进而展开妊娠干预（如胎儿手术或选择性终止妊娠）。在过去 10 年中，产前基因筛查迅速发展，筛查方式也从传统的侵入性方法（如羊膜穿刺术或绒毛取样）逐步演变为基于母体血液采样的非侵入性方法。但在临床实践中，无创性产前基因检测（noninvasive prenatal testing，NIPT）能否取代有创性产前诊断，这一问题仍未得到解决。目前，羊膜穿刺术或脐带穿刺术结合染色体分析仍是诊断胎儿染色体疾病的金标准。

1. 产前基因筛查和检测的发展史

产前筛查的目标是识别尽可能多的高风险孕妇，同时为她们提供保障。理想情况下，基因筛查能在怀孕期间尽早实现这种高风险和低风险分层。及时检测遗传病和 / 或胎儿异常可帮助医师判断进行妊娠干预（如胎儿手术或终止妊娠）的时机，同时获得重要的妊娠管理考虑因素（包括父母的情感、经济和实际准备，以及三级医疗中心的分娩计划）。早期的经腹羊膜穿刺术是在 1877 年报道的，但在 20 世纪 70 年代，这种方法更常见于高危孕妇的基因诊断。1980 年，超声引导下穿刺的开展更为安全，羊膜穿刺术也开始被广泛应用于常规产前诊断。1959 年，Zipursky 等发现母体血浆中存在完整的胎儿细胞，1969 年，Walknowska 等的研究结果表明这些胎儿细胞可应用于产前诊断。但由于母体循环中完整的胎儿细胞浓度较低，当时这一发现并未应用于产前诊断。1997 年，Lo 等检测了母体血浆中的无细胞胎儿 DNA（cfDNA），以明确胎儿是否存在 21 三体，检出率约为 100%。该研究开创了 NIPT 的新纪元。关于 NIPT 的年龄考虑，在中国，医疗指南建议对 35 岁或以上的孕妇谨慎进行 NIPT。许多大样本研究表明，NIPT（图 5-1）可以成功地检测出 21、18 和 13 三体，并已在临床上应用。

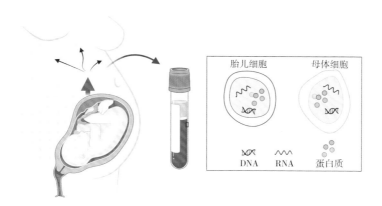

图 5-1　NIPT

母体血液由母体细胞和胎盘细胞组成，在胎盘滋养层细胞凋亡的过程中，大部分 cfDNA 被释放到母体循环中，其 cfDNA 的浓度几乎是从相同体积的母亲全血中提取的完整有核血细胞中胎儿 DNA 浓度的 25 倍。因此，无细胞胎儿元素（例如 DNA、RNA 和蛋白质）存在于孕妇的血液中，可用作产前检测和诊断。

2.染色体及基因突变分析

染色体异常多表现为胎儿多发结构异常，包括先心病。胎儿超声畸形越多，发生染色体异常的可能性越大。对于胎儿超声心动图或MRI检查明确胎儿心脏或大血管发育异常的病例，应建议孕妇进行羊水（或绒毛）穿刺和常规染色体核型分析。核型分析是检测整个基因组中发生的非整倍体和大染色体重排的金标准。比较基因组杂交（comparative genomic hybridization，CGH）是一种基因组检测，用于检测拷贝数变异（copy number variance，CNV），它的原理是将受试者DNA、对照或参考DNA与分布在整个人类基因组中的DNA探针杂交，并将两者进行比较。大多数商用CGH（使用阵列，因此称为阵列CGH）还检测常见的（与疾病无关的）单核苷酸多态性（SNP），以提供有关基因异常情况的额外信息，如单亲二倍体。根据所用商业平台的具体情况，它的检测下限为大约包含10万个核苷酸的片段。荧光原位杂交是一种靶向测试，将基因组特定区域的探针与患者的中期染色体杂交，以检测特定基因位点的CNV。在许多机构，荧光原位杂交和核型分析已不再被普遍应用，在很大程度上被CGH或SNP基因分型阵列（统称为染色体微阵列或CMA）所取代。

还有许多其他技术已进入或即将进入临床应用。产前cfDNA测序可作为非整倍体的筛查工具。孕妇的全血含有胎儿滋养层细胞的DNA，可以通过离心分离。一旦分离cfDNA，就可以对不同染色体之间的遗传信息比率进行采样和比较，以检测非整倍性，并且在未来，临床检测还可以扩展到检测特定的染色体微缺失或重复，例如22q11.2缺失。然而，与金标准测试（如羊水荧光原位杂交）相比，目前cfDNA技术对非整倍体的敏感性和特异性明显较低。随着测序技术的进步，DNA的采样长度显著增加。当前的二代测序样本大小约为100～250个核苷酸；长读长测序通常＞10 000个核苷酸，这对于检测结构变异更加可靠。一旦完善且具有成本效益，长读长测序将允许通过单次检测同时可靠地检测SNP、小片段序列的插入或删除和CNV。

（1）非整倍体：非整倍体是染色体数量异常，最常存活到足月的非整倍体包括染色体21、18和13三体以及性染色体非整倍体如特纳综合征。随着母亲年龄的增加，许多非整倍体的风险增加。越来越多的非整倍体是通过NIPT在产前检测到的，不太常见的非整倍体，如染色体8三体和9三体，只有在它们是嵌合体时才能存活到足月。检测到非整倍体时，胎儿超声心动图可以对心脏解剖结构进行早期和准确的诊断。

（2）CNV：CNV的大小范围很广，从单个基因到大片段缺失或数百万个碱基对的重复。一般来说，由于许多不能耐受单倍剂量不足的基因存在剂量敏感性，缺失比重复危害性更大。由于单个基因对单个表型的累加影响或单个基因对多个表型的多效性影响，包含多个基因的CNV可以具有广泛的表型效应。在CNV片段内识别先心病的相关基因需要对具有重叠CNV的多个患者进行定位，以识别关键片段，并最终确定关键片段内与先心病相关的单个基因。研究表明，与先心病相关的致病性 CNV 儿童预后比没有致病性 CNV 的儿童更差，这可能与其心外表现有关。在包含 58 名先心病和心外畸形患者的研究中，20.7% 的患者具有大小从 240 kb ~ 9.6 Mb 的潜在致病性 CNV。在另一组 422 名非综合征型孤立性先心病儿童的第一次手术前瞻性随访中，先心病患儿与对照儿童相比，潜在致病性 CNV 的频率增加（12.1% *vs.* 5%），而且 CNV 的存在与术后无移植生存率显著降低相关，调整后的死亡或移植风险增加了 2.6 倍。除了存活率之外，在单心室患者中可能致病性 CNV 检出率显著高于对照人群，且携带可能致病 CNV 的患儿与更差的线性生长和更差的神经认知结果相关。22q11.2 缺失综合征（22q11.2 DS）是最常见的微缺失综合征，其患病率在活产婴儿中约为 1/5950。最近的一项研究比较了 607 例患有先心病的 22q11.2 DS 患儿与 339 名具有正常心脏解剖结构的 22q11.2 DS 受试者中，常见 22q11.2 缺失区域之外的罕见 CNV。尽管罕见 CNV 的总体负担没有显著差异，但在先心病的 22q11.2 DS 个体中检测到包含影响心脏相关基因的 CNV 更多，这表明 22q11.2 区域之外的 CNV 可能包含增加先心病风险的基因。另一项研究表明，在一部分 22q11.2 DS 个体中观察到的表型差异可归因于未缺失染色体上的其他突变。由此可见，未来需要针对个体 CNV 进行精细分析，以确定 CNV 与先心病的相关性，检测 CNV 的时间窗也应前移至产前，为制订患儿的治疗计划提供更多参考。

（3）产前 WES：大约 3% 的孕妇会在超声检查中提示胎儿结构异常，其范围可以从单个轻微缺陷到致命的严重多系统异常。基因检测在胎儿结构异常的评估和临床分类中很重要。30 多年来，传统的产前细胞遗传学分析是研究这些异常的一线方法，但在过去 10 年中，越来越多地采用 CMA 来检测亚显微致病性 CNV。在核型分析中加入 CMA 可将染色体异常的检测效能提高 3% ~ 5%。但胎儿结构异常可能与所有类型的遗传变异有关，包括非整倍体、单亲二倍体、CNV 和基因内突变。目前，全基因组测序（WGS）逐渐被应用于产前检测。然而，相比于 WGS，WES 和靶向基因组因其成本较低、所需胎儿 DNA 量较少、检测速度相对较快、测序深度更大而受到更多关注。Jenny 等利用 610 名具有广泛胎儿结构异常的大型前瞻性队列进行了 WES 分析，在 52 例（8.5%）胎儿的发育障碍相关基因中发现了相关的诊断性遗传变异，在另外 24 例（3.9%）胎儿中，鉴定并报告了具有潜在临床意义的变异。他们还发现诊断性遗传变异在较大程度上与心脏或多系统相关，在较小程度上与胎儿水肿和脊柱异常相关，只有不到 4% 的具有其他类型异常的胎儿检测到诊断性遗传变异。其中 KMT2D 变异最常见，其变异与多种表型相关，包括多系统异常、孤立性复杂心脏缺陷、胎儿水肿以及囊性湿疹。迄今为止，产前 WES 研究已经发现许多发育相关的基因与胎儿结构异常有关。Jenny 等通过产前诊断还发现了几个新发突变，包括与孤立性先心病相关的 NR2F2 和 TAB2，以及与综合征性先心病相关的 CCDC103（原发性纤毛运动障碍）和 ANKRD11（KBG 综合征），这表明 WES 可以提供有关非心脏预后的重要附加信息。WES 还可以提供后续胎儿复发风险分析，为家庭未来的生育选择提供参考。

（4）产前靶向二代测序（target next-generation sequencing，tNGS）：tNGS 可以捕获与感兴趣疾病相关基因的选定区域，与外显子组测序相比，其成本更低，测序时间更短，变异的解释也更为简单。tNGS 已被用于揭示疾病的遗传学病因，但其应用的年龄范围主要是出生后的儿童，这项技术在先心病产前诊断中的应用仍有限。Hu 等对 44 名患有先心病和正常胎儿进行了 tNGS，以检测 77 个先心病相关基因的编码区和剪接位点变异。他们发现先心病胎儿中致病性和可能致病性变异检出率分别为 13.6%（6/44）和 2.27%（1/44），这 6 个先心病胎儿中的致病性变异存在于 CHD7（Charge 综合征）、CITED2（法洛四联症、室间隔缺损和房间隔缺损）、ZFPM2（法洛四联症）、MYH6（房间隔缺损、家族性孤立性扩张型心肌病）和 KMT2D（歌舞伎综合征）基因上。家系研究表明所有突变都是新发突变。此外，79.5% 的先心病患儿中存在致病性不明确的变异。该研究发现 tNGS 对孤立性和非孤立性先心病胎儿具有很高的诊断率，且其检测周期为 3 周，对于产前及时进行干预是有利的。因此，对于有遗传风险的家庭和有心脏缺陷高风险的家庭成员，tNGS 可以帮助其进行遗传咨询，包括怀孕前咨询、产前诊断和未来的计划生育咨询。

（5）孕妇血液循环中的核酸和蛋白质标志物：胎儿特异性细胞外核酸分子（circulating cell-free nucleic acids，cfNA）主要来源于胎盘滋养层，与母体循环有直接接触。这些 DNA 和不同种类的 RNA 分子可能起源于凋亡和坏死的细胞。胎盘衍生的 cfNA 可在怀孕 7 周时在母体血液中检测到。随着妊娠进展，cfNA 水平逐渐升高，出生后迅速消失。孕妇血液中不同类型的胎盘特异性 RNA 包括 mRNA、miRNA 和 lncRNA。由于 RNA 分子在细胞外环境中容易降解，人们认为某些类型的循环 RNA 通过包裹在细胞外小泡中与脂蛋白形成复合物来保护其免受核酸酶的降解。cfNA 为多种临床疾病的早期诊断提供了一种非侵入性的方法，避免了羊膜穿刺术和绒毛取样等具有风险的侵入性程序。

1）孕妇血液循环中的无细胞胎儿 DNA：25% ~ 40% 的先心病与遗传综合征或其他出生缺陷相关。一些伴综合征的先心病可通过 NIPT 技术进行检测，这使得使用二代测序进行高通量筛查成为可能。基于对孕妇循环中的胎儿特异性游离 DNA 进行分析，可筛查常见的染色体情况。几家 NIPT 公司可提供非常敏感和特异的非整倍体筛查试验，包括 21 三体、13 三体、18 三体和性染色体非整倍体。在 21 三体（唐氏综合征）患者中，40% ~ 50% 伴有先心病，先心病是其生存的决定性因素。患有 18

三体（Edward 综合征）或 13 三体（Patau 综合征）的胎儿存活率较低，而且大多数胎儿在出生前死亡。在欧洲进行的一项区域研究中，76%～83% 的 18 三体活产婴儿和 51%～64% 的 13 三体婴儿报告患有先心病。Turner 综合征也被称为 45，X 单倍体，25%～45% 的活产儿存在心脏发育异常，如果将围生期死亡病例考虑在内，心脏发育异常更常见。在患有 Klinefelter 综合征（47，XXY）的患者中，先心病的发病率为50%。因此，产前通过 NIPT 筛查非整倍体异常是产前诊断的重要辅助手段。

2）孕妇血液循环中的无细胞胎儿 RNA：不同类型的胎盘特异性 RNA 可作为先心病的非侵入性生物标志物。绒毛膜样本和胚胎内、中胚层衍生物的 RNA 谱在妊娠前 3 个月是相似的。Arcelli 等曾假设与心脏发生相关的胎盘蛋白表达异常可以在母体的循环血中检测到，因此他们对先心病和健康孕妇的胎盘 mRNA 表达谱进行了差异分析，发现 MAP4、MYL7、P4HA2、PAPP-A、SAV1、TNXB 和 TXN 的表达水平在患者组中发生了变化，随后在孕中期孕妇血浆中验证了 SAV1、TXNB、PAPP-A、TXN 和 MYL7 基因的差异表达。在另一项研究中，他们利用 NanoString 技术坚定了孕中期孕妇血浆样本的差异基因表达，并对差异最显著的几个基因进行了 qPCR 验证，发现以 6 个差异表达基因（FALZ、PAPP-A、PRKACB、SAV1、STK4 和 TNXB2）为基因池，在 10% 的反正例率（FPR）下对先心病的检出率为 66.7%。在将来，无细胞核酸可能作为血液生物标志物预测先心病的发生。

3）孕妇血液循环中的无细胞 miRNA：越来越多的研究开始聚焦孕妇循环中的胎儿 miRNA，并将其作为几种疾病的生物标志物。由于 miRNA 在进化中保守，其在真核基因表达调控中可能起重要作用。在心脏发育过程中和心脏相关疾病的进展中，miRNA 表达谱不断发生变化，表明 miRNA 表达谱异常可能与心血管疾病有关。利用 miRNA 研究儿童和成人先心病也日渐成为热门研究领域。无细胞 miRNA 在血液循环中稳定性强，可反复冻融和长时间储存。母体循环中与心脏发育相关 miRNA 的表达研究为先心病的研究和诊断提供了新的机遇。Gu 等利用 miRNA 芯片对 50 例先心病胎儿孕妇和 50 例正常孕妇的外周血进行高通量筛选，检测到了 1 033 个 miRNA，实验组与对照组中差异倍数高于 2 倍以上的 miRNA 共 38 个（其中 11 个上调，27 个下调），经过进一步大样本验证，证明 12 个 miRNA 与先心病显著相关（3 个上调，9 个下调），而且这些均为妊娠特异性改变的 miRNA，其中 miR-142-5p、miR-1275，miR-4666a-3p 和 miR-3664-3p 对先心病诊断最为敏感，而且与先心病不同病理亚型显著相关。这 4 个指标诊断的 ROC 曲线面积为 0.920（灵敏度 86.0%，特异度 92.0%），可能可以作为先心病产前诊断有潜在应用价值的分子标志物。Zhu 等对先心病胎儿孕妇和正常孕妇的血清样本进行了 SOLiD 测序，比较 miRNA 表达特征。在 qPCR 验证后，他们发现 miR-19b，miR-22，miR-29c 和 miR-375 在先心病组中 AUC 显著升高，分别为 0.79、0.671、0.767 和 0.693。Kehler 等通过分析先心病胎儿母体血清样本发现 hsa-miR-99a 显著升高，提示其可能是先心病的生物标志物。此外，位于 21q21.1 的 miR-99a/let7c 簇已被证明能够控制胚胎干细胞向心肌方向分化。但这些先心病的 NIPT 候选标志物能否为临床精确诊断先心病服务仍有待更多的研究支持。

4）孕妇血液循环中的无细胞胎儿 lncRNA：lncRNA 为 > 200 个核酸的长链非编码 RNA，在胎儿心脏中，lncRNA 与参与发育和编程的基因表达密切相关，并且在胎儿的心脏发育和产后阶段被不同程度地激活。最近的一项研究比较了室间隔缺损胎儿的心脏组织与正常心脏的 lncRNA 表达谱，发现在孕 17 ~ 20 周，室间隔缺损胎儿与正常胎儿心脏有超过 1 500 个差异表达的 lncRNA。与先心病相关的 lncRNA 可在胎盘中被检测到，因此来源于胎盘的母体循环 lncRNA 可作为先心病的早期非侵入性生物标志物之一。为了探索 lncRNA 作为预测孕妇胎儿先心病生物标志物的临床效用，Gu 等利用基因芯片技术对 lncRNA 表达谱进行了筛选，并对有意义的发现进行了基因本体论（GO）、信号通路和网络分析，并用 qPCR 验证差异最显著的几个基因的表达情况，计算 ROC 曲线，发现 ENST00000436681 和 ENST00000422826 在先心病胎儿的母体血浆中表达上调，而 AA584040、AA709223 和 BX478947 表达下调，AUC 值分别为 0.892、0.817、0.755、0.882 和 0.886。

5）孕妇血液循环中的蛋白质分子：孕妇血液循环中的蛋白分子也为先心病筛查提供了可能。Llurba 等认为在先心病胎儿和母体循环中存在血管生成和抗血管生成因子的失衡，他们的研究假设是 PlGF 可能是妊娠早期筛选圆锥动脉干畸形和瓣膜缺损的生物标志物。他们在孕中期和孕晚期采集了胎儿心脏、脐带和母体血液样本以评估血管生成因子和缺氧相关的标志物，结果发现先心病胎儿心脏组织中的 VEGF-A、s-Flt1、HIF-2α、HO-1 和 SOD-1 mRNA 表达水平显著升高，而 HIF-1α 和 PlGF 的 mRNA 无显著差异。但是在先心病胎儿的母体循环中，PlGF 水平显著降低，sFlt-1 水平显著升高。Curti 等使用 Alere Triage PlGF 检测对妊娠晚期的母体血浆样本进行了类似的研究，发现与 Llurba 的结果一致，先心病组的 PlGF 表达显著低于对照样本。Chen 等对先心病和正常胎儿母体血清进行了 iTRAQ 标记定量蛋白质组分析并采用 MRM-MS 和 ELISA 进一步验证，确定了一组在先心病胎儿的母体中显著低表达的细胞骨架途径蛋白（LMNA、FLNA、TPM4 和 ACTG1）生物标志物，四种候选指标联合检测的 AUC 值为 0.938，灵敏度和特异度分别为 95.0% 和 83.9%。

（6）表观遗传学：心脏形成是一个复杂的形态发生过程，受遗传和表观遗传机制的共同调控，如表观遗传调节的上皮间充质转化异常可干扰细胞类型转化和迁移，进而导致心脏畸形。为了了解可能在先心病发展过程中发挥作用的表观遗传机制，Uppala 等使用 Illumina Human Methylation 450 BeadChip 对 8 例患有孤立性室间隔缺损且没有已知或疑似遗传综合征的足月胎儿和 10 名健康对照的胎盘进行了全基因组 DNA 甲基化检测，结果在 80 个基因中共鉴定出 80 个高度准确的潜在 CpG 岛。许多差异甲基化基因的生物学过程和功能与心脏发育或疾病有关，包括心室发育（HEY2、ISL1）、心脏循环（SRF）、心肌细胞分化（ACTC1、HEY2）、心脏膈膜发育（ISL1）、心脏形态发生（SRF、HEY2、ISL1、HEYL）、Notch 信号通路（HEY2、HEYL）、心腔发育（ISL1）和心肌组织发育（ACTC1、ISL1）。而另一项研究对 60 例患有各种先心病的新生儿和 32 名对照的 DNA 进行了全基因组 DNA 甲基化分析，发现患有不同类型先心病的新生儿中有数百个基因的甲基化模式与对照存在显著差异，该研究揭示了甲基化作为新生儿甚至胎儿先心病检测的准确遗传生物标志物的潜力。

（三）环境因素、母体和父亲致畸因素筛查与分析

在过去的 10 年里，越来越多的流行病学文献表明，大量非内源性危险因素可能会增加先心病的风险，包括环境暴露、母体疾病（如孕前糖尿病）、母亲用药暴露和父亲相关的暴露，而围生期摄入复合维生素或叶酸可能会降低先心病风险。

1. 环境因素

重金属污染和微量元素缺乏是一个重要的公共卫生问题，然而基于生物标志物的妊娠微量元素暴露和先心病的观察研究仍然有限。Yanqiu 等评估了母体血铅（Pb）、镉（Cd）、铬（Cr）、铜（Cu）、汞（Hg）和硒（Se）水平与子代先心病之间的关联。该研究纳入了 112 例先心病胎儿孕妇和 107 名对照孕妇。在妊娠 17 ~ 40 周抽取母体外周血，采用电感耦合等离子体质谱法确定微量元素水平。多变量逻辑回归用于评估单一和多种微量元素与胎儿先心病之间的关联和相互作用，并根据母亲年龄、胎次、教育、新生儿性别、迁徙、叶酸或多种维生素的摄入量、吸烟情况、孕前体重指数和样本采集时间进行调整。在包括所有测量的微量元素并调整混杂因素的模型中，高水平的母体 Pb（OR=12.09，95% CI，2.81，51.97）和 Se（OR=0.25，95% CI，0.08，0.77）分别是有害和保护性的先心病预测因子，此外，Cd 与 Pb 正相关，Se 与 Pb 负相关。在先心病亚组中也检测到了类似的关联，包括圆锥动脉干畸形、室间隔缺损和右心室流出道梗阻。他们的结果表明，即使在保护人类健康现行标准（10 μg/dl）下的铅暴露也会构成重要的健康威胁，这些数据可用于制定干预措施和识别高危妊娠。

本课题组前期建成了孕前夫妻 – 子代前瞻性队列（SPCC），用于研究围孕期环境暴露及遗传因素对子代健康的研究。SPCC 队列的建立依托科技部重大专项（2016）和上海市公共卫生体系建设第四轮三年行动计划（2015 ~ 2018）两个大型研究项目，累计获得科研资助超过 2 000 万元。大量研究提示父母在孕前、孕早期的环境暴露与子代先心病的发生密切相关。SPCC 队列将通过积累大量临床信息及生物样本，为研究围孕期的环境暴露及遗传因素对子代先心病发生的影响提供宝贵的资源。

2. 母体疾病因素

除环境因素外，母体疾病和感染也会通过改变子宫环境而影响胚胎发育。这些因素会导致致畸物质的积累，如葡萄糖或苯丙氨酸。另一方面，母体疾病可以更直接地改变子宫环境，如母体体温过高。

妊娠期糖尿病是一种类似于 2 型糖尿病的暂时性疾病，在怀孕期间发展，但在分娩后消失。Hoang 等研究发现既往患有糖尿病（Ⅰ型和Ⅱ型）母亲的子代患任何类型先心病的风险大约增加 3 倍，而妊娠期糖尿病增加了大约 1.5 倍的子代先心病风险。根据潜在的混杂因素（如体重指数、饮酒和年龄）进行调整，结果也是如此。由于妊娠期糖尿病是一种复杂的代谢性疾病，其增加先心病风险的机制仍不清楚。Priest 等检测了妊娠期糖尿病孕妇和正常对照的甘氨酸血红蛋白，发现子代先心病的患病率增加与母亲血糖水平升高或控制不佳有关，提示高血糖可能是主要的致畸因素。尽管有这样的假设，关于高血糖如何导致先心病，目前还没有达成共识。通过动物模型的广泛研究，目前已有许多不同的假设，包括缺氧和 / 或氧化应激增加，多元醇或氨基己糖途径的激活，细胞凋亡增加或内质网应激。

此外，孕妇肥胖（产前体重指数 > 30）与许多和怀孕相关的不良后果有关，包括生育力下降、流产和死产，以及先心病和其他心脏病的风险增加。苯丙酮尿症母亲子代患先心病的风险增加了 6 倍以上。妊娠早期感染其他病毒也会增加后代患先心病的风险。

3. 母体用药暴露

一些孕妇由于存在基础疾病，需要依靠持续的药物治疗。然而，包括抗惊厥剂、抗心律失常、抗抑郁药等在内的一些药物也是致畸因素。因此，在怀孕期间可能需要仔细斟酌以权衡胚胎损伤的风险和对母亲的风险。由于许多药物具有偏离目标的效果，治疗药物导致先心病的机制是复杂的。例如，苯妥英主要用于抗惊厥治疗，但它也具有抗心律失常的特性，并导致叶酸缺乏。虽然第二代和第三代抗惊厥药物已经被研发出来，且其中一些药物，如拉莫三嗪，似乎致畸性较低，但其他药物并不比已上市的药物（如托吡酯）好。因为进行的动物研究很少，我们暂不清楚这些药物影响心脏发育的机制，主要的可能机制是叶酸代谢的紊乱、胚胎缺氧的诱导或过量氧化应激的产生。一些抗心律失常药物在动物模型中被证明是高度致畸的，特别是钾通道阻滞剂（也称为 IKR 或 HERG 通道阻滞剂，或Ⅲ类抗心律失常药）。此外，大量用于治疗其他疾病的药物和天然药物具有 HERG 通道阻断活性。研究表明，当给妊娠大鼠使用 HERG 通道阻断剂（如多非利特）时，胎儿出现心动过缓和缺氧。母亲接受抗抑郁药——锂治疗也会增加子代先心病的风险，这一点已得到充分证实。近期的研究表明，服用最高剂量的锂会增加高达 3 倍的先心病风险，而 Ebstein 异常（三尖瓣畸形）

尤其普遍，其机制可能是 Wnt 信号通路的异常诱导。

4. 父亲相关的暴露

母亲内源性因素与先心病的关系研究较为深入，但关于父亲危险因素的文献很少。一项对先心病非遗传父系危险因素进行的荟萃分析和系统评价表明：父亲生育年龄在 24 ～ 29 岁之间可降低子代先心病的风险，而父亲生育年龄 ≥ 35 岁则增加了先心病的风险；父亲吸烟则会以剂量依赖性方式增加子代先心病的风险；父亲饮酒和接触化学制剂或药物也会增加子代先心病的风险。一些特定的父亲职业也与先心病或先心病亚型的风险增加有关，包括工厂工人、清洁工、油漆工和胶合板厂工人。因此，父亲应在最佳年龄生育，采取更多措施减少不良职业和环境暴露，并养成健康的生活习惯。

5. 叶酸补充

尽管在全球范围内向育龄妇女推荐围孕期补充叶酸（FAS）以预防其后代的神经管缺陷（NTD），但 FAS 是否可以预防其他严重先天缺陷，例如先心病仍然未知。Qu 等对来自中国广东省 21 座城市 40 家医疗中心的 8 379 例确诊子代先心病的父母和 6 918 例健康对照的父母进行研究。先心病组（总体和特定先心病表型）和对照组之间 FAS 和多种维生素使用的调整优势比（aOR）是通过控制父母混杂因素来计算的，同时估计了 FAS 和多种维生素使用对先心病的乘性相互作用效应。他们发现，在妊娠早期母亲 FAS 与子代先心病之间存在显著的保护性关联（aOR，0.69；95% CI，0.62 ～ 0.76），但单独使用多种维生素时未检测到保护性关联（aOR，1.42；95% CI，0.73 ～ 2.78）。大多数先心病表型受益于 FAS（aOR 为 0.03 ～ 0.85），尤其是最严重的类别［多发危重先心病（aOR，0.16；95% CI，0.12 ～ 0.22）］和表型［单心室（aOR，0.03；95% CI，0.004 ～ 0.21）］。另一项丹麦和挪威的队列研究则呈现了不同的结果。他们在 2 项大型出生队列研究中调查了妊娠早期补充叶酸是否会降低子代先心病风险。在 197 123 名新生儿中，他们发现了 2 247 名患有心脏缺陷的患儿（114/10000）。将围孕期（受孕前 4 周至受孕后 8 周）使用叶酸和其他补充剂（54.8%），单纯补充叶酸（12.2%），补充非叶酸补充剂（5.0%）与不使用补充剂（28.0%）的孕妇进行比较：调整后的心脏缺陷相对风险分别为 0.99（95% CI，0.80 ～ 1.22）、1.08（95% CI，0.93 ～ 1.25）和 1.07（95% CI，0.97 ～ 1.19）。在孕前 4 ～ 1 周（33.7%）和受孕后 0 ～ 4 周（15.5%）、5 ～ 8 周（17.8%）和 9 ～ 12 周（4.6%）开始使用叶酸，与不摄入或孕晚期摄入叶酸（29.1%）相比，心脏缺陷的相对风险分别为 1.11（95% CI，1.00 ～ 1.25）、1.09（95% CI，0.95 ～ 1.25）、0.98（95% CI，0.86 ～ 1.12）和 0.97（95% CI，0.78 ～ 1.20），该研究表明叶酸补充与子代心脏缺陷风险（包括严重畸形、圆锥动脉干畸形和间隔缺损）无关。因此，叶酸补充与先心病的关系仍需要更多的多中心队列研究来提供准确的结论。

三、先心病产前诊断的创新技术和临床应用进展

作为产前诊断领域的创新技术，NIPT 有望改变 21、18 和 13 三体的产前筛查方式。在低危和高危女性中，NIPT 对这些常见染色体异常检测的敏感性和特异性均优于妊娠早期筛查（FTS），尤其是非侵入性，增加了其在产前筛查中的应用。但单独进行 NIPT 具有潜在的缺点，例如可能会遗漏在妊娠早期超声检测到的严重结构异常和可能通过 FTS 检测到的非典型染色体异常。目前产科医师纳入 NIPT 的方式包括：单独进行 NIPT，NIPT 与胎儿 NT 测量或 FTS 组合筛查，以及在不同的 FTS 指标下将 NIPT 作为偶然性测试。这些方法中的每一种都有其各自的优势与劣势，需要积累更多经验制订 NIPT 纳入产前筛查的最佳方式的共识。

染色体非整倍体是导致体外受精失败和流产的主要原因，为了提高单胚胎移植的活产率，植入前非整倍体基因检测的使用已显著增加，但其存在假阳性和假阴性的可能。Dana 等综述了在植入前非整倍体基因检测的基础上，对产妇进行 NIPT 可帮助确定针对这一患者群体的最佳产前检测和筛查策略。

此外，随着测序深度的增加，NIPT-PLUS 可在更高的测序深度下检测全基因组微缺失和微重复综合征（MMS）。NIPT 的测序深度为 0.15X，读取数据量为 300 万；NIPT-PLUS 的测序深度为 0.4X，读取数据量为 800 万。Yang 等招募了 50 679 名孕妇，其中 42 969 名孕妇选择 NIPT，7 710 名孕妇选择 NIPT-PLUS。根据 NIPT 和 NIPT-PLUS 预测，共有 373 名胎儿存在 CNV 高风险：NIPT 预测 250 例高风险 CNV，NIPT-PLUS 预测 123 例，NIPT-PLUS 将检测率提高了 1.02%。而在 291 例接受非侵入性产前诊断的孕妇中（197 例 NIPT 和 94 例 NIPT-PLUS）。NIPT-PLUS 组 CNV 的阳性预测值显著高于 NIPT 组，NIPT-PLUS 组的总阳性预测值也显著高于 NIPT 组。这表明 NIPT-PLUS 在 CNV 的总检测率和总阳性预测值方面表现更好。

四、先心病产前诊断产业化过程中最有发展前景的技术和企业

NIPT 是基因测序在生育健康领域的临床应用，据 IMARC 集团估计，2020 年全球 NIPT 市场规模达到 21.3 亿美元。展望未来，市场价值预计到 2026 年将达到 39.1 亿美元，在预测期内（2021 ～ 2026 年）将以 10.70% 的复合年增长率增长。由于生命科学和医疗保健行业的技术进步，在 NIPT 市场中运营的领先企业前景利好。除此之外，随着孕产妇年龄的增加，致命的妊娠并发症（包括流产的高风险）发生率升高，再加上对非侵入性方法的偏好，全球对 NIPT 的需求日益增长。全球 NIPT 行业的第一梯队包括：安捷伦科技公司、贝瑞基因有限公司、华大基因有限公司、欧路科技集团、罗氏公司、通用电气公司、Igenomix、Illumina、Natera、珀金埃尔默公司、赛默

飞世尔科技公司和 Yourgene Health Plc。我国 NIPT 的发展也很迅猛，1997 年，香港中文大学李嘉诚健康科学研究所的卢煜明（Dennis Ming Yuk Lo）教授发现了孕妇外周血中存在游离的胎儿 DNA，并发展出了一套新技术来准确分析和量化母体血浆中的胎儿 DNA，是 NIPT 的奠基人。2005 年，第二代测序技术出现，可检测胎儿性别、染色体比例情况，NIPT 进入稳定发展阶段。2014 年起，华大基因、达瑞生物、博奥生物等公司 NIPT 产品陆续获得药监局认证，NIPT 进入快速发展阶段。目前，华大基因和贝瑞基因成为龙头企业，并且在国家和地方对 NIPT 的政策推动下，NIPT 产品普及增速，整体平均渗透率将超 50%。NIPT 的主要用户是育龄产妇，尤其是高龄产妇。我国高龄产妇占比约为 15%，NIPT 渗透率在 65% 左右，而非高龄产妇 NIPT 渗透率在 35% 左右，整体平均渗透率约为 40%，NIPT 平均价格约为 1 400 元，因此可以大致得知我国 NIPT 市场规模约为 70 亿元。随着技术升级，NIPT 市场还有较大的开发空间。在未来，我国 NIPT 的覆盖率将不断提升，技术进一步加强；公司之间的竞争也将不断加剧，逐渐形成两超多强的格局；相关优惠政策将进一步倾斜和完善，NIPT 的产品与服务也将更加丰富。

第三节　新生儿先心病筛查

一、先心病严重程度分级

先心病根据严重程度分为危重、严重、有临床意义和无临床意义四类（表 5-1）。危重先心病是指如果不及时处理常在生后 1 个月内死亡的先心病；严重先心病不属于危重范畴，但是通常需要在出生后 28 d ~ 1 年接受手术或者介入治疗。我国活产新生儿先心病发病率为 8.98‰，其中重症先心病（包括危重和严重先心病）的发病率为 2.93‰。

表 5-1　先心病严重程度分级

严重程度	定义
危重	左心发育不良综合征、肺动脉闭锁 / 室间隔完整、完全性大动脉换位 / 室间隔完整、主动脉离断以及其他出生后 28 天以内需要接受手术否则可能死亡的先心病，包括：主动脉缩窄、主动脉瓣狭窄、肺动脉瓣狭窄、肺动脉闭锁 / 室间隔缺损、完全性肺静脉异位引流
严重	不属于危重范畴，但是需要在出生后 28 d ~ 1 年接受手术或者介入治疗否则可能死亡的先心病
有临床意义	出生后存在且持续 > 6 个月的先心病：小型动脉导管未闭、卵圆孔未闭、小型肌部室间隔缺损、肺动脉分支流速增快。需随访 > 6 个月或需要药物治疗的先心病，但不属于危重或严重的先心病
无临床意义	无临床症状（心脏杂音、震颤、异常脉搏、肝脏增大）。出生后存在但 6 个月后自然闭合的先心病：小型动脉导管未闭、小型房间隔缺损或卵圆孔未闭、小型肌部室间隔缺损、轻度肺动脉分支流速增快

二、新生儿先心病筛查的必要性

在西方发达国家，12% ~ 50% 的危重先心病患儿出生后至从产科医院出院前并没有得到及时诊断，而我国危重先心病患儿在出院前的未检出率为 52.51%，无症状、无产前诊断的危重先心病未检出率更可高达 71.02%。这些危重先心病患儿生命体征往往处于不稳定状态，如果没有得到及时有效治疗，可发生心力衰竭、心源性休克、酸中毒、缺氧性脑损伤等严重并发症，并增加手术风险，严重影响预后，甚至死亡。延误诊断也增加了患儿 52% 的再住院率、18 d 的住院时间以及 35% 的住院费用，给社会和家庭增加了严重的医疗负担和经济负担。因此，先心病的及时诊治是非常必要的，可以显著改善患者预后、降低 5 岁以下儿童先心病死亡率，同时减轻社会和家庭负担。

世界卫生组织关于"筛查"的定义是采用简单的方法在貌似健康、尚未出现症状的人群中，发现具有疾病的危险因素或处于疾病早期的人，而且筛查方法必须简便易行，具有普及性和好的成本效益。也要具备有效的治疗手段并且早期诊断能改善预后。目前，被广泛接受的新生儿疾病筛查项目包括干血片法筛查新生儿遗传代谢疾病和新生儿听力筛查，而先心病显然也符合上述世界卫生组织对于所筛查疾病的要求。

三、国外新生儿先心病筛查的现状

目前，新生儿时期筛查危重先心病已经成为许多国家的共识。如图 1 所示，已有许多国家推荐将先心病筛查列入新生儿疾病筛查的常规项目。筛查方法主要包括胎儿超声心动图检查、体格检查、脉搏血氧饱和度测量（pulse oximetry，POX）和多种筛查方法联合应用。

1. 胎儿超声心动图检查

胎儿超声心动图是对于先心病尤其是危重先心病的诊断是非常有意义的，但该项检查高度依赖操作者的经验和知识，不同医疗机构的超声心动图诊断水平相差较大，先心病的检出率存在显著差异。另外，胎儿超声心动图检查需较长时间的专业培训和专业的心脏超声专科医师完成，学习曲线长，且完成一次检查耗时较长、检查程序复杂、费用高。因此，不适合应用于先心病的全面筛查，可能会加重医疗负担。

2. 体格检查

因为无创伤性，而且是医护人员常规工作内容，也是出生后先心病筛查的有效方式。常规的新生儿体格检查包括观察肤色、毛细血管充盈度、呼吸模式和频率、心脏听诊和股动脉搏动触诊。虽然临床技能好的医师体格检查的灵敏度和特异度较高，有助于发现先心病，但需要较长时间的专业培训，且体格检查对新生儿危重先心病漏诊率高，可超过 50%，因此单纯的体格检查并不是新生儿先心病筛查的理想方法。

3. 脉搏血氧饱和度测量

许多危重先心病的共同特点是低氧血症，严重的低氧血症可能表现为明显的发绀。然而通常来说，脱氧血红蛋白 4 ~ 5 g 时，才能产生肉眼可见的中央型发绀。对于血红蛋白浓度 20 g/d 的新生儿，仅当动脉血氧饱和度 < 80% 时才能出现肉眼发绀；如果血红蛋白浓度 10 g/d，氧饱和度必须 < 60% 才能出现明显发绀。对于轻度低氧血症者，动脉血氧饱和度维持于 80% ~ 95%，可以不表现为肉眼发绀。所以，临床上使用 POX 测量缺氧状况更为准确。鉴于 POX 检查十分简便、具有较好的灵敏度（72.2%），且特异度高（99.8%）、假阳性率低，符合筛查的标准。所以，2011 年以来，美国等许多西方国家广泛推行应用 POX 在新生儿出生后早期筛查危重先心病（表 5-2），给予及时诊断和合理治疗，从而改善患儿预后，显著降低婴儿死亡率和减少社会经济负担。

但 POX 不能及时发现那些无明显低氧血症但严重的先心病，如严重的左心梗阻性病变以及大的左向右分流类病变。另外，高原环境下的筛查阳性阈值应低于低海拔地区，但目前不同海拔地区 POX 筛查危重先心病的阈值尚未建立。

4. 多种筛查方法联合应用

为解决 POX 的局限性，并提高筛查的灵敏度，许多研究提出多种筛查方法联合应用，主要包括"POX+ 血流灌注指数""POX+ 临床评估"和"POX+ 心脏杂音"。血流灌注指数（perfusion index，PI）是由脉搏血氧仪探测显示，反映的是脉动血流情况，即外周组织的血流灌注能力，脉动的血流越大，脉动分量就越多，血流灌注指数值就越大，可用于筛查左心流出道梗阻的危重先心病。但目前相关研究还较少，筛查阈值尚未确定，尚未有较为完善的筛查方案，仍需进一步研究。"POX+ 临床评估"和"POX+ 心脏杂音听诊"均有助于提高筛查的灵敏度，保持较高的特异度，可以筛查出无明显低氧血症的先心病患儿，且可以检出新生儿期非致命性的先心病，从而及时诊断评估，避免病情恶化。相较于"POX+ 临床评估"，"POX+ 心脏杂音听诊"筛查指标少且是客观指标最好的。

现有的新生儿危重先心病筛查方法的优缺点主要如表 5-3 所示。选择适宜的新生儿先心病筛查方法，不仅应考虑筛查方法的敏感度和特异度，还应结合具体人力、时间、医疗保险等实际情况做出选择。

四、我国新生儿先心病筛查进展

2018 年前，我国许多地区也曾先后开展了先心病筛查工作，但缺乏统一、简便、易行的筛查方案，筛查的方法主要有产前超声心动图检查、体格检查或 POX，而且筛查的目标人群大多是儿童和青少年，而不是针对新生儿。因此，对于在新生儿早期

表 5-2 国外应用 POX 筛查新生儿危重先心病开展情况

国家	推荐/开展时间（年）	项目推荐/实施/立法机构	目标先心病	筛查方法	筛查起止时间	筛查部位	筛查阳性定义
美国	2011	U.S. Department of Health and Human Services/American Academy of Pediatrics	危重先心病	POX	>24h	右手和脚	①右手或任意一足血氧饱和度<90%; ②两次重复测量右手或任意一足血氧饱和度<95%或任意右手与任意一足血氧饱和度>3%
加拿大	2017	Canadian Cardiovascular Society and Canadian Pediatric Cardiology Association	危重先心病	POX	24~36h	右手和脚	①右手或任意一足血氧饱和度<90%; ②两次重复测量右手或任意一足血氧饱和度<95%或任意右手与任意一足血氧饱和度>3%
瑞士	2005	Swiss Societies of Neonatology and Paediatric Cardiology	危重先心病	POX	6~12h	脚	①任意一足血氧饱和度<90%; ②两次重复测量任意一足血氧饱和度<95%
爱尔兰	未知	Royal College of Physicians of Ireland	危重先心病	POX	未知	未知	未知
波兰	2012	Polish Ministry for Health	危重先心病	POX	2~24 h	脚	两次重复测量任意一足血氧饱和度<95%
奥地利	2014	Austrian Society for Pediatrics and Adolescent Medicine	危重先心病	POX	24~48h	右手和脚	①右手或任意一足血氧饱和度<90%; ②两次重复测量右手或任意一足血氧饱和度<95%或任意右手与任意一足血氧饱和度>3%
瑞典	2014		危重先心病	POX		右手和脚	①右手或任意一足血氧饱和度<90%; ②两次重复测量右手或任意一足血氧饱和度<95%
挪威	2014	Nordic Paediatric Cardiology	危重先心病	POX	24h内或出院前	右手和脚	
芬兰	2014		危重先心病	POX		右手和脚	
德国	2017	Gemeinsamer Bundesausschuss, G-BA	危重先心病	POX	24~48h	右手和脚	①右手或任意一足血氧饱和度<90%; ②两次重复测量右手或任意一足血氧饱和度≤95%
西班牙	2017	Spanish National Neonatal Society	危重先心病	POX	24h内	右手和脚	①右手或任意一足血氧饱和度<90%; ②两次重复测量右手或任意一足血氧饱和度<95%

续表

国家	推荐开展时间（年）	项目推荐/实施/立法机构	目标先心病	筛查方法	筛查起止时间	筛查部位	筛查阳性定义
巴西	2017	Ibero-American Society of Neonatology	危重先心病	POX	12～24h 或出院前	右手和脚	①右手或任意一足血氧饱和度<90%；②两次重复测量右手或任意一足血氧饱和度<95%或右手与任意一足血氧饱和度>2%
阿根廷	2017		危重先心病	POX		右手和脚	三次重复测量右手和任意一足血氧饱和度均<95%或右手与任意一足血氧饱和度>3%
阿布扎比	2011	Health Authority—Abu Dhabi	危重先心病	POX	24h后	右手和脚	
沙特阿拉伯	2015	Saudi Ministry of Health	危重先心病	POX	12～24h	右手和脚	两次重复测量右手或任意一足血氧饱和度<95%或右手与任意一足血氧饱和度>2%

表5-3　现有的危重先心病筛查方法的优缺点

指标	产前超声心动图	新生儿体格检查	POX	POX+PI	POX+临床评估	POX+心脏杂音听诊
灵敏度	68.1%（95% CI：59.6～75.5）	77.4%（95% CI：70.0～83.4）	72.2%（95% CI：60.4～81.6）	42.8%（95% CI：6.1～79.5）	91.0%（95% CI：86.3～94.2）	93.7%（95% CI：89.2～96.4）
特异度	99.9%（95% CI：99.7～99.9）	97.3%（95% CI：97.2～97.4）	99.8%（95% CI：99.7～99.9）	99.5%（95% CI：99.5～99.6）	98.5%（95% CI：96.7～99.3）	98.3%（95% CI：97.2～99.0）
检查时间	0.5～2 h	约10 min	约2 min	约2 min	约15 min	约15 min
需要培训	需要较长时间专业培训，需由心脏超声专科医师完成	需要较长时间专业培训，需要儿科医师完成	容易掌握，一般医师护士可以完成	容易掌握，一般医师护士可以完成	筛查指标多，需要系统化专业培训，医护人员容易掌握	经过短时间专业培训，医护人员容易掌握
需要设备	昂贵	简单	简单	简单	简单	简单
所需费用（按照中国收费标准）	>300元	约10元	约10元	约10元	约20元	约20元
方案是否完善	是	是	是	否，待进一步研究	是	是
筛查后处理方案	缺乏标准	明确	明确	明确	明确	明确

注：脉搏血氧饱和度测量（POX）；血流灌注指数（PI）。

症状出现之前发现重症先心病，从而给予有效诊治、改善预后所起的作用十分有限。

（一）确立"双指标"法

2011 ~ 2012 年，复旦大学附属儿科医院黄国英教授团队进行了全球最大样本量（n=122 738）的新生儿先心病筛查多中心研究，发现单纯 POX 筛查新生儿危重先心病的灵敏度和特异度分别为 83.6% 和 99.7%，具备较高的准确性，证实了 POX 筛查同样适用于我国；该研究还发现在心脏杂音听诊的基础上加上 POX 检测可以明显提高对危重先心病（灵敏度 93.2%，特异度 97.7%）和所有重症先心病（灵敏度 90.2%，特异度 97.6%）的检出率，且特异度仍维持在高度水平。上述结果在随后的第二项更大样本量（n=168 575）的研究中得到进一步验证，即"双指标"法（POX+心脏杂音听诊）在新生儿早期筛查危重和重症先心病均具有较高的灵敏度（分别为 95.5% 和 92.1%）和特异度（分别为 98.8% 和 98.9%），进一步确立了"双指标"法在我国筛查新生儿先心病具有可靠性和可操作性。

（二）建立系统化新生儿先心病筛查方案

1. 筛查（助产机构）

新生儿从出生后 6 ~ 72 h 到出院前在助产机构完成筛查；或因各种原因未完成筛查即转诊至 NICU 的新生儿，由助产机构在 72 h 内完成筛查。筛查阳性的新生儿应当在 7 d 内转诊至新生儿先心病诊治机构接受超声心动图诊断。主要筛查内容如下：

（1）筛查对象：助产机构中出生的所有新生儿，在出生后 6 ~ 72 h（未吸氧或离氧状态至少 12 h）接受 POX 测量和心脏杂音听诊。测量或听诊时使新生儿保持安静状态，保持测量部位（右手和任意一足）或胸部心脏听诊区的皮肤清洁干燥。

（2）筛查环境：避免强光、电磁场和噪声的干扰。

（3）筛查操作步骤：①清洁新生儿右手和任意一足；②安抚受检儿，使其处于安静状态；③将脉搏血氧饱和度监测仪固定于受检儿清洁后的右手手掌和足底部；④将听诊器放置于受检儿胸壁；⑤获取受检儿心脏杂音及 POX 数据。

（4）筛查阳性定义：心脏杂音听诊和脉搏血氧饱和度测量任何一项筛查阳性者，均定义为筛查结果阳性。主要包括：①心脏杂音听诊 2 级及以上杂音者；或②右手和任意一足经皮血氧饱和度低于 90% 者；或③右手和任意一足的脉搏血氧饱和度连续两次测量（每次间隔 2 ~ 4 h）均在 90% 和 94% 之间者；④右手和任意一足的脉搏血氧饱和度差值连续两次测量（每次间隔 2 ~ 4 h）均 > 3%。

（5）筛查信息登记：进入新生儿先心病筛查工作信息管理系统，登记新生儿先心病筛查基本信息和筛查结果。

2. 诊断（诊断机构）

接受转诊，对筛查阳性的新生儿应当在 7 天内转诊至诊断机构进行超声心动图诊断，出具《超声心动图诊断报告单》，告知监护人并解释诊断结果，负责转诊至治疗机构。进入新生儿先心病筛查工作信息管理系统，登记新生儿先心病诊断信息。

3. 治疗（治疗机构）

接受转诊，对确诊为先心病的患儿进行全面评估。告知监护人并解释评估结果，制订治疗方案并实施或提出可行的指导建议。进入新生儿先心病筛查工作信息管理系统，登记新生儿先心病治疗信息。

4. 随访

筛查机构负责督促筛查阳性新生儿转诊至诊断机构；治疗机构负责术后患儿和暂无手术指征患儿的随访。

5. 质量控制

卫生行政部门组织制订考核评估方案，定期对新生儿先心病筛查、诊断、治疗机构进行监督检查，对各个环节进行质量控制，发现问题及时采取改进措施。

6. 工作流程图

新生儿先心病筛查具体工作流程图如图 5-2 所示。

五、政策成果转化

1. 上海市

经过对"双指标"法的反复论证和专家讨论，上海市卫生健康委员会于 2016 年 4 月发文启动新生儿先心病筛查项目，将新生儿先心病筛查纳入新生儿常规筛查疾病谱，在全市范围内对 6 ~ 72 h 的新生儿开展先心病筛查；同时认定了 1 家新生儿先心病筛查质控指导中心和 4 家新生儿先心病筛查诊治中心，建立了规范化的新生儿先心病筛查和转诊体系和标准化的实施方案，明确了各机构的职责分工，建立了严谨的工作和信息管理制度和流程。随后将新生儿先心病筛查纳入城镇生育保险基本医疗保健服务项目。2017 年上海共筛查新生儿 19.74 万人次，筛查率超过 99%，近 700 名新生儿确诊为先心病，且均通过"绿色通道"得到及时诊治，切实保障了儿童的健康权益。2017 ~ 2020 年，上海市约 67.7 万名新生儿接受新生儿先心病筛查，筛查率超过 99.40%，2 700 多名新生儿确诊先心病，其中 650 余名危重先心病患儿接受手术，成功率 94.2%；婴幼儿死因中先心病占比从 25.93% 降至 17.02%，婴儿死亡率逐年下降。

2. 全国

鉴于上海市新生儿先心病筛查项目的成功经验，2017 年，国家卫生健康委员会妇幼司组织专家赴广西（华南）、海南（华南）、甘肃（华西）和河南（华中）四省（区、市）进行现场调查，调研在全国范围内采用"双指标"法开展新生儿先心病筛查、

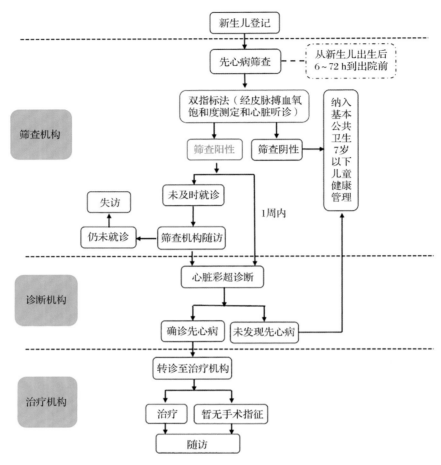

图 5-2　新生儿先心病筛查工作流程图

推广新生儿先心病筛查项目的必要性和可行性。2018 年 3 月，国家卫生健康委员会妇幼司组织专家，在北京召开新生儿先心病专家论证会，专家一致认为使用"双指标"法筛查新生儿先心病简便易行、准确的，可在全国范围内推广应用，开展新生儿先心病筛查项目。2018 年 7 月，国家卫生健康委员会妇幼司在全国 24 个省（区、市）启动实施了新生儿先心病筛查项目，同时将新生儿先心病筛查项目国家级管理办公室设在复旦大学附属儿科医院，承担项目的组织实施、培训督导、信息平台建设和维护、信息收集、整理和分析等工作。

2019 年 1 月 ~ 2021 年 8 月，新生儿先心病筛查项目覆盖范围已由最初的 24 个省（区、市）扩大至全国的 28 个省（区、市），合计筛查 863 万余人，筛查率达 87.66%，逐年稳步提升，34 000 多名先心病患儿得到及时诊治。

六、展望

随着新生儿先心病筛查方法和筛查方案的日益成熟，越来越多的国家将新生儿先心病筛查作为一项基本公共卫生政策。2018 年后，我国新生儿先心病筛查项目有序推进，也取得了巨大发展，成为继新生儿遗传代谢疾病和新生儿听力筛查后第三大新生儿疾病筛查项目。但需要考虑的是我国目前应用的"双指标"法中的心脏杂音听诊是主观判断指标，临床医师听诊心脏杂音会受到诸多因素影响，建议心脏杂音听诊指标的采集向智能化方向发展，期待"双指标"法对新生儿先心病的筛查有更广阔的应用前景。另外，POX 筛查阳性的标准目前仅适用于低海拔地区，未来仍需多中心研究制定中高海拔地区新生儿的正常 POX 范围以及确立危重先心病阈值，建立适宜的筛查方法在我国云南、青海、西藏等高海拔地区开展新生儿先心病筛查，提高筛查质量。

第四节　先心病诊断新技术

一、超声心动图

目前，小型化多平面经食道超声心动图（TEE）探头的出现使 TEE 可以在儿科病例中广泛应用，在先心病的术前诊断、术中监测和术后评价中发挥重要作用。近年来，在外科手术中采用介入方法治疗成为先心病治疗领域的热点之一。这种镶嵌治疗方法不用心脏停搏，TEE 可以发挥更好地实时监测的作用。在房间隔缺损和室间隔缺损的外科封堵、经右心室穿刺肺动脉瓣球囊扩张治疗肺动脉闭锁伴室间隔完整等手术操作中，TEE 均起着不可或缺的重要引导作用。既往，由于 TEE 探头尺寸的限制，新生儿和小婴儿的开胸手术围术期没有术中超声心动图的引导或只能采用心外膜超声心动图引导。近年来，微型 TEE 探头的应用已经取代了心外膜超声心动图，用于新生儿和小婴儿先心病的围术期监测和评价；并且经过临床实践，证明在新生儿和小婴儿中使用微型 TEE 是安全的。

此外，在导管介入治疗中，TEE 可以实时显示导引钢丝、鞘管、封堵器、球囊、射频导丝等介入材料在心脏和大血管内的走行和放置，并即刻评价介入治疗的效果，具有重要的导航价值。随着 TEE 的技术革新和在临床上越来越广泛的应用，近年来，美国超声心动图学会、欧洲心血管影像学会先后发布了 TEE 操作指南，我国也发布了《经食管超声心动图临床应用中国专家共识》，规范了 TEE 的适应证、操作方法和注意事项等。

实时三维超声心动图（RT3DE）是超声心动图发展史上的另一个重要里程碑，从空间维度和时间维度上拓展了对心脏、大血管扫查的视野，是超声心动图领域的重大进展。随着超声心动图仪器设备和后处理技术的进步，RT3DE 在先心病的定性和定量诊断方面显示出越来越多的优越性。在先天性瓣膜病变方面，可以通过适当地剖切，获得各个瓣膜的俯视容积观或仰视容积观，在此基础上采用彩色三维显像，可以准确地评价瓣膜狭窄或瓣膜反流。在复杂先心病方面，RT3DE 结合节段分析法，可以更清晰地显示心脏大血管及其毗邻结构的空间位置关系。在先心病介入治疗的术中引导和监测方面，可以确定病变部位与毗邻组织结构的空间关系，并实时显示导引钢丝、鞘管、封堵器等介入材料的走行和放置，即刻评价介入治疗的效果。此外，RT3DE 在心腔容量、心肌质量与心功能的定量诊断方面不再依赖于几何形态假设，较传统的二维超声更准确。随着 RT3DE 技术越来越适用于临床、为临床决策的制定提供了更多的影像学信息，2012 年，美国超声心动图学会和欧洲超声心动图协会共同发布了 3DE 操作指南，规范了 3DE 的图像采集和显示等。

虚拟内镜技术广泛用于静态空腔脏器的评估，主要依赖于 CT、MRI 等图像后处理技术。对于心脏动态评估，上述手段无法做到实时监测。RT3DE 技术和三维 TEE 探头的发展使得实时的 TEE 虚拟内镜在介入手术中获得真实运用场景。飞利浦 EchoNavigator 结合了实时 X 线和三维超声引导，通过 DSA 球管与 TEE 联动而实现同角度成像，可同时获得心导管和封堵器的实时投影和三维空间位置，提高结构性心脏病介入治疗效率和安全性。

二、心脏 CT

随着技术不断发展，CT 已由最初的单层机型发展到 64 层、256 层螺旋 CT，甚至更先进的双源 CT 和宝石 CT。双源 CT 是 CT 新技术发展的一个重要方面，其优点为扫描速度极快，时间及空间分辨率，不受患者心率快及心律不齐的影响，可在 1 个心动周期内采集心脏图像，尤其适用于危重先心病患儿检查。CT 技术发展迅猛，扫描速度更快，扫描区域更广，心电图同步技术与更低的辐射剂量，这些技术进步都显著提高了螺旋 CT 在儿童先心病诊断中的价值。

CT 检查一个主要问题是如何降低辐射剂量，尤其是儿童患者的机体器官正处于发育过程中，对辐射较敏感，且患儿体积质量小，有效辐射剂量高于成人，辐射安全不容忽视。对于新生儿及儿童胸部 CT，需要适当减低扫描参数，并可采用自动管电流调节技术，加大螺距及扫描层厚减少辐射剂量。近年来所研发的一些重建算法，如滤波反射投影重建技术、迭代重建技术等亦可有效降低辐射剂量，优化图像质量。

三、心脏磁共振成像

MRI 用于先心病的诊断已有 20 多年历史，其安全性及准确性得到了广泛认可。随着 MRI 技术的飞速发展，有更多的新型序列逐渐应用于临床中，如 3D 全心磁共振血管成像技术、4D 血流磁共振序列、T1 mapping 序列等。

近年来，3D 全心磁共振血管成像技术被广泛应用于大血管显影的研究中，无须注射对比剂即可使血管成高信号，对主动脉、肺动脉等大血管成像质量高，可以考虑作为不能使用对比剂患者的替代扫描方案，该序列亦可获得高质量的冠状动脉图像，但扫描时间较长。4D 血流磁共振序列是近年来研发的新技术，与传统的 2D 相位对比法序列相比，4D 血流技术不需要预先设置扫描层面，一次扫描中获得心血管系统流速编码电影，后期在工作站上从任意时间、位置、角度测量血流流速、流量等参数，简化先心病磁共振检查操作流程。但 4D 血流扫描时间过长，如何改进序列，减少扫描时间将是未来主要研究方向。心肌延迟增强技术可以显示由于缺血引起的心肌不可逆性损伤，出现延迟强化。T1 mapping 序列可评估心肌纤维化程度，通过计算可得到细胞外间质容积分数，该参数可量化分析心肌纤维化，作为心肌纤维化的生物标志物，在心脏分子成像领域有巨大的应用前景。

四、3D 打印技术

3D 打印作为影像学技术的延伸，可以获得病患心脏的真实复制品，目前在先心病方面的应用越来越广。随着材料学的发展，利用硅胶等材料等能够打印出更加接近人体组织柔软度的模型，利于医师进行体外模拟手术，甚至可以使用器械在模型上直接操作、多次演练，有效降低了手术风险。当前，国内外已有多项研究证实术前 3D 打印模型可显著提高手术成功率，使以往认为的一些禁忌证也成功进行了介入治疗。

近年来阜外医院通过 3D 打印技术应用动脉导管未闭封堵器进行下腔型房间隔缺损经皮封堵术。该技术同样适用于冠状动脉瘘、乏氏窦瘤破裂等伴有复杂解剖的介入治疗，以及经导管主动脉和肺动脉瓣植入术和复杂的血管支架置入术。3D 打印技术应用于复杂先心病诊治的外科领域报道更为多见，比如右室双出口、主动脉弓离断、大动脉转位和永存动脉干等的辅助诊治。能在术前显示真实的腔内和血管的三维结构，提高手术的成功率。相信接下来伴随着 3D 打印技术的进步以及高仿真材料的推广，将能有效提升临床介入和外科手术成功率，使治疗方案更为合理，改善患者整体预后。

此外，教学实践中通过把先心病使用 3D 打印还原出疾病模型的方式，从而使医师及医学生获得对病例的最直观感受，这一点对少见先心病尤其重要，正因如此，可以说是从根本上改变了传统教学方式，此举是医药卫生学科教育领域的一大创举和进步。

第五节　先心病治疗新技术

一、胎儿先心病治疗

有效的胎儿宫内治疗能够提高特定复杂先心病胎儿的宫内生存率，简化生后心脏畸形的矫治手术，部分生后只能行单心室矫治的患儿，接受宫内介入治疗后行双心室矫治的可能性变大，从而得到良好的长期预后。

（一）胎儿先心病介入治疗

胎儿先心病介入手术近年来在国内取得突破性发展，技术已覆盖国际胎儿介入治疗的主要疾病。2019年也制定了适合国情的胎儿先心病介入治疗专家共识，将为我国逐步推广该技术提供依据。

1. 胎儿肺动脉瓣成形术（FPV）

肺动脉闭锁伴室间隔完整和重度肺动脉瓣狭窄是同一疾病的两种不同表型，对该病宫内治疗的目的是若三尖瓣反流伴发积液，则为抢救胎儿，对于非三尖瓣反流的胎儿则疏通右心室流出道，促进右心室发育，以优化双心室修复机会。2016年9月广东省人民医院与国外专家合作完成了国内首例FPV。2018年6月上海儿童医学中心与复旦大学附属儿科医院合作完成一例FPV，实现由国内医师团队独立完成胎儿介入手术的突破。随后青岛市妇女儿童医院团队也独立完成多例FPV。手术适应证为三部分右心室且生后有望非单心室结局的胎儿。干预时机多数为孕32周前（国内26～29周）。

2. 胎儿主动脉瓣成形术（FAV）

严重的主动脉瓣狭窄可导致经过左心的血流量减少，从而引起左心室发育受限、二尖瓣闭锁和主动脉弓部的异常，在合适时机进行胎儿主动脉瓣球囊扩张可以促进左心室的发育，生后可避免行单心室矫治手术。2018年上海新华医院专家团队为1例先天性重度主动脉瓣狭窄胎儿行亚洲首例FAV，实现国内技术突破。手术适应证为进行性左心室发育不良。手术时机多建议在孕20～26周。

3. 胎儿房间隔造口术（FAS）

左心发育不良伴限制性卵圆孔的宫内治疗的方法是通过球囊扩大卵圆孔，促进血流进入左心系统，促进双心室系统的发育。国际上该类疾病报道相对少，美国波士顿儿童医院报道了21例该病种患儿，技术成功19例，但外科生存率仅58%，随后奥地利林茨妇女儿童医院也曾报道病例分析，但胎儿生存率偏低，分析其原因可能是胎儿宫内治疗的时机选择偏晚，即使扩大了房间隔，左心室的发育仍然很难逆转，从国际报道结果来看，该病例预后差。FAS 干预时机多为孕 16 ～ 24 周。2018 年青岛市妇女儿童医院团队为 1 例左心发育不良胎儿实施房间隔球囊造口术，虽然随访显示手术效果欠佳，但为该技术在国内开展积累了经验。左心发育不良预后极差，按照国家卫健委先心病筛查要求，该病终止妊娠指征强烈。

需要注意的是，虽然胎儿宫内介入治疗为胎儿期先心病干预提供了经验，预示胎儿心脏手术的可行性，但手术技术和预期结果仍然有很大提高的空间。

（二）胎儿先心病的外科治疗

先心病的手术以结构重建和缺损修复为主，往往需要体外循环的技术支持。从外科角度开展胎儿先心病的治疗，需要解决胎儿体外循环对胎儿、母体不利影响等技术难题，至今为止，胎儿心脏外科手术研究近 30 年，仍未能解决上述难题，尚处于动物实验阶段。由于心脏的发育受到体液及机械因素等的精确调控，而调节体液和这些因素关键点在于胎盘功能，胎儿体外循环的研究多以胎盘功能的保护为出发点。胎儿外科治疗先心病尚处于研究探索阶段，目前主要有胎儿镜手术、胎儿体外循环手术和产时胎儿宫外心脏手术三个主要方向。目前仅有的报道为胎儿镜引导下放置心脏起搏电极治疗胎儿心律失常。产时胎儿宫外心脏手术已经成功用于胎儿心房肿瘤、心包肿瘤和心脏压塞等的治疗，但体外循环下心内解剖纠治未见报道。

二、危重先心病的新生儿期和小婴儿期治疗

危重先心病主要包括动脉导管依赖型先心病和部分青紫型先心病，这些疾病的循环维持依赖于动脉导管或卵圆孔等生命通道，一旦生命通道关闭则多数在婴儿早期发生循环衰竭。目前绝大多数危重先心病在婴儿早期即可获得根治。对于需要单心室修补的先心病，促进肺血管发育和预防肺动脉高压的策略在婴儿时期也尤为重要。

（一）外科治疗

介入治疗和杂交手术的发展使外科干预方式有了更多选择。此外随着手术技术提高，以往需要分期手术的复杂畸形可在新生儿或婴儿早期获得根治。

1. 根治手术

新生儿期体外循环下对重度肺动脉瓣狭窄行瓣膜交界切开手术目前已经被创伤更小的介入治疗替代。新生儿期一期根治手术近年国内实施数量明显提高，对完全性大动脉转位在新生儿期行大动脉调转术已在国内儿童心脏中心开展，部分先进中心已经可对 2 000 g 左右的早产儿生后立即进行手术。梗阻型完全性肺静脉异位引流的新生儿期手术成功率也有显著提高。法洛四联症的手术时间也逐渐提前，在 3 月龄之前获得的根治也可达到良好预后。

2. 姑息手术 / 分期手术

新生儿期无法根治的危重型先心病均需要进行姑息手术以维持。包括肺缺血型先心病的体肺分流术和肺充血型先心病的肺动脉环缩术，后者还为体循环心室提供合适的前后负荷。目前，使用 Gore-Tex 人工管道进行改良 B-T 分流是新生儿危重先心病最常使用的姑息治疗术式。随着手术器械的发展，可扩张型环缩带近年也被广泛应用；后期运用高压球囊扩张环缩部位能解除环缩，可简化手术流程和减少血管瘢痕。

（二）介入治疗

介入治疗新生儿危重先心病具有创伤小和避免多次开胸手术的优势，为后续外科治疗争取时间和创造良好手术条件。目前房间隔造口术、动脉导管未闭支架置入、肺动脉瓣球囊扩张成形术（PBPV）、主动脉瓣球囊扩张成形术（PBAV）和主动脉缩窄球囊扩张成形术在新生儿期已广泛开展。随着技术的进步，目前对于右室发育良好的合并室间隔完整的重度肺动脉瓣狭窄或肺动脉瓣闭锁患儿，绝大多数可在新生儿期接受 PBPV，部分联合动脉导管支架置入，极大延迟甚至避免外科手术。此外，支架置入术治疗严重的长段主动脉狭窄能够减少外科手术风险和人工血管使用，复旦大学附属儿科医院团队已顺利开展 2 例心力衰竭合并严重高血压的中间主动脉综合征婴儿患者的支架置入，预后良好。外科方法进行血管环缩容易造成管腔狭窄和瘢痕形成，而介入方法能够直接进行压力测量和血流动力学参数研究，进行肺血流限制具有理论优势。但是目前为止，以往通过介入方法实行的血管内肺动脉环缩术均有较多并发症和不良预后，该技术仍然处于动物实验中，研究合适的器械和释放途径是目前研究的重点方向。

新生儿小婴儿的介入治疗有其特殊性。①新生儿心导管术血管径路的问题。为了避免损害动脉血管壁，更多地选择静脉径路，因为新生儿期卵圆孔大多开放，所以导管可通过卵圆孔到达左心系统来治疗左心系统的疾病。②专为小婴儿和新生儿设计的导管的种类有限，儿科介入医师应关注那些为成人心内、放射介入及神经介入等科设计的治疗成人疾病的导管，从中得到启发。③在新生儿心脏狭窄性病变导管术时经常会用到冠状动脉血管成形术的球囊导管来通过非常严重的狭窄病变，以达到逐级扩张方法的效果。④目前使用的可再扩张支架的输送系统过大而无法通过新生儿外周血管，所以这阶段使用的支架都不能在体内终身停留。目前新生儿的支架置入选择适应证基本有 2 类。①支架短期置入（数周至半年）的姑息治疗：动脉导管内支架置入是短期的，没有必要选择可再扩张的支架。该适应证使用支架可先选用直径 3.5 ~ 4.5 mm、长度 8 ~ 15 mm 预装的冠状动脉支架，也可以是小的外周支架。②支架中期治疗（6 个月 ~ 2 年后需外科手术去除）：通常使用的是球囊扩张外周血管支架，如右心室流出道严重狭窄和重度肺动脉狭窄支架置入。

总之，对于新生儿和小婴儿重症先心病，可以有目的地根据不同的先天畸形使用不同的个体介入治疗方式。合理使用与儿科心脏病不同的医学学科的介入材料，可以在术前或术后采用多种介入治疗方法，甚至取代传统手术治疗。在支架领域，需要采用更多的新技术、新产品，使得低年龄、低体重的患儿可以置入支架，而不需要以后再外科手术移除。

（三）镶嵌治疗

镶嵌治疗能最大限度地发挥了外科手术和介入治疗各自的优势，降低手术难度和风险，缩短甚至避免体外循环时间，同时该治疗不受患儿年龄体重的限制，尤其适合心导管介入或外科技术单独治疗无法取得满意结果的病种和情况。

经典镶嵌治疗应用于小婴儿大型或多发性肌部室间隔缺损，至今仍是该部分患儿的最佳治疗手段，通过经胸小切口穿刺右心室应用封堵器进行堵闭，既克服了小婴儿血管细无法经导管进行堵闭，又避免了体外循环下修补多发大型肌部室缺对心室功能的损伤及室缺残余等并发症发生。后续广义的镶嵌治疗应用于不同类型的青紫型复杂畸形，如右心系统梗阻或闭锁、右心室发育不良、肺静脉异位引流、完全性大动脉转位等，镶嵌治疗根据其功能的不同可分为四类：①房间隔造口术建立或改善心房水平分流；② PBPV 建立或改善肺循环前向血流通道；③置入支架保持动脉导管开放，维持导管依赖的肺循环；④术中或术后进行的肺动脉支架置入。对于体循环灌注不足型先心病，如重度主动脉瓣狭窄、Shone 综合征、主动脉缩窄、主动脉弓中断、左心发育不良综合征等，由于此类疾病存在左心系统梗阻畸形，其镶嵌治疗方式根据功能不同可分为三类：①房间隔造口术建立或改善心房水平分流；② PBAV 或主动脉缩窄球囊扩张建立或改善体循环前向血流通道；③置入支架保持动脉导管开放，维持导管依赖的体循环。

镶嵌治疗经过十余年的发展已日渐成熟，其治疗先心病的方向越来越趋向于患儿低龄化以及疾病复杂化。随着介入技术和材料的更新以及临床经验的不断积累，镶嵌治疗必将成为未来先心病治疗的主力军。

三、常见先心病的介入治疗进展

在常见先心病介入治疗技术日趋成熟，治疗病种也相对固定的情况下，新型手术方式的探索和新装置的研发将成为近几年的研究热点。

1. 早产儿和新生儿动脉导管未闭封堵

以往受限于器材，经皮动脉导管未闭封堵术要求患儿年龄＞ 4 个月，体重量＞ 5 kg。随着雅培公司 ADO Ⅱ AS 封堵器和血管塞（Ⅰ代和Ⅱ代）的应用，国际上认为对于体重 700 g 以上，动脉导管内径＜ 4 mm 的早产儿行封堵治疗安全有效，但

ADO Ⅱ AS 封堵器尚未在国内批准应用。

2. 高位室间隔缺损封堵术

当室间隔缺损上缘与主动脉右冠瓣的距离小于 2 mm 时，如果采用对称型封堵器对缺损进行封堵，则有发生主动脉瓣反流的风险，国内团队研发的零边偏心型封堵器可解决这个介入难题。此外，部分嵴内型及肺动脉瓣下型室间隔缺损病例应用零边偏心型封堵器，均有成功案例报道。ADO Ⅱ 封堵器柔韧性好，可通过 4-5F 输送鞘递送，可用于小婴儿室间隔缺损的介入治疗，目前文献报道最小年龄 13 d，最低体重 2.9 kg，术后心律失常整体发生率与对称型封堵器类似。近年来，随着 ADO Ⅱ 封堵器运用经验的积累，嵴内型室间隔缺损通过介入封堵治疗比例大幅提高。而且以往认为嵴上型室间隔缺损（干下型）是介入治疗禁忌证，但近年来我国也多有封堵成功报道，认为采用 ADO Ⅱ 封堵小型干下型室间隔缺损是可行的，选择静脉端封堵可能避免术后主动脉瓣反流的发生。对主动脉瓣影响还需进一步随访。

3. 可降解封堵器的研制及应用

生物可降解封堵器成为近年来先心病治疗研究的热点，可以避免镍钛合金中镍成分长期存在于体内引发或出现过敏现象及其他不良反应的可能性。国内完全可降解封堵器的研发和临床应用走在世界前列，国外尚无完全可降解封堵器应用于临床的研究报道，深圳先健公司左旋聚乳酸（PLLA）房间隔缺损封堵器的前期研究结果发现 PLLA 封堵器植入房间隔缺损猪模型后显示出良好的内皮化和降解性，术后中远期随访效果好，该封堵器从 2018 年开始进行全国多中心临床试验，有望获得成功并上市。虽然可降解封堵器具有广阔的应用前景，器械的改良及远期随访结果仍是今后研究的重点方向，而且高分子聚合材料也存在自身缺陷，如 PLLA 其生物降解非常缓慢，需持续数年，降解产物会结晶造成局部炎症。高分子聚合材料的可控降解也是一个棘手的问题，其不能降解得太快或太慢，否则无法达到有效支撑和及时降解的预期效果。目前各类研制的完全可降解高分子聚合材料封堵器，基本都是针对中小缺损，因此，材料的选择及复合材料的研制仍将是研制此类器械的焦点问题。

4. 单纯超声引导经皮介入治疗先心病

目前，无放射线引导经皮介入技术成为发展热点，中国原创地使用超声替代放射线进行介入治疗技术，实现了"不开胸、无放射线"治疗先心病，具有避免放射线和对比剂对患者造成潜在副作用的优势。目前较成熟的中心已经能够安全、有效地在经胸超声引导下经皮介入治疗房间隔缺损、室间隔缺损等各种常见先心病。北京阜外医院报道超声引导经皮介入治疗成功率达 99%，未出现心脏穿孔、心脏压塞等严重并发症，数千例的临床实践证明该技术安全有效。同时，相比于放射线引导，超声能够实时显示心脏结构，具有明显的技术优势。超声引导经皮介入技术从最初只能治疗房间隔缺损发展到能够治疗多种结构性心脏病，完成了从单一技术到方法学的进步。然而，在推广过程中，超声引导经皮介入技术也显示出操作难度大，学习曲线长的特点，对于病例的选择也有一定要求。

四、先心病外科术后残余病变的治疗进展

（一）术后瓣膜功能

1. 肺动脉瓣反流（PR）

复杂先心病外科手术后常见的并发症。严重 PR 可以导致右心衰竭、恶性心律失常甚至猝死等，绝大多数需要再次外科手术，病死率较高。经皮肺动脉瓣置换术（TPVR）是最早应用于临床的经皮瓣膜置换技术，我国自 2013 年完成首例 TPVR 以来，多个中心已陆续开展，共完成了近百例手术，在技术规范、器械创新等层面取得了创新和进展。目前国际上的 TPVR 球扩瓣膜系统主要包括 Medtronic Melody 瓣膜和 Edwards Sapien 瓣膜。针对右室流出道扩张的患者，我国自主研发了的自膨胀 TPVR 瓣膜系统，主要包括杭州启明医疗的 Venus-P 瓣膜和北京迈迪顶峰的 PT-Valve 瓣膜，均取得良好疗效。目前 Venus-P 瓣膜已被应用于临床，PT-Valve 瓣膜尚在临床试验阶段。国内 TPVR 多用于成人病例，德国学者的中期随访数据表明 TPVR 对儿童安全有效，但随访中存在室性心律失常风险。对于小年龄儿童，外科手术瓣膜置换仍然是主流，复旦大学附属儿科医院心血管中心研制的肺动脉带瓣外管道在治疗该类患儿中取得了较好的近远期结局。

2. 主动脉瓣病变

目前有趋势认为，在婴儿早期进行的 AS 干预时，外科主动脉瓣修复术效果优于 AS 球囊扩张术，特别是在没有使用补片修复瓣叶的情况下。这部分患者需要进行 Ross 手术的时间会推迟到儿童时期甚至更晚。Ross 手术和大动脉调转术后患者远期可能出现主动脉瓣反流情况，传统治疗方法是进行主动脉瓣机械瓣膜置换手术。当前手术技术力求将此类患者 AR 发生时间推迟至成人期特别是中年以后，届时经皮/经心尖部主动脉瓣置换术（TAVI）将为此类病变的处理提供了更加微创和安全的治疗方案。TAVI 目前是老年 AS 患者的一线治疗手段，我国 TAVR 发展相对缓慢，2010 年 10 月 3 日开展了首例 TAVI，但自 2017 年两款国产瓣膜上市以来（Venus-A 和 J-Valve），我国 TAVI 进入快速、全面发展阶段。

3. 房室瓣反流

房室瓣反流病变在外科术后尤为常见。近年来成人经皮三尖瓣置换手术（TTVI）的开发成为治疗前沿。TTVI 避免复杂先心病患者反复开胸手术，具有广泛的应用前景，但先心病房室瓣解剖复杂，器械放置难度颇高，目前仍未被广泛应用。

（二）术后分支肺动脉狭窄

肺动脉狭窄 / 闭锁的先心病常合并肺血管发育不良，术后易发生分支肺动脉狭窄。以往通过球囊扩张或成人外周血管支架置入术进行治疗，术后再狭窄和再干预概率高。2020 年，全球唯一获批治疗肺动脉狭窄的国产支架 Pul-Stent 面世，为复杂先心病患者肺动脉分支狭窄和复杂先心病矫治术后右室流出道狭窄带来全新解决方案。该支架采用钴基合金材料激光雕刻而成，拥有高强度的支撑力以及良好的生物相容性；设计成半开环结构，S 型连接，既保留了较高强度的支撑力，同时也增加了支架的柔顺性；对于分叉病变开窗，优势显著；该系列的轴向缩短率＜17%，弹性回缩率约2.5%，有利于术中定位及释放，不容易出现支架滑脱及脱载；Pul-Stent 支架共有 S、M、L 三种系列（直径 6 ~ 22 mm）设计，且每个系列的长度均有 6 种型号，可满足各种肺动脉狭窄病变的治疗需求。目前取得了较好的临床效果，其小巧的输送系统也更加适用于小年龄患儿。

五、干细胞治疗在儿童先心病中的应用

尽管介入治疗或手术是先心病的标准治疗方式，干细胞疗法在某些类型的先心病中也已成为一种值得推荐的替代治疗方案。由于具备再生潜能，目前，干细胞治疗的方法已初步用于成年患者的心肌梗死和心力衰竭，干细胞已经成为心血管医学领域包括先心病的一种潜在的治疗选择。

各种类型的干细胞均应用于成人和儿童的心脏病治疗，而心脏干细胞（CSCs）是目前为止先心病细胞治疗最常应用的细胞类型。根据其来源和分化水平的不同，干细胞可能具有不同的性质。一般情况下，多能细胞拥有强大的再生能力，可以产生的心肌组织的所有成分，即内皮、心肌、心外膜和基质。来自心脏组织的间质成分 CSCs 已发现具有多向分化潜能。有学者建议，新生儿心脏可能是 CSCs 的最佳来源。首先，CSCs 在新生儿时期最为丰富，随着时间的推移，其数量会逐渐减少。其次，由新生儿获取的干细胞比由成人获取的干细胞再生能力强。

先心病中的干细胞治疗，主要聚焦于将干细胞靶向特定心脏区域，使其达到修复心脏结构或者功能的作用。在干细胞移植治疗中，由于先心病发病机制复杂，干细胞治疗在结构性畸形中的应用仍较少，目前研究多集中在先心病导致的心功能下降修复（如左心发育不良综合征分期手术后及法洛四联症根治术后的右心室功能减低）及组织工程学材料的研发。Hidemasa 研究团队在一年半的随访中发现，冠状动脉内输注自体心肌球源性干细胞的左心发育不全综合征术后儿童，表现出更高的右室射血分数。同时有研究将人属的心源中胚层细胞输注进入法洛四联症模型猪中，发现心肌纤维化程度有所降低。目前以试验研究为主。

在组织工程学重建材料领域，有研究团队进行了早期尝试，例如在羊的右室流出道部位，植入由羊的内皮细胞和骨髓间充质干细胞覆盖的支架材料，发现无明显并发症（如狭窄或动脉瘤样改变）；利用体外分化的多能干细胞诱导分化心肌细胞覆盖在生物材料上，并植入猪缺血心肌部位，发现能明显提高左心室收缩功能缩小缺血面积。

第六节　近 5 年已发表论文

［1］胡晓静，王春宇，张成强，等. 新生儿先天性心脏病筛查技术的现状及智能化发展趋［J］. 复旦学报（医学版），2021，49（1）：107-113.

［2］Jia B, Zhang H, Huang J. Another Choice for Aortic Valve Disease in Pediatric Patients［J］. Ann Thorac Surg, 2022, 113(1): 377-378.

［3］田友平，胡晓静，马晓静，等. 不同海拔地区新生儿脉搏血氧饱和度分布的差异［J］. 中华医学杂志，2021，101（19）：1410-1414.

［4］Zhao Q, Chen H, Zhang G, et al. High Prevalence of Unrecognized Congenital Heart Disease in School-Age Children in Rural China: A Population-Based Echocardiographic Screening Study［J］. Circulation, 2021, 144(23): 1896-1898.

［5］Shi Q, Shan Y, Chen G, et al. Mid-term Outcomes for Polytetrafluoroethylene Valved Conduits［J］. Ann Thorac Surg, 2021, S0003-4975(21)01767-7.

［6］Jia B, Shi Q. Timing for outflow ventricular septal defect, with or without Aortic Insufficiency［J］. Ann Thorac Surg, 2021, S0003-4975(21)01441-7.

［7］Shan Y, Zhang W, Chen G,. Pathological Change and Whole Transcriptome Alternation Caused by ePTFE Implantation in Myocardium［J］. Biomed Res Int, 2021: 5551207.

［8］Jia B, Shi Q. Surgical repair of tetralogy of Fallot with right atrial appendage: what is more?［J］ Eur J Cardiothorac Surg, 2021, 60(2): 438-439.

［9］Zhao QM, Lai LY, He lan, et al. Case Report: Lessons Learned From Aortic Valve Rupture After Blunt Chest Trauma［J］. Front Pediatr, 2021, 9: 660519.

［10］刘盈贝，谈卫强，贾兵. 完全性大动脉错位动脉调转术单中心经验［J］. 中华胸心血管外科杂志，2021，37（6）：330-334.

［11］陈纲，关吏，陈伟呈，等. 先天性心脏病产前产后诊治一体化管理初步经验［J］. 临床小儿外科杂志，2021，20（6）：525-531.

［12］张惠锋，贾兵，叶明. 改良 Sutureless 技术治疗小婴儿心下型完全性肺静脉异位引流的效果分析［J］. 中华小儿外科杂志，2021，42（4）：323-327.

［13］王坤，贾兵 . 小儿先天性主动脉瓣疾病不同治疗策略的疗效分析：单中心 85 例的回顾性队列研究［J］. 中国胸心血管外科临床杂志，2020，27（3）：260-263.

［14］Hu XJ, Ding JX, Wang Y ,et al. Peripheral perfusion index percentiles for healthy newborns by gestational age and sex in China［J］. Sci Rep, 2020, 10(1):4213.

［15］Zhao QM, Liu F, Huang GY. Advances in pediatric cardiology in 2019［J］. Pediatr Med, 2020, 3 Doi: 10.21037/pm.2020.02.01.

［16］胡晓静，马晓静，曾子倩，等 . 应用脉搏血氧饱和度或 / 和临床评估（心脏杂音听诊）筛查新生儿危重型先天性心脏病的系统评价和 Meta 分析［J］. 中国循证儿科杂志，2020，15（5）：325-332.

［17］Zhao QM, Niu C, Liu F ,et al. Spontaneous Closure Rates of Ventricular Septal Defects (6,750 Consecutive Neonates)［J］. Am J Cardiol, 2019, 124(4):613-617

［18］Zhao QM, Niu C, Liu F ,et al. Accuracy of cardiac auscultation in detection of neonatal congenital heart disease by general paediatricians［J］. Cardiol Young, 2019, 29(5): 679-683.

［19］Zhao QM, Liu F, Wu L ,et al. Prevalence of Congenital Heart Disease at Live Birth in China［J］. J Pediatr, 2019, 204: 53-58.

［20］Zhang H, Ye M, Chen G ,et al. 0.1 mm ePTFE versus autologous pericardium for hand-sewn trileaflet valved conduit: a comparative study［J］. J Artif Organs, 2019, 22(3): 207-213.

［21］Ma XJ, Huang GY. Prediction of biventricular repair by echocardiography in borderline ventricle［J］. Chin Med J (Engl), 2019, 132(17): 2105-2108.

［22］Yao Q, Shen QL, Hu XH ,et al.. Evaluation of pulmonary regurgitation by using different cardiac magnetic resonance indices in children with repaired tetralogy of Fallot［J］. Chin Med J (Engl), 2019, 132(7): 877-879.

［23］刘芳，赵趣鸣 . 先天性心脏病治疗进展［J］. 中华实用儿科临床杂志，2019（13）：980-985.

［24］马晓静，胡喜红，黄国英 . 先天性心脏病影像学诊断进展［J］. 中华实用儿科临床杂志，2019，（13）：976-979.

［25］姚琼，沈全力，乔中伟，等 . 磁共振增强血管成像对主动脉缩窄术后再狭窄评估［J］. 放射学实践，2018，33（6）：612-616.

［26］叶明，成梦遇，贾兵 . 先天性二尖瓣病变的外科治疗及随访［J］. 中国循环杂志，2018，33（S1）：51.

［27］陈纲，贾兵，叶明，等.改良单片法纠治完全性房室间隔缺损中二尖瓣成形技术探讨［J］.中国循环杂志，2018，33（S1）：60-61.

［28］张惠锋，贾兵，叶明，等.肺动脉单瓣在纠治法乐四联症中的应用价值［J］.中国循环杂志，2018，33（S1）：68.

［29］张惠锋，叶明，闫宪刚，等.新型 0.1 mm 膨体聚四氟乙烯带瓣外管道的制备和流体学测试［J］.中华实验外科杂志，2018，35（7）：1225-1229.

［30］王坤，贾兵.儿童主动脉瓣疾病手术治疗进展［J］.中华外科杂志，2018，56（6）：414-417.

［31］潘蕴，贾兵.新生儿危重复杂先天性心脏病外科干预效果分析［J］.中华外科杂志，2018，56（6）：432-435.

［32］单亚平，张惠锋，叶明，等.生物修饰 ePTFE 促进内皮化的研究［J］.中华小儿外科杂志，2018，39（3）：219-224.

［33］王翠翠，张惠锋，贾兵，等.左冠状动脉异常起源于肺动脉术后随访及预后［J］.中华胸心血管外科杂志，2018，34（2）：88-91.

［34］Wang K, Zhang H, Jia B. Current surgical strategies and techniques of aortic valve diseases in children［J］. Transl Pediatr, 2018, 7(2):83-90.

［35］Zhao QM, Liu F. Endovascular Treatment of Hemoptysis after Arterial Switch Operation［J］. J Cardiol Diagn Res, 2018,1(1):10-12.

［36］Wang K, Jia B. Progress of surgical treatment for aortic valve diseases in children［J］. Zhonghua Wai Ke Za Zhi, 2018, 56(6):414-417.

［37］Ma XJ, Huang GY. Current status of screening, diagnosis, and treatment of neonatal congenital heart disease in China［J］. World J Pediatr, 2018, 14(4):313-314.

［38］Shan Y, Jia B, Ye M ,et al. Application of Heparin/Collagen-REDV Selective Active Interface on ePTFE Films to Enhance Endothelialization and Anticoagulation［J］. Artif Organs, 2018, 42(8):824-834.

［39］Hu XJ, Ma XJ, Zhao QM ,et al. Pulse Oximetry and Auscultation for Congenital Heart Disease Detection［J］.Pediatrics, 2017, 140(4):e20171154.

［40］Gao Y, Zhang J, Huang GY ,et al.Surgical Outcomes of Anomalous Origin of the Left Coronary Artery from the Pulmonary Artery in Children: An Echocardiography Follow-up［J］. Chin Med J (Engl), 201, 130(19):2333-2338.

［41］Hu XJ, Huang GY. Pulse oximetry is a feasible method for detecting neonatal critical congenital heart disease［J］. Acta Paediatr, 2017, 106(6):1008.

［42］Zhang HF, Chen G, Ye M ,et al.Mid- to long-term outcomes of bovine jugular vein conduit implantation in Chinese children［J］. J Thorac Dis, 2017, 9(5):1234-1239.

［43］赵趣鸣，刘芳，吴琳，等.危重先天性心脏病新生儿产科医院出院前漏诊情况分析［J］.中华儿科杂志，2017，55（4）：260-266.

［44］李烁琳，顾若漪，黄国英.儿童先天性心脏病流行病学特征［J］.中国实用儿科杂志，2017，32（11）：871-875.

［45］张大江，胡喜红，沈全力，等.64 层计算机断层扫描检测儿童左侧冠状动脉异常起源于肺动脉［J］.上海医学，2017，40（5）：270-274.

［46］张璟，高燕，杨佳伦，等.经胸超声心动图诊断部分型肺静脉异位引流的局限性分析［J］.中华儿科杂志，2017，55（5）：360-363.

［47］黄国英.我国开展新生儿先天性心脏病筛查的重要性［J］.中华儿科杂志，2017，55（4）：241-243.

［48］单亚平，贾兵，张惠锋，等.自体心包修复儿童主动脉瓣狭窄 9 例病例系列报告［J］.中国循证儿科杂志，2017，12（4）：268-272.

［49］周浩，任彦，张惠锋，等.大动脉调转术治疗 Taussig-Bing 畸形［J］.中华胸心血管外科杂志，2017，33（7）：397-399.

［50］张惠锋，叶明，闫宪刚，等.评估 0.1 mm PTFE 生物相容性的新西兰兔实验模型［J］.复旦学报（医学版），2017，44（4）：503-506.

［51］张惠锋，贾兵，闫宪刚，等.牛颈静脉带瓣外管道中远期功能的随访研究［J］.中华小儿外科杂志，2017，38（3）：182-186.

［52］Cao Y, Wen J, Li Y, et al. Uric acid and sphingomyelin enhance autophagy in iPS cell-originated cardiomyocytes through lncRNA MEG3/miR-7-5p/EGFR axis［J］. Artif Cells Nanomed Biotechnol, 2019, 47: 3774-3785.

［53］Chen G, Chen W, Ye M, et al. TRIM59 knockdown inhibits cell proliferation by down-regulating the Wnt/β-catenin signaling pathway in neuroblastoma［J］. Biosci Rep , 2019, 39.

［54］Chen W, Li X, Sun L, et al. A rare mosaic 22q11.2 microdeletion identified in a Chinese family with recurrent fetal conotruncal defect［J］s. Mol Genet Genomic Med, 2019, 7: e847.

［55］Chen W, Liu S, Hu H, et al. Novel homozygous ataxia-telangiectasia (A-T) mutated gene mutation identified in a Chinese pedigree with A-T［J］. Mol Med Rep, 2019, 20: 1655-1662.

［56］Chen X, Liu Y, Xu C, et al. QKI is a critical pre-mRNA alternative splicing regulator of cardiac myofibrillogenesis and contractile function［J］. Nat Commun ,2021,

12: 89.

［57］Chen X, Zhang Y, Chen H, et al. Association of Maternal Folate and Vitamin B(12) in Early Pregnancy With Gestational Diabetes Mellitus: A Prospective Cohort Study ［J］. Diabetes Care, 2021, 44: 217-223.

［58］Fang T, Zhu Y, Xu A, et al. Functional analysis of the congenital heart disease-associated GATA4 H436Y mutation in vitro ［J］. Mol Med Rep ,2019, ,20: 2325-2331.

［59］Gao X, Zheng P, Yang L, et al. Association of functional variant in GDF1 promoter with risk of congenital heart disease and its regulation by Nkx2.5 ［J］. Clin Sci (Lond) , 2019, 133: 1281-1295.

［60］Gong J, Liu F. Role of Tbx20 gene in the development of cardiac valves ［J］. Zhonghua Yi Xue Yi Chuan Xue Za Zhi,2018, 35: 904-907.

［61］Li S, Liu S, Chen W, et al. A novel ZIC3 gene mutation identified in patients with heterotaxy and congenital heart disease ［J］. Sci Rep,2018, ,8: 12386.

［62］Liu S, Chen W, Zhan Y, et al. DNAH11 variants and its association with congenital heart disease and heterotaxy syndrome ［J］. Sci Rep ,2019, 9: 6683.

［63］Ma J, Chen S, Hao L, et al. Long non-coding RNA SAP30-2:1 is downregulated in congenital heart disease and regulates cell proliferation by targeting HAND2 ［J］. Front Med , 2021, 15: 91-100.

［64］Qian Y, Xiao D, Guo X, et al. Hypomethylation and decreased expression of BRG1 in the myocardium of patients with congenital heart disease ［J］. Birth Defects Res,2021, 109: 1183-1195.

［65］Song Y, Chen W, Huang Z, et al. A Non-coding HES1 Variant Predisposes Children to Congenital Heart Disease in Chinese Population ［J］. Front Cell Dev Biol , 2021, 9: 631942.

［66］Tan W Q, Chen G, Ye M, et al. Artemether Regulates Chemosensitivity to Doxorubicin via Regulation of B7-H3 in Human Neuroblastoma Cells ［J］. Med Sci Monit, 2017, 23: 4252-4259.

［67］XIao D, Wang H, Hao L, et al.The roles of SMYD4 in epigenetic regulation of cardiac development in zebrafish ［J］. PLoS Genet, 2018, 14: e1007578.

［68］Xiaodi L, Ming Y, Hongfei X, et al. DNA methylation at CpG island shore and RXRα regulate NR2F2 in heart tissues of tetralogy of Fallot patients ［J］. Biochem Biophys Res Commun, 2020, 529: 1209-1215.

［69］Zhan Y, Chen W, Feng Z, et al.A novel de novo PDE4D gene mutation identified in a Chinese patient with acrodysostosis［J］. Genesis , 2019, 57: e23336.

［70］Zhan Y, Sun X, Li B, et al. Establishment of a PRKAG2 cardiac syndrome disease model and mechanism study using human induced pluripotent stem cells［J］. J Mol Cell Cardiol, 2018, 117: 49-61.

［71］Zhao Z, Zhan Y, Chen W, et al. Functional analysis of rare variants of GATA4 identified in Chinese patients with congenital heart defect［J］. Genesis, 2019, 57: e23333.

［72］Zhu Y, Ye M, Xu H, et al.Methylation status of CpG sites in the NOTCH4 promoter region regulates NOTCH4 expression in patients with tetralogy of Fallot［J］. Mol Med Rep,2020, 22: 4412-4422.

［73］刘光辉，马晴雯，曾凡一.中胚层细胞的形成及向血系分化的研究进展［J］.生命科学，2019，31：1116-1125.

［74］单亚平，贾兵.纤毛与先天性心脏病［J］.国际儿科学杂志，2017，44：749-751，756.

［75］孟晓伟，杨冠恒，王云杰，等.基于实时荧光定量PCR技术的唐氏综合征嵌合体小鼠嵌合率检测和分析［J］.上海交通大学学报（医学版），2018，38：1277-1282.

［76］孟晓伟，汪洁，马晴雯.唐氏综合征小鼠模型的遗传背景和应用［J］.遗传，2018，40：207-217.

［77］徐子清，盛伟，黄国英.非编码RNA与先天性心脏病发生机制研究进展［J］.中国实用儿科杂志，2021，36：142-146.

［78］朱韵倩，周文浩.听力筛查及基因检测在遗传性耳聋诊疗中的应用进展［J］.中华新生儿科杂志，2021，36：75-78.

［79］李小迪，黄国英.法洛四联症发病相关因素的研究进展［J］.国际儿科学杂志，2018，45：822-825.

［80］李文秀，马晴雯，曾凡一.DNA羟甲基化酶基因Tet2激活γ珠蛋白以治疗β地中海贫血的研究［J］.中华内科杂志，2018，57：206-211.

［81］李梦茹，黄国英.叶酸代谢障碍导致先天性心脏病的发生机制［J］.国际儿科学杂志，2018，45：76-79.

［82］李笑荣，张进，马端.PPP2R2A在乳腺癌细胞中结合GFPT2并导致其去磷酸化［J］.生物工程学报，2018，34：956-963.

［83］洪博，董瑞.肾母细胞瘤治疗研究进展［J］.临床小儿外科杂志，2021，20：569-575.

心脑血管疾病、阿尔茨海默病、儿童
先心病、传染性疾病精准防诊治

［84］聂永强，马晴雯.哺乳动物可变启动子的功能及其与疾病的关系［J］.上海交通大学学报（医学版），2017，37：556-560.

［85］胡昊麟，柴小强，王立勇，等.基于原位 Hi-C 技术对人肝细胞癌细胞系 PLC/PRF/5 和正常人肝细胞系 L02 的三维基因组对比测序分析（英文）［J］.生物工程学报，2021，37：331-341.

［86］苗卉，薛赓，孙树汉.母体叶酸水平与子代生长发育状况相关性的研究进展［J］.中华生殖与避孕杂志，2017，37：423-428.

［87］赵峥山，黄国英.川崎病冠状动脉病变的遗传学研究进展［J］.国际儿科学杂志，2018，45：329-332.

［88］郭晓，钱琰琰，肖德勇，等.ZFPM2 基因的低频变异通过影响 GATA4 转录调控参与圆锥动脉干畸形的发生［J］.中国循证儿科杂志，2017，12：457-462.

［89］陆效笑，王来栓，吴冰冰，等.DUOXA2 基因相关先天性甲状腺功能减退症伴甲状腺肿大 1 例并文献复习［J］.中国循证儿科杂志，2021，16：241-244.

［90］顾若漪，盛伟，黄国英.单核苷酸多态性与先天性心脏病发病机制研究进展［J］.国际儿科学杂志，2018，45：338-340，344.

［91］鲍莉雯，周一叶，曾凡一.基于 CRISPR/Cas9 技术的 β- 地中海贫血和血友病基因治疗研究进展［J］.遗传，2021，42：949-964.

参考文献

［1］#PRUETZ J D, CARROLL C, TRENTO L U, et al. Outcomes of critical congenital heart disease requiring emergent neonatal cardiac intervention[J]. Prenat Diagn, 2014, 34(12): 1127-1132.

［2］2021 年中国无创产前基因诊断产业全景图谱 .

［3］ABEL H J, DUNCAVAGE E J. Detection of structural DNA variation from next generation sequencing data: a review of informatic approaches[J]. Cancer Genet, 2013, 206(12): 432-440.

［4］Abouk R, Grosse S D, Ailes E C, et al. Association of US State Implementation of Newborn Screening Policies for Critical Congenital Heart Disease with Early Infant Cardiac Deaths[J]. JAMA, 2017, 318(21):2111-2118.

［5］Al Mazrouei S K, Moore J, Ahmed F, et al. Regional Implementation of Newborn Screening for Critical Congenital Heart Disease Screening in Abu Dhabi[J]. Pediatr Cardiol, 2013, 34(6):1299-1306.

［6］AlAql F, Khaleel H, Peter V. Universal Screening for CCHD in Saudi Arabia: The Road to a 'State of the Art' Program[J]. Int J Neonatal Screen, 2020, 6(1):13.

［7］ANG S Y, UEBERSOHN A, SPENCER C I, et al. KMT2D regulates specific programs in heart development via histone H3 lysine 4 di-methylation[J]. Development, 2016, 143(5): 810-821.

［8］Arcelli D, Farina A, Cappuzzello C, et al.Identification of circulating placental mRNA in maternal blood of pregnancies affected with fetal congenital heart diseases at the second trimester of pregnancy: implications for early molecular screening[J]. Prenatal diagnosis, 2010, 30 (3): 229-234.

［9］Arlettaz R, Bauschatz A S, Monkhoff M, et al. The Contribution of Pulse Oximetry to the Early

Detection of Congenital Heart Disease in Newborns[J]. Eur J Pediatr, 2006, 165(2):94-98.

［10］ Arya B, Krishnan A, Donofrio M T.Clinical utility of ductus venosus flow in fetuses with right-sided congenital heart disease[J]. Journal of ultrasound in medicine : official journal of the American Institute of Ultrasound in Medicine, 2014, 33 (9): 1563-1571.

［11］ ASP M, GIACOMELLO S, LARSSON L, et al. A Spatiotemporal Organ-Wide Gene Expression and Cell Atlas of the Developing Human Heart[J]. Cell, 2019, 179(7): 1647-1660.

［12］ Baez E, Steinhard J, Huber A, et al.Ductus venosus blood flow velocity waveforms as a predictor for fetal outcome in isolated congenital heart disease[J]. Fetal diagnosis and therapy, 2005, 20 (5): 383-389.

［13］ BAHADO-SINGH R O, VISHWESWARAIAH S, AYDAS B, et al. Precision cardiovascular medicine: artificial intelligence and epigenetics for the pathogenesis and prediction of coarctation in neonates[J]. Journal of Maternal-Fetal and Neonatal Medicine, 2022, 35(3):457-464.

［14］ Bahado-Singh R O, Zaffra R, Albayarak S, et al.Epigenetic markers for newborn congenital heart defect (CHD). The journal of maternal-fetal & neonatal medicine : the official journal of the European Association of Perinatal Medicine, the Federation of Asia and Oceania Perinatal Societies[J]. the International Society of Perinatal Obstet, 2016, 29 (12): 1881-1887.

［15］ BAMSHAD M J, NG S B, BIGHAM A W, et al. Exome sequencing as a tool for Mendelian disease gene discovery[J]. NATURE REVIEWS GENETICS, 2011, 12(11): 745-755.

［16］ Barker P C, Houle H, Li J S, et al. Global longitudinal cardiac strain and strain rate for assessment of fetal cardiac function: novel experience with velocity vector imaging[J]. Echocardiography (Mount Kisco, N.Y.), 2009, 26 (1): 28-36.

［17］ Baschat A A, Harman C R. Venous Doppler in the assessment of fetal cardiovascular status[J]. Current opinion in obstetrics & gynecology, 2006, 18 (2): 156-163.

［18］ Basu M, Garg V. Maternal hyperglycemia and fetal cardiac development: Clinical impact and underlying mechanisms[J]. Birth defects research, 2018, 110 (20): 1504-1516.

［19］ Benachi A, Caffrey J, Calda P, et al.Understanding attitudes and behaviors towards cell-free DNA-based noninvasive prenatal testing (NIPT): A survey of European health-care providers[J]. European journal of medical genetics, 2020, 63 (1): 103616.

［20］ Berg C, Kremer C, Geipel A, et al. Ductus venosus blood flow alterations in fetuses with obstructive lesions of the right heart[J]. Ultrasound in obstetrics & gynecology : the official journal of the International Society of Ultrasound in Obstetrics and Gynecology, 2006, 28 (2): 137-142.

［21］ Bianchi D W, Parker R L, Wentworth J, et al.DNA sequencing versus standard prenatal aneuploidy screening[J]. The New England journal of medicine, 2014, 370 (9): 799-808.

［22］ Bijnens B H, Cikes M, Claus P, et al. Velocity and deformation imaging for the assessment of myocardial dysfunction[J]. European journal of echocardiography : the journal of the Working Group on Echocardiography of the European Society of Cardiology, 2009, 10 (2): 216-226.

［23］ Blessberger H, Binder T.NON-invasive imaging: Two dimensional speckle tracking echocardiography: basic principles[J]. Heart (British Cardiac Society), 2010, 96 (9): 716-722.

［24］ BooijR, DijkshoornML, van StratenM, et al.Cardiovascular imaging in pediatric patients using dual source CT[J]. J Cardiovasc Comput Tomogr, 2016, 10(1): 13-21.

［25］ Botto L D, May K, Fernhoff P M, et al. A population-based study of the 22q11.2 deletion: phenotype, incidence, and contribution to major birth defects in the population[J]. Pediatrics, 2003, 112 (1 Pt 1): 101-107.

［26］ Bringman J J. Invasive prenatal genetic testing: A Catholic healthcare provider's perspective[J]. The Linacre quarterly, 2014, 81 (4): 302-313.

心脑血管疾病、阿尔茨海默病、儿童
先心病、传染性疾病精准防诊治

［27］BRODWALL K, GREVE G, LEIRGUL E, et al. Recurrence of congenital heart defects among siblings-a nationwide study[J]. Am J Med Genet A, 2017, 173(6): 1575-1585.

［28］Bronshtein M, Zimmer E Z, Milo S, et al.Fetal cardiac abnormalities detected by transvaginal sonography at 12-16 weeks' gestation[J]. Obstetrics and gynecology, 1991, 78 (3 Pt 1): 374-378.

［29］Brown K L, Sullivan ID.Prenatal detection for major congenital heart disease: a key process measure for congenital heart networks[J]. Heart (British Cardiac Society), 2014, 100 (5): 359-360.

［30］BullaS, BlankeP, HassepassF, et al. Reducing the radiation dose for low-dose CT of the paranasal sinuses using iterative reconstruction: feasibility and image quality[J]. Eur J Radiol, 2012, 81(9): 2246-2250.

［31］Buratto E, Konstantinov IE. Highlights in congenital cardiothoracic surgery: 2020-2021[J]. J Thorac Cardiovasc Surg, 2021, 162(2):349-352.

［32］CAN, LIAO, RU, et al. Prenatal diagnosis of congenital heart defect by genome-wide high-resolution SNP array[J]. Prenatal Diagnosis, 2014, 34(9): 858-863.

［33］Cannie M, Jani J, De Keyzer F, et al. Magnetic resonance imaging of the fetal lung: a pictorial essay[J]. European radiology, =2008, 18 (7): 1364-1374.

［34］Carey A S, Liang L, Edwards J, et al. Effect of copy number variants on outcomes for infants with single ventricle heart defects[J]. Circulation. Cardiovascular genetics, 2013, 6 (5): 444-451.

［35］Carvalho JS, Moscoso G, VilleY. First-trimester transabdominal fetal echocardiography[J]. Lancet (London, England), 1998, 351 (9108): 1023-1027.

［36］CHANG JUNIOR J, BINUESA F, CANEO L F, et al. Improving preoperative risk-of-death prediction in surgery congenital heart defects using artificial intelligence model: A pilot study[J]. PLoS One, 2020, 15(9): e0238199.

［37］Chang R K, Gurvitz M, Rodriguez S. Missed Diagnosis of Critical Congenital Heart Disease[J]. Arch Pediatr Adolesc Med, 2008, 162(10):969-974.

［38］CheluRG, WanambiroKW, HsiaoA, et al. Cloud-processed 4D CMR flow imaging for pulmonary flow quantification[J]. Eur J Radiol, 2016, 85(10): 1849-1856.

［39］Chen L, Gu H, Li J, et al. Comprehensive maternal serum proteomics identifies the cytoskeletal proteins as non-invasive biomarkers in prenatal diagnosis of congenital heart defects[J]. Scientific reports, 2016, 6: 19248.

［40］CHEN X, LIU Y, XU C, et al. QKI is a critical pre-mRNA alternative splicing regulator of cardiac myofibrillogenesis and contractile function[J]. Nature Communications, 2021, 12(1):89.

［41］CHEN X, ZHANG Y, CHEN H, et al. Association of Maternal Folate and Vitamin B(12) in Early Pregnancy With Gestational Diabetes Mellitus: A Prospective Cohort Study[J]. Diabetes Care, 2021, 44(1): 217-223.

［42］CHURKO J M, GARG P, TREUTLEIN B, et al. Defining human cardiac transcription factor hierarchies using integrated single-cell heterogeneity analysis[J]. Nat Commun, 2018, 9(1): 4906.

［43］Cikes M, Sutherland G R, Anderson LJ, et al. The role of echocardiographic deformation imaging in hypertrophic myopathies. Nature reviews[J]. Cardiology, 2010, 7 (7): 384-396.

［44］Clur S A, Ottenkamp J, Bilardo C M. The nuchal translucency and the fetal heart: a literature review[J]. Prenatal diagnosis, 2009, 29 (8), 739-748.

［45］Collier P, Phelan D, Klein A. A Test in Context: Myocardial Strain Measured by Speckle-Tracking Echocardiography[J]. Journal of the American College of Cardiology, 2017, 69 (8): 1043-1056.

［46］Colquitt J L, Pignatelli R H. Strain Imaging: The Emergence of Speckle Tracking Echocardiography into Clinical Pediatric Cardiology[J]. Congenital heart disease, 2016, 11 (2): 199-207.

［47］Comas M, Crispi F.Assessment of fetal cardiac function using tissue Doppler techniques[J]. Fetal diagnosis and therapy, 2012, 32 (1-2): 30-38.

［48］Coppola A, Romito A, Borel C, et al.Cardiomyogenesis is controlled by the miR-99a/let-7c cluster and epigenetic modifications[J]. Stem cell research, 2014, 12 (2): 323-337.

［49］CORREIA G D, WOOI NG K, WIJEYESEKERA A, et al. Metabolic Profiling of Children Undergoing Surgery for Congenital Heart Disease[J]. Crit Care Med, 2015, 43(7): 1467-1476.

［50］CRIDER K S, ZHU J H, HAO L, et al. MTHFR 677C-T genotype is associated with folate and homocysteine concentrations in a large, population-based, double-blind trial of folic acid supplementation[J]. Am J Clin Nutr, 2011, 93(6): 1365-1372.

［51］Crispi F, Gratacós, E. Fetal cardiac function: technical considerations and potential research and clinical applications[J]. Fetal diagnosis and therapy, 2012, 32 (1-2): 47-64.

［52］Cruz-Martinez R, Figueras F, Hernandez-Andrade E, et al. Changes in myocardial performance index and aortic isthmus and ductus venosus Doppler in term, small-for-gestational age fetuses with normal umbilical artery pulsatility index[J]. Ultrasound in obstetrics & gynecology : the official journal of the International Society of Ultrasound in Obstetrics and Gynecology, 2011, 38 (4): 400-405.

［53］Curti A, Lapucci C, Berto S, et al. Maternal plasma mRNA species in fetal heart defects: a potential for molecular screening[J].Prenatal diagnosis, 2016, 36 (8) : 738-743.

［54］Curti A, Zucchini C, De Maggio, I, et al.Fetal cardiac defects and third-trimester maternal serum placental growth factor[J]. Ultrasound in obstetrics & gynecology : the official journal of the International Society of Ultrasound in Obstetrics and Gynecology, 2015, 45 (6): 751-752.

［55］Czeizel A E, Dobó M, Vargha P.Hungarian cohort-controlled trial of periconceptional multivitamin supplementation shows a reduction in certain congenital abnormalities[J]. Birth defects research. Part A, Clinical and molecular teratology, 2004, 70 (11): 853-861.

［56］Danielsson B R, Skold A C, Azarbayjani F. Class Ⅲ antiarrhythmics and phenytoin: teratogenicity due to embryonic cardiac dysrhythmia and reoxygenation damage[J]. Current pharmaceutical design, 2001, 7 (9): 787-802.

［57］Deng J, Rodeck C H.Current applications of fetal cardiac imaging technology[J]. Current opinion in obstetrics & gynecology, 2006, 18 (2): 177-184.

［58］De-Wahl G A, Meberg A, Ojala T, et al. Nordic Pulse Oximetry Screening--Implementation Status and Proposal for Uniform Guidelines[J]. Acta Paediatr, 2014, 103(11):1136-1142.

［59］Deyong Xiao, Huijun Wang, Lili Hao, et al.The roles of SMYD4 in epigenetic regulation of cardiac development in zebrafish[J]. Plos Genetics, 2018, 14(8): e1007578-.

［60］Di Naro E, Cromi A, Ghezzi F, et al. Myocardial dysfunction in fetuses exposed to intraamniotic infection: new insights from tissue Doppler and strain imaging[J]. American journal of obstetrics and gynecology, 2010, 203 (5): 459.e1-7.

［61］Doherty L, Norwitz E R. Prolonged pregnancy: when should we intervene?[J]Current opinion in obstetrics & gynecology, 2008, 20 (6: 519-527.

［62］Donofrio M T, Moon-Grady A J, Hornberger L K, et al.Diagnosis and treatment of fetal cardiac disease: a scientific statement from the American Heart Association[J]. Circulation, 2014, 129 (21): 2183-2242.

［63］Dreier J W, Andersen, A M.Berg-Beckhoff, G., Systematic review and meta-analyses: fever in pregnancy and health impacts in the offspring[J]. Pediatrics, 2014, 133 (3): e674-688.

［64］DREWS J D, MIYACHI H, SHINOKA T. Tissue-engineered vascular grafts for congenital cardiac disease: Clinical experience and current status[J]. Trends Cardiovasc Med, 2017, 27(8): 521-531.

［65］DUAN, WENYUAN, QIAO, et al. Lower Circulating Folate Induced by a Fidgetin Intronic Variant

Is Associated With Reduced Congenital Heart Disease Susceptibility[J]. Circulation An Official Journal of the American Heart Association, 2017, 135(18):1733-1748.

［66］Egbe A, Uppu S, Stroustrup A, et al. Incidences and sociodemographics of specific congenital heart diseases in the United States of America: an evaluation of hospital discharge diagnoses[J]. Pediatric Cardiology, 2014, 35(6): 975-982.

［67］Engel M S, Kochilas L K. Pulse Oximetry Screening: A Review of Diagnosing Critical Congenital Heart Disease in Newborns[J]. Med Devices (Auckl), 2016, 9:199-203.

［68］Esmaeili A, Khalil M, Behnke-Hall K, et al. Percutaneous pulmonary valve implantation (PPVI) in non-obstructive right ventricular outflow tract: limitations and mid-term outcomes[J]. Transl Pediatr 2019, 8(2):107-113.

［69］Etemad L, Moshiri M, Moallem S A.Epilepsy drugs and effects on fetal development: Potential mechanisms. Journal of research in medical sciences[J].the official journal of Isfahan University of Medical Sciences, 2012, 17 (9): 876-881.

［70］Ewer A K, Middleton L J, Furmston A T, et al. Pulse Oximetry Screening for Congenital Heart Defects in Newborn Infants (PulseOx): A Test Accuracy Study[J]. Lancet, 2011, 378(9793):785-794.

［71］Ewer A K. Perfusion index cannot be currently recommended as an additional newborn screen for critical congenital heart disease: more data needed[J]. Arch Dis Child, 2019, 104(5):411-412.

［72］Farina A, Volinia S, Arcelli D, et al.Evidence of genetic underexpression in chorionic villi samples of euploid fetuses with increased nuchal translucency at 10-11 weeks' gestation[J]. Prenatal diagnosis, 2006, 26 (2): 128-133.

［73］FlachskampfFA, WoutersPF, EdvardsenT, et al.Recommendations for transoesophageal echocardiography: EACVI update 2014[J]. Eur Heart J Cardiovasc Imaging, 2014, 15(4): 353-365.

［74］FRIEDMAN C E, NGUYEN Q, LUKOWSKI S W, et al. Single-Cell Transcriptomic Analysis of Cardiac Differentiation from Human PSCs Reveals HOPX-Dependent Cardiomyocyte Maturation[J]. Cell Stem Cell, 2018, 23(4): 586-598

［75］Fritz M, Fritsch P, Foramitti M, et al. Pulsoxymetriescreening Bei Neugeborenen Auf Kritische Angeborene Herzfehler[J]. Monatsschr Kinderh, 2014, 162(7):638-643.

［76］Galantowicz M, Cheatham JP. Lessons learned from the development of a new hybrid strategy for the management of hypoplastic left heart syndrome[J]. Pediatr Cardiol, 2005, 26(3):190-199.

［77］GAO L, GREGORICH Z R, ZHU W, et al. Large Cardiac Muscle Patches Engineered From Human Induced-Pluripotent Stem Cell-Derived Cardiac Cells Improve Recovery From Myocardial Infarction in Swine[J]. Circulation, 2018, 137(16): 1712-1730.

［78］GAO R, LIANG X, CHEEDIPUDI S, et al. Pioneering function of Isl1 in the epigenetic control of cardiomyocyte cell fate[J]. Cell Res, 2019, 29(6): 486-501.

［79］Gardiner H M, Belmar C, Tulzer G, et al. Morphologic and functional predictors of eventual circulation in the fetus with pulmonary atresia or critical pulmonary stenosis with intact septum[J]. Journal of the American College of Cardiology, 2008, 51 (13): 1299-1308.

［80］Gardiner H M, Pasquini L, Wolfenden J, et al. Increased periconceptual maternal glycated haemoglobin in diabetic mothers reduces fetal long axis cardiac function[J]. Heart (British Cardiac Society), 2006, 92 (8): 1125-1130.

［81］Gardiner H M, Pasquini L, Wolfenden J, et al. Myocardial tissue Doppler and long axis function in the fetal heart[J]. International journal of cardiology, 2006, 113 (1): 39-47.

［82］Gäreskog M, Cederberg J, Eriksson . J, et al.Maternal diabetes in vivo and high glucose concentration in vitro increases apoptosis in rat embryos[J]. Reproductive toxicology (Elmsford,

N.Y.), 2007, 23 (1): 63-74.

［83］GAYNOR J W, PARRY S, MOLDENHAUER J S, et al. The impact of the maternal-foetal environment on outcomes of surgery for congenital heart disease in neonates[J]. Eur J Cardiothorac Surg, 2018, 54(2): 348-353.

［84］GELB, BRUCE D. Genetic basis of congenital heart disease[J]. Current Opinion in Cardiology, 2004, 19(2): 110-115.

［85］Gembruch U, Knöpfle G, Chatterjee M, et al. First-trimester diagnosis of fetal congenital heart disease by transvaginal two-dimensional and Doppler echocardiography[J]. Obstetrics and gynecology, 1990, 75 (3 Pt 2): 496-498.

［86］Germanakis I, Gardiner H. Assessment of fetal myocardial deformation using speckle tracking techniques[J]. Fetal diagnosis and therapy, 2012, 32 (1-2): 39-46.

［87］Germanakis I, Matsui H, Gardiner HM. Myocardial strain abnormalities in fetal congenital heart disease assessed by speckle tracking echocardiography[J]. Fetal diagnosis and therapy, 2012, 32 (1-2): 123-130.

［88］GIANNICO S, HAMMAD F, AMODEO A, et al. Clinical outcome of 193 extracardiac Fontan patients: the first 15 years[J]. J Am Coll Cardiol, 2006, 47(10): 2065-2073.

［89］Gil M M, Accurti V, Santacruz B, et al. Analysis of cell-free DNA in maternal blood in screening for aneuploidies: updated meta-analysis[J]. Ultrasound in obstetrics & gynecology : the official journal of the International Society of Ultrasound in Obstetrics and Gynecology, 2017, 50 (3): 302-314.

［90］Godfrey M E, Messing B, Cohen S M, et al. Functional assessment of the fetal heart: a review[J]. Ultrasound in obstetrics & gynecology : the official journal of the International Society of Ultrasound in Obstetrics and Gynecology, 2012, 39 (2): 131-144.

［91］Godfrey M E, Messing B, Valsky D V, et al. Fetal cardiac function: M-mode and 4D spatiotemporal image correlation[J]. Fetal diagnosis and therapy, 2012, 32 (1-2): 17-21.

［92］Goldmuntz E, Paluru P, Glessner J, et al. Microdeletions and microduplications in patients with congenital heart disease and multiple congenital anomalies[J]. Congenital heart disease, 2011, 6 (6): 592-602.

［93］GOMEZ-VELAZQUEZ M, BADIA-CAREAGA C, LECHUGA-VIECO A V, et al. CTCF counter-regulates cardiomyocyte development and maturation programs in the embryonic heart[J]. PLoS Genet, 2017, 13(8): e1006985.

［94］GONG J, SHENG W, MA D, et al. DNA methylation status of TBX20 in patients with tetralogy of Fallot[J]. BMC Medical Genomics, 2019, 12(1):75.

［95］Grace M R, Hardisty E, Dotters-Katz S K, et al. Cell-Free DNA Screening: Complexities and Challenges of Clinical Implementation[J]. Obstetrical & gynecological survey, 2016, 71 (8): 477-487.

［96］Granelli A, Ostman-Smith I. Noninvasive Peripheral Perfusion Index as a Possible Tool for Screening for Critical Left Heart Obstruction[J]. Acta Paediatr, 2007, 96(10):1455-1459.

［97］GRÜN D, OUDENAARDEN A V. Design and Analysis of Single-Cell Sequencing Experiments[J]. Cell, 2015, 163(4): 799-810.

［98］GU H, CHEN L, XUE J, et al. Expression profile of maternal circulating microRNAs as non-invasive biomarkers for prenatal diagnosis of congenital heart defects[J]. Biomed Pharmacother, 2019, 109:823-830.

［99］Gu M, Zheng A, Tu W, et al.Circulating LncRNA as Novel, Non-Invasive Biomarkers for Prenatal Detection of Fetal Congenital Heart Defects[J]. Cellular physiology and biochemistry : international journal of experimental cellular physiology, biochemistry, and pharmacology, 2016, 38 (4), 1459-

1471.

［100］ GU Y, LI Q, LIN R, et al. Prognostic Model to Predict Postoperative Adverse Events in Pediatric Patients With Aortic Coarctation[J]. Front Cardiovasc Med, 2021, 8:672627.

［101］ HahnRT, AbrahamT, AdamsMS, et al. Guidelines for performing a comprehensive transesophageal echocardiographic examination: recommendations from the American Society of Echocardiography and the Society of Cardiovascular Anesthesiologists[J]. J Am Soc Echocardiogr, 2013, 26(9): 921-964.

［102］ Hamill N, Yeo L, Romero R, et al. Fetal cardiac ventricular volume, cardiac output, and ejection fraction determined with 4-dimensional ultrasound using spatiotemporal image correlation and virtual organ computer-aided analysis[J]. American journal of obstetrics and gynecology, 2011, 205 (1): 76.e1-10.

［103］ HAN M, SERRANO M C, LASTRA-VICENTE R, et al. Folate rescues lithium-, homocysteine- and Wnt3A-induced vertebrate cardiac anomalies[J]. Dis Model Mech, 2009, 2(9-10): 467-478.

［104］ HascoëtS, PeyreM, HadeedK, et al. Safety and efficiency of the new micro-multiplane transoesophageal probe in paediatric cardiology[J]. Arch Cardiovasc Dis, 2014, 107(6-7): 361-370.

［105］ He C, Hu H, Wilson KD, et al.Systematic Characterization of Long Noncoding RNAs Reveals the Contrasting Coordination of Cis- and Trans-Molecular Regulation in Human Fetal and Adult Hearts. Circulation[J]. Cardiovascular genetics, 2016, 9 (2): 110-118.

［106］ HEALLEN T, ZHANG M, WANG J, et al. Hippo pathway inhibits Wnt signaling to restrain cardiomyocyte proliferation and heart size[J]. Science, 2011, 332(6028): 458-461.

［107］ Herling L, Johnson J, Ferm-Widlund K, et al. Automated analysis of fetal cardiac function using color tissue Doppler imaging[J]. Ultrasound in obstetrics & gynecology : the official journal of the International Society of Ultrasound in Obstetrics and Gynecology, 2018, 52 (5): 599-608.

［108］ Hernandez-Andrade E, Benavides-Serralde J A, Cruz-Martinez, R, et al. Evaluation of conventional Doppler fetal cardiac function parameters: E/A ratios, outflow tracts, and myocardial performance index[J]. Fetal diagnosis and therapy, 2012, 32 (1-2): 22-29.

［109］ Hernandez-Andrade E, López-Tenorio J, Figueroa-Diesel H, et al. A modified myocardial performance (Tei) index based on the use of valve clicks improves reproducibility of fetal left cardiac function assessment[J]. Ultrasound in obstetrics & gynecology : the official journal of the International Society of Ultrasound in Obstetrics and Gynecology, 2005, 26 (3): 227-232.

［110］ Hill G D, Block J R, Tanem J B, et al. Disparities in the Prenatal Detection of Critical Congenital Heart Disease[J]. Prenat Diagn, 2015, 35(9):859-863.

［111］ Hoang T T, Marengo L K, Mitchell L E, et al.Original Findings and Updated Meta-Analysis for the Association Between Maternal Diabetes and Risk for Congenital Heart Disease Phenotypes[J]. American journal of epidemiology, 2017, 186 (1): 118-128.

［112］ Hoffman JI, Kaplan S.The incidence of congenital heart disease[J]. Journal of the American College of Cardiology 2002, 39 (12), 1890-1900.

［113］ Hom L A, Martin G R. Newborn Critical Congenital Heart Disease Screening Using Pulse Oximetry: Value and Unique Challenges in Developing Regions[J]. Int J Neonatal Screen, 2020, 6(3):74.

［114］ Horal M, Zhang Z, Stanton R, et al.Activation of the hexosamine pathway causes oxidative stress and abnormal embryo gene expression: involvement in diabetic teratogenesis. Birth defects research[J]. Part A, Clinical and molecular teratology, 2004, 70 (8): 519-527.

［115］ HSIEH A, MORTON S U, WILLCOX J A L, et al. EM-mosaic detects mosaic point mutations that contribute to congenital heart disease[J]. Genome Med, 2020, 12(1): 42.

［116］HU P, QIAO F, WANG Y, et al. Clinical application of targeted next-generation sequencing in fetuses with congenital heart defect[J]. Ultrasound Obstet Gynecol, 2018, 52(2): 205-211.

［117］Hu X J, Ma X J, Zhao Q M, et al. Pulse Oximetry and Auscultation for Congenital Heart Disease Detection[J]. Pediatrics, 2017, 140(4):e20171154.

［118］Huang Y, Yan X, Lu L, et al. Transcatheter closure of doubly committed subarterial ventricular septal defects with the Amplatzer ductal occluder: initial experience[J]. Cardiol Young, 2019, 29(5):570-575.

［119］Hutchinson D, McBrien A, Howley L, et al, First-Trimester Fetal Echocardiography: Identification of Cardiac Structures for Screening from 6 to 13 Weeks' Gestational Age[J]. Journal of the American Society of Echocardiography : official publication of the American Society of Echocardiography, 2017, 30 (8): 763-772.

［120］Hyett J A, Perdu M, Sharland G K, et al. Increased nuchal translucency at 10-14 weeks of gestation as a marker for major cardiac defects[J]. Ultrasound in obstetrics & gynecology : the official journal of the International Society of Ultrasound in Obstetrics and Gynecology, 1997, 10 (4): 242-246.

［121］Hyett J, Perdu M, Sharland G, et al. Using fetal nuchal translucency to screen for major congenital cardiac defects at 10-14 weeks of gestation: population based cohort study[J]. BMJ (Clinical research ed.), 1999, 318 (7176): 81-85.

［122］Hyett JA.Increased nuchal translucency in fetuses with a normal karyotype[J]. Prenatal diagnosis, 2002, 22 (10): 864-868.

［123］Isselbacher K J, Braunwald E, Wilson JD, et al. Harrisons: principles of internal medicine[J].2013, 204 (224): 831-837.

［124］IWAFUCHI-DOI M, ZARET K S. Pioneer transcription factors in cell reprogramming[J]. Genes Dev, 2014, 28(24): 2679-2692.

［125］Jegatheesan P, Nudelman M, Goel K, et al. Perfusion Index in Healthy Newborns During Critical Congenital Heart Disease Screening at 24 Hours: Retrospective Observational Study from the USA[J]. BMJ Open, 2017, 7(12):e17580.

［126］Jelin A C, Sagaser K G, Wilkins-Haug L. Prenatal Genetic Testing Options[J]. Pediatric clinics of North America, 2019, 66 (2): 281-293.

［127］Jessup M, Abraham W T, Casey D E, et al. 2009 focused update: ACCF/AHA Guidelines for the Diagnosis and Management of Heart Failure in Adults: a report of the American College of Cardiology Foundation/American Heart Association Task Force on Practice Guidelines: developed in collaboration with the International Society for Heart and Lung Transplantation[J]. Circulation, 2009, 119 (14), 1977-2016.

［128］Karmegaraj B, Kumar S, Srimurugan B, et al.3D/4D spatiotemporal image correlation (STIC) fetal echocardiography provides incremental benefit over 2D fetal echocardiography in predicting postnatal surgical approach in double-outlet right ventricle[J]. Ultrasound in obstetrics & gynecology : the official journal of the International Society of Ultrasound in Obstetrics and Gynecology, 2021, 57 (3): 423-430.

［129］Kazy Z, Sztigár A M, Báchárev V A.Chorionic biopsy under immediate real-time (ultrasonic) control[J]. Orvosi hetilap, 1980, 121 (45): 2765-2766.

［130］Kehler L, Biro O, Lazar L, et al. Elevated hsa-miR-99a levels in maternal plasma may indicate congenital heart defects[J]. Biomedical reports, 2015, 3 (6): 869-873.

［131］KellmanP, HansenMS.T1-mapping in the heart: accuracy and precision[J]. J Cardiovasc Magn Reson, 2014, 16: 2.

心脑血管疾病、阿尔茨海默病、儿童
先心病、传染性疾病精准防诊治

［132］Khalil M, Jux C, Rueblinger L, et al. Acute therapy of newborns with critical congenital heart disease[J]. Transl Pediatr, 2019, 8(2):114-126.

［133］KIM D S, KIM J H, BURT A A, et al. Burden of potentially pathologic copy number variants is higher in children with isolated congenital heart disease and significantly impairs covariate-adjusted transplant-free survival[J]. J Thorac Cardiovasc Surg, 2016, 151(4): 1147-1151.e4.

［134］KIM D S, KIM J H, BURT A A, et al. Patient genotypes impact survival after surgery for isolated congenital heart disease[J]. Ann Thorac Surg, 2014, 98(1): 104-110; discussion 10-1.

［135］Kimelman D, Pavone M E. Non-invasive prenatal testing in the context of IVF and PGT-A. Best practice & research[J]. Clinical obstetrics & gynaecology, 2021, 70: 51-62.

［136］Kiserud T, Eik-Nes S H, BlaasH G, et al.Foramen ovale: an ultrasonographic study of its relation to the inferior vena cava, ductus venosus and hepatic veins[J]. Ultrasound in obstetrics & gynecology : the official journal of the International Society of Ultrasound in Obstetrics and Gynecology, 1992, 2 (6): 389-396.

［137］Kiserud T. Hemodynamics of the ductus venosus[J]. European journal of obstetrics, gynecology, and reproductive biology, 1999, 84 (2): 139-147.

［138］KLATTENHOFF C A, SCHEUERMANN J C, SURFACE L E, et al. Braveheart, a Long Noncoding RNA Required for Cardiovascular Lineage Commitment[J].Cell, 2013, 152(3):570-583.

［139］KONG J H, YOUNG C B, PUSAPATI G V, et al. A Membrane-Tethered Ubiquitination Pathway Regulates Hedgehog Signaling and Heart Development[J]. Dev Cell, 2020, 55(4): 432-449.

［140］Korenberg J R, Chen X N, Schipper R, et al.Down syndrome phenotypes: the consequences of chromosomal imbalance[J]. Proceedings of the National Academy of Sciences of the United States of America, 1994, 91 (11): 4997-5001.

［141］KOWALIK M M, LANGO R. Genotype assessment as a tool for improved risk prediction in cardiac surgery[J]. J Cardiothorac Vasc Anesth, 2014, 28(1): 163-168.

［142］Kratz J M, Grienke U, Scheel O, et al.Natural products modulating the hERG channel: heartaches and hope[J]. Natural product reports, 2017, 34 (8): 957-980.

［143］Krishnamurthy R. The role of MRI and CT in congenital heart disease[J]. Pediatric radiology, 2009, 39 Suppl 2: S196-204.

［144］KUO C F, LIN Y S, CHANG S H, et al. Familial Aggregation and Heritability of Congenital Heart Defects[J]. Circ J, 2017, 82(1): 232-238.

［145］LangRM, BadanoLP, TsangW, et al. EAE/ASE recommendations for image acquisition and display using three-dimensional echocardiography[J]. J Am Soc Echocardiogr, 2012, 25(1): 3-46.

［146］Larsen L U, Petersen O B, Sloth E, et al. Color Doppler myocardial imaging demonstrates reduced diastolic tissue velocity in growth retarded fetuses with flow redistribution[J]. European journal of obstetrics, gynecology, and reproductive biology, 2011, 155 (2): 140-145.

［147］Larsen L U, Sloth E, Petersen OB, et al. Systolic myocardial velocity alterations in the growth-restricted fetus with cerebroplacental redistribution[J]. Ultrasound in obstetrics & gynecology : the official journal of the International Society of Ultrasound in Obstetrics and Gynecology, 2009, 34 (1): 62-67.

［148］Lau T K, Cheung S W, Lo P S, et al. Non-invasive prenatal testing for fetal chromosomal abnormalities by low-coverage whole-genome sequencing of maternal plasma DNA: review of 1982 consecutive cases in a single center[J]. Ultrasound in obstetrics & gynecology : the official journal of the International Society of Ultrasound in Obstetrics and Gynecology, 2014, 43 (3): 254-264.

［149］Lee W, Allan L, Carvalho J S, et al. ISUOG consensus statement: what constitutes a fetal echocardiogram?[J] Ultrasound in obstetrics & gynecology : the official journal of the International Society of Ultrasound in Obstetrics and Gynecology, 2008, 32 (2): 239-242.

［150］LEOPOLD J A, LOSCALZO J. Emerging Role of Precision Medicine in Cardiovascular Disease[J]. Circulation Research, 2018, 122(9): 1302-1315.

［151］LESCROART F, WANG X, LIN X, et al. Defining the earliest step of cardiovascular lineage segregation by single-cell RNA-seq[J]. Science, 2018, 359(6380): eaao4174.

［152］LEWANDOWSKI S L, JANARDHAN H P, TRIVEDI C M. Histone Deacetylase 3 Coordinates Deacetylase-independent Epigenetic Silencing of Transforming Growth Factor-β1 (TGF-β1) to Orchestrate Second Heart Field Development[J]. J Biol Chem, 2015, 290(45): 27067-27089.

［153］Lewis D P, Van Dyke D C, Willhite L A, et al.Phenytoin-folic acid interaction[J]. The Annals of pharmacotherapy, 1995, 29 (7-8): 726-735.

［154］Li L, Craft M, Hsu H H, et al. Left Ventricular Rotational and Twist Mechanics inthe Human Fetal Heart[J]. Journal of the American Society of Echocardiography : official publication of the American Society of Echocardiography, 2017, 30 (8): 773-780.e1.

［155］Li R, Chase M, Jung S K, et al.Hypoxic stress in diabetic pregnancy contributes to impaired embryo gene expression and defective development by inducing oxidative stress. American journal of physiology[J]. Endocrinology and metabolism, 2005, 289 (4): E591-599.

［156］LI X, YE M, XU H, et al. DNA methylation at CpG island shore and RXRα regulate NR2F2 in heart tissues of tetralogy of Fallot patients[J]. Biochemical and Biophysical Research Communications, 2020, 529(4): 1209-1215.

［157］LI Y, HE L, HUANG X, et al. Genetic Lineage Tracing of Nonmyocyte Population by Dual Recombinases[J]. Circulation, 2018, 138(8): 793-805.

［158］LI Y, KLENA N T, GABRIEL G C, et al. Global genetic analysis in mice unveils central role for cilia in congenital heart disease[J]. Nature, 2015, 521(7553): 520-4.

［159］Liao G J, Gronowski A M, Zhao Z. Non-invasive prenatal testing using cell-free fetal DNA in maternal circulation[J]. Clinica chimica acta; international journal of clinical chemistry, 2014, 428: 44-50.

［160］Liu H, Zhou J, Feng Q L, et al. Fetal Echocardiography for Congenital Heart Disease Diagnosis: A Meta-Analysis, Power Analysis and Missing Data Analysis[J]. Eur J Prev Cardiol, 2015, 22(12):1531-1547.

［161］Liu N, Olson E N.MicroRNA regulatory networks in cardiovascular development[J]. Developmental cell, 2010, 18 (4): 510-525.

［162］LIU S, CHEN W, ZHAN Y, et al. DNAH11 variants and its association with congenital heart disease and heterotaxy syndrome[J]. Sci Rep, 2019, 9(1): 6683.

［163］Llurba E, Sánchez O, Ferrer Q, et al. Maternal and foetal angiogenic imbalance in congenital heart defects[J]. European heart journal, 2014, 35 (11), 701-707.

［164］Llurba E, Syngelaki A, Sánchez O, et al.Maternal serum placental growth factor at 11-13 weeks' gestation and fetal cardiac defects[J]. Ultrasound in obstetrics & gynecology : the official journal of the International Society of Ultrasound in Obstetrics and Gynecology, 2013, 42 (2): 169-174.

［165］Lo Y M, Corbetta N, Chamberlain P F, et al. Presence of fetal DNA in maternal plasma and serum[J]. Lancet (London, England), 1997, 350 (9076): 485-487.

［166］LONG Y, WANG X, YOUMANS D T, et al. How do lncRNA regulate transcription?[J]. Science Advances, 2017, 3(9): eaao2110.

［167］Lord J, McMullan DJ, Eberhardt RY, et al. Prenatal exome sequencing analysis in fetal structural

心脑血管疾病、阿尔茨海默病、儿童
先心病、传染性疾病精准防诊治

anomalies detected by ultrasonography (PAGE): a cohort study[J]. Lancet (London, England), 2019, 393 (10173): 747-757.

[168] MA J, CHEN S, HAO L, et al. Hypermethylation-mediated down-regulation of lncRNA TBX5-AS1:2 in Tetralogy of Fallot inhibits cell proliferation by reducing TBX5 expression[J]. J Cell Mol Med, 2020, 24(11): 6472-6484.

[169] Mandruzzato G, Alfirevic Z, Chervenak F, et al. Guidelines for the management of postterm pregnancy[J]. Journal of perinatal medicine, 2010, 38 (2): 111-119.

[170] Martin G R, Ewer A K, Gaviglio A, et al. Updated Strategies for Pulse Oximetry Screening for Critical Congenital Heart Disease[J]. Pediatrics, 2020, 146(1).

[171] McDonald-McGinn D M, Fahiminiya S, Revil T, et al. Hemizygous mutations in SNAP29 unmask autosomal recessive conditions and contribute to atypical findings in patients with 22q11.2DS[J]. Journal of medical genetics, 2013, 50 (2): 80-90.

[172] Meller C H, Grinenco S, Aiello H, et al. Congenital heart disease, prenatal diagnosis and management[J]. Archivos argentinos de pediatria, 2020, 118 (2): e149-e161.

[173] Merker J D, Wenger A M, Sneddon T, et al. Long-read genome sequencing identifies causal structural variation in a Mendelian disease[J]. Genetics in medicine : official journal of the American College of Medical Genetics, 2018, 20 (1): 159-163.

[174] Messing B, Cohen S M, Valsky D V, et al. Fetal heart ventricular mass obtained by STIC acquisition combined with inversion mode and VOCAL[J]. Ultrasound in obstetrics & gynecology : the official journal of the International Society of Ultrasound in Obstetrics and Gynecology, 2011, 38 (2): 191-197.

[175] METTLER B A, SALES V L, STUCKEN C L, et al. Stem cell-derived, tissue-engineered pulmonary artery augmentation patches in vivo[J]. Ann Thorac Surg, 2008, 86(1): 132-40; discussion 40-41.

[176] Miranda J O, Hunter L, Tibby S, et al. Myocardial deformation in fetuses with coarctation of the aorta: a case-control study[J]. Ultrasound in obstetrics & gynecology : the official journal of the International Society of Ultrasound in Obstetrics and Gynecology, 2017, 49 (5): 623-629.

[177] Mlynarski E E, Xie M, Taylor D, et al. Rare copy number variants and congenital heart defects in the 22q11.2 deletion syndrome[J]. Human genetics, 2016, 135 (3): 273-385.

[178] MOONS P, SLUYSMANS T, WOLF D D, et al. Congenital heart disease in 111 225 births in Belgium: birth prevalence, treatment and survival in the 21st century[J]. Acta Pdiatrica, 2009, 98(3): 472-477.

[179] Moore-Morris T, van Vliet P P, Andelfinger G, et al. Role of Epigenetics in Cardiac Development and Congenital Diseases[J]. Physiological reviews, 2018, 98 (4): 2453-2475.

[180] Mouledoux J H, Walsh W F. Evaluating the Diagnostic Gap: Statewide Incidence of Undiagnosed Critical Congenital Heart Disease Before Newborn Screening with Pulse Oximetry[J]. Pediatr Cardiol, 2013, 34(7):1680-1686.

[181] Narayen I C, Blom N A, Ewer A K, et al. Aspects of Pulse Oximetry Screening for Critical Congenital Heart Defects: When, How and Why?[J]. Arch Dis Child Fetal Neonatal Ed, 2016, 101(2):F162-F167.

[182] Nicolaides K H, Azar G, Byrne D, et al. Fetal nuchal translucency: ultrasound screening for chromosomal defects in first trimester of pregnancy[J]. BMJ (Clinical research ed.), 1992, 304 (6831): 867-869.

[183] Nora JJ, Nora A H, Toews W H. Letter: Lithium, Ebstein's anomaly, and other congenital heart defects[J] Lancet (London, England), 1974, 2 (7880): 594-595.

［184］Norton M E, Jacobsson B, Swamy G K, et al.Cell-free DNA analysis for noninvasive examination of trisomy[J]. The New England journal of medicine 2015, 372 (17), 1589-97.

［185］Ou Y, Bloom MS, Nie Z, et al.Associations between toxic and essential trace elements in maternal blood and fetal congenital heart defects[J]. Environment international, 2017, 106: 127-134.

［186］Øyen N, Olsen S F, Basit S, et al.Association Between Maternal Folic Acid Supplementation and Congenital Heart Defects in Offspring in Birth Cohorts From Denmark and Norway[J]. Journal of the American Heart Association, 2019, 8 (6): e011615.

［187］PANE L S, FULCOLI F G, CIRINO A, et al. Tbx1 represses Mef2c gene expression and is correlated with histone 3 deacetylation of the anterior heart field enhancer[J]. Dis Model Mech, 2018, 11(9):dmm029967.

［188］PANG X F, LIN X, DU J J, et al. Downregulation of microRNA-592 protects mice from hypoplastic heart and congenital heart disease by inhibition of the Notch signaling pathway through upregulating KCTD10[J]. J Cell Physiol, 2019, 234(5): 6033-6041.

［189］Papatheodorou SI, Evangelou E, Makrydimas G, et al. First-trimester ductus venosus screening for cardiac defects: a meta-analysis[J]. BJOG : an international journal of obstetrics and gynaecology, 2011, 118 (12): 1438-1445.

［190］Pariente G, Leibson T, Shulman T, et al.Pregnancy Outcomes Following In Utero Exposure to Lamotrigine: A Systematic Review and Meta-Analysis[J]. CNS drugs, 2017, 31 (6): 439-450.

［191］PASQUALI S K, GAIES M, BANERJEE M, et al. The Quest for Precision Medicine: Unmeasured Patient Factors and Mortality After Congenital Heart Surgery[J]. Ann Thorac Surg, 2019, 108(6): 1889-1894.

［192］PATORNO E, HUYBRECHTS K F, BATEMAN B T, et al. Lithium Use in Pregnancy and the Risk of Cardiac Malformations[J]. N Engl J Med, 2017, 376(23): 2245-2254.

［193］Patorno E, Huybrechts K F, Bateman BT, et al. Lithium Use in Pregnancy and the Risk of Cardiac Malformations[J]. The New England journal of medicine, 2017, 376 (23): 2245-2254.

［194］Peng J, Meng Z, Zhou S, et al. The non-genetic paternal factors for congenital heart defects: A systematic review and meta-analysis[J]. Clinical cardiology, 2019, 42 (7): 684-691.

［195］Persson M, Cnattingius S, Villamor E, et al. Risk of major congenital malformations in relation to maternal overweight and obesity severity: cohort study of 1.2 million singletons[J]. BMJ (Clinical research ed.), 2017, 357: j2563.

［196］Peterson C, Ailes E, Riehle-Colarusso T, et al. Late Detection of Critical Congenital Heart Disease Among US Infants: Estimation of the Potential Impact of Proposed Universal Screening Using Pulse Oximetry[J]. JAMA Pediatr, 2014, 168(4):361-370.

［197］Peterson C, Dawson A, Grosse S D, et al. Hospitalizations, Costs, and Mortality Among Infants with Critical Congenital Heart Disease: How Important is Timely Detection?[J]. Birth Defects Res A Clin Mol Teratol, 2013, 97(10):664-672.

［198］Pierpont M E, Brueckner M, Chung WK, et al. Genetic Basis for Congenital Heart Disease: Revisited: A Scientific Statement From the American Heart Association[J]. Circulation, 2018, 138 (21: e653-e711.

［199］Pös O, Budiš J, Szemes T. Recent trends in prenatal genetic screening and testing[J]. F1000Research 2019, 8:F1000 Faculty Rev-764.

［200］Priest J R, Yang W, Reaven G, et al. Maternal Midpregnancy Glucose Levels and Risk of Congenital Heart Disease in Offspring[J]. JAMA pediatrics, 2015, 169 (12): 1112-1116.

［201］Qu Y, Lin S, Zhuang J, et al.First-Trimester Maternal Folic Acid Supplementation Reduced Risks of Severe and Most Congenital Heart Diseases in Offspring: A Large Case-Control Study[J].

Journal of the American Heart Association, 2020, 9 (13): e015652.

［202］ Radhakrishna U, Albayrak S, Zafra R, et al.Placental epigenetics for evaluation of fetal congenital heart defects: Ventricular Septal Defect (VSD)[J]. PloS one 2019, 14 (3): e0200229.

［203］ Ramaekers P, Mannaerts D, Jacquemyn Y.Re: Prenatal detection of congenital heart disease-- results of a national screening programme[J]. BJOG : an international journal of obstetrics and gynaecology 2015, 122 (10), 1420-1421.

［204］ REDDY S, ZHAO M, HU D Q, et al. Physiologic and molecular characterization of a murine model of right ventricular volume overload[J]. American Journal of Physiology Heart & Circulatory Physiology, 2013, 304(10): H1314-H1327.

［205］ Reeder M R, Kim J, Nance A, et al. Evaluating Cost and Resource Use Associated with Pulse Oximetry Screening for Critical Congenital Heart Disease: Empiric Estimates and Sources of Variation[J]. Birth Defects Res A Clin Mol Teratol, 2015, 103(11):962-971.

［206］ Rein A J, O'Donnell C, Geva T, et al. Use of tissue velocity imaging in the diagnosis of fetal cardiac arrhythmias[J]. Circulation, 2002, 106 (14): 1827-1833.

［207］ RETTERER K, JUUSOLA J, CHO M T, et al. Clinical application of whole-exome sequencing across clinical indications[J]. Genetics in medicine : official journal of the American College of Medical Genetics, 2016, 18(7): 696.

［208］ Richards A A, Garg V. Genetics of congenital heart disease[J]. Current cardiology reviews, 2010, 6 (2): 91-97.

［209］ Riede F, Paech C, Orlikowsky T. Pulse Oximetry Screening in Germany—Historical Aspects and Future Perspectives[J]. Int J Neonatal Screen, 2018, 4(2):15.

［210］ Ritchie H, Oakes D, Hung T T, et al. The Effect of Dofetilide on the Heart Rate of GD11 and GD13 Rat Embryos, in vivo, Using Ultrasound. Birth defects research[J]. Part B, Developmental and reproductive toxicology, 2015, 104 (5): 196-203.

［211］ Robson S C, Chitty L S, Morris S, et al. Efficacy and Mechanism Evaluation. In Evaluation of Array Comparative genomic Hybridisation in prenatal diagnosis of fetal anomalies: a multicentre cohort study with cost analysis and assessment of patient, health professional and commissioner preferences for array comparative genomic hybridisation, NIHR Journals Library[J].2017.

［212］ Roy C W, van Amerom J F P, Marini D, et al. Fetal Cardiac MRI: A Review of Technical Advancements[J]. Topics in magnetic resonance imaging : TMRI, 2019, 28 (5): 235-244.

［213］ SAAD A B, RJEIBI I, ALIMI H, et al. Lithium induced, oxidative stress and related damages in testes and heart in male rats: The protective effects of Malva sylvestris extract[J]. Biomed Pharmacother, 2017, 86:127-135.

［214］ Salomon L J, Alfirevic Z, Bilardo C M, et al.ISUOG practice guidelines: performance of first-trimester fetal ultrasound scan[J]. Ultrasound in obstetrics & gynecology : the official journal of the International Society of Ultrasound in Obstetrics and Gynecology, 2013, 41 (1): 102-113.

［215］ Sanapo L, Pruetz J D, Sodki M, et al. Fetal echocardiography for planning perinatal and delivery room care of neonates with congenital heart disease[J]. Echocardiography (Mount Kisco, N.Y.), 2017, 34 (12): 1804-1821.

［216］ Sánchez Luna M, Pérez Muñuzuri A, Sanz López E, et al. Cribado De Cardiopatías Congénitas Críticas En El Periodo Neonatal. Recomendación De La Sociedad Española De Neonatología[J]. Anales de Pediatría, 2018, 88(2):111-112.

［217］ Santaló-Corcoy M, Asmarats L, Li CH, et al. Catheter-based treatment of tricuspid regurgitation: state of the art[J]. Ann Transl Med, 2020, 8(15):964.

［218］ Sathanandam S, Gutfinger D, Morray B, et al. Consensus Guidelines for the Prevention and

Management of Periprocedural Complications of Transcatheter Patent Ductus Arteriosus Closure with the Amplatzer Piccolo Occluder in Extremely Low Birth Weight Infants[J]. Pediatr Cardiol, 2021, 42(6):1258-1274.

［219］Schena F, Picciolli I, Agosti M, et al. Perfusion Index and Pulse Oximetry Screening for Congenital Heart Defects[J]. J Pediatr, 2017, 183:74-79.

［220］Scheuermann JC, Boyer L A. Getting to the heart of the matter: long non-coding RNAs in cardiac development and disease[J]. The EMBO journal, 2013, 32 (13): 1805-1816.

［221］Searle J, Thakkar D D, Banerjee J. Does Pulsatility Index Add Value to Newborn Pulse Oximetry Screening for Critical Congenital Heart Disease?[J]. Arch Dis Child, 2019, 104(5):504-506.

［222］SERRANO M, HAN M, BRINEZ P, et al. Fetal alcohol syndrome: cardiac birth defects in mice and prevention with folate[J]. Am J Obstet Gynecol, 2010, 203(1): 75.e7-.e15.

［223］Shapiro I, Degani S, Leibovitz Z, et al. Fetal cardiac measurements derived by transvaginal and transabdominal cross-sectional echocardiography from 14 weeks of gestation to term[J]. Ultrasound in obstetrics & gynecology : the official journal of the International Society of Ultrasound in Obstetrics and Gynecology, 1998, 12 (6): 404-418.

［224］SHILIANG, LIU, K. S, et al. Effect of Folic Acid Food Fortification in Canada on Congenital Heart Disease SubtypesClinical Perspective[J]. Circulation, 2016, 134(9): 647-655.

［225］SHUTA, ISHIGAMI, SHINICHI, et al. Intracoronary autologous cardiac progenitor cell transfer in patients with hypoplastic left heart syndrome: the TICAP prospective phase 1 controlled trial[J]. Circulation research, 2015, 116(4): 653-664.

［226］Simpson J. Echocardiographic evaluation of cardiac function in the fetus[J]. Prenatal diagnosis, 2004, 24 (13): 1081-1091.

［227］Slodki M.Prenatal and perinatal management for pregnant women with fetal cardiac defects based on new prenatal cardiac anomalies classification[Polish][M]. 2012.

［228］Sola A, Golombek S. Early Detection with Pulse Oximetry of Hypoxemic Neonatal Conditions. Development of the IX Clinical Consensus Statement of the Ibero-American Society of Neonatology (SIBEN)[J]. Int J Neonatal Screen, 2018, 4(1):10.

［229］Song G, Shen Y, Zhu J, et al.Integrated analysis of dysregulated lncRNA expression in fetal cardiac tissues with ventricular septal defect[J]. PloS one 2013, 8 (10): e77492.

［230］SorensenTS, KörperichH, GreilGF, et al. Operator-independent isotropic three-dimensional magnetic resonance imaging for morphology in congenital heart disease: a validation study[J]. Circulation, 2004, 110(2): 163-169.

［231］Springett A, Wellesley D, Greenlees R, et al.Congenital anomalies associated with trisomy 18 or trisomy 13: A registry-based study in 16 European countries, 2000-2011[J]. American journal of medical genetics, 2015, 167a (12): 3062-3069.

［232］Stothard K J, Tennant P W, Bell R, et al.Maternal overweight and obesity and the risk of congenital anomalies: a systematic review and meta-analysis[J]. Jama, 2009, 301 (6): 636-650.

［233］Struijk PC, Mathews VJ, Loupas T, et al.Blood pressure estimation in the human fetal descending aorta[J]. Ultrasound in obstetrics & gynecology : the official journal of the International Society of Ultrasound in Obstetrics and Gynecology, 2008, 32 (5): 673-681.

［234］Szilágyi M, Pös O, MártonÉ, et al. Circulating Cell-Free Nucleic Acids: Main Characteristics and Clinical Application[J]. International journal of molecular sciences, 2020, 21 (18):6827.

［235］TABBUTT S, SCHUETTE J, ZHANG W, et al. A Novel Model Demonstrates Variation in Risk-Adjusted Mortality Across Pediatric Cardiac ICUs After Surgery[J]. Pediatric Critical Care Medicine, 2019, 20(2): 1.

［236］Tan T Y.Combined first trimester screen or noninvasive prenatal testing or both[J]. Singapore medical journal, 2015, 56 (1): 1-3.

［237］Taylor-Phillips S, Freeman K, Geppert J, et al.Accuracy of non-invasive prenatal testing using cell-free DNA for detection of Down, Edwards and Patau syndromes: a systematic review and meta-analysis[J]. BMJ open, 2016, 6 (1): e010002.

［238］Tian C, Deng T, Zhu X, et al. Evidence of compliance with and effectiveness of guidelines for noninvasive prenatal testing in China: a retrospective study of 189, 809 cases. Science China[J]. Life sciences, 2020, 63 (3): 319-328.

［239］Tsilimigras D I, Oikonomou E K, Moris D, et al. Stem Cell Therapy for Congenital Heart Disease: A Systematic Review[J]. Circulation, 2017, 136(24):2373-2385.

［240］Turchinovich A, Samatov T R, Tonevitsky AG, et al. Circulating miRNA: cell-cell communication function?[J]Frontiers in genetics, 2013, 4:119.

［241］Turska K A, Borszewska K M, Blaz W, et al. Early Screening for Critical Congenital Heart Defects in Asymptomatic Newborns in Mazovia Province: Experience of the POLKARD Pulse Oximetry Programme 2006-2008 in Poland[J]. Kardiol Pol, 2012, 70(4):370-376.

［242］TWORETZKY W, WILKINS-HAUG L, JENNINGS R W, et al. Balloon dilation of severe aortic stenosis in the fetus: potential for prevention of hypoplastic left heart syndrome: candidate selection, technique, and results of successful intervention[J]. Circulation, 2004, 110(15): 2125-2131.

［243］Uittenbogaard L B, Haak M C, Spreeuwenberg M D, et al. Fetal cardiac function assessed with four-dimensional ultrasound imaging using spatiotemporal image correlation[J]. Ultrasound in obstetrics & gynecology : the official journal of the International Society of Ultrasound in Obstetrics and Gynecology, 2009, 33 (3): 272-281.

［244］UMSTEAD T M, LU C J, FREEMAN W M, et al. Dual-platform proteomics study of plasma biomarkers in pediatric patients undergoing cardiopulmonary bypass[J]. Pediatr Res, 2010, 67(6): 641-649.

［245］Uygur O, Koroglu O A, Levent E, et al. The Value of Peripheral Perfusion Index Measurements for Early Detection of Critical Cardiac Defects[J]. Pediatr Neonatol, 2019, 60(1):68-73.

［246］VAGNOZZI R J, MAILLET M, SARGENT M A, et al. An acute immune response underlies the benefit of cardiac stem-cell therapy[J]. Nature, 2019, 577(7790):405-409.

［247］Vajda F J E, Graham J E, Hitchcoc, A A, et al. Antiepileptic drugs and foetal malformation: analysis of 20 years of data in a pregnancy register[J]. Seizure, 2019, 65, 6-11.

［248］Van Mieghem T, DeKoninck P, Steenhau P, et al. Methods for prenatal assessment of fetal cardiac function[J]. Prenatal diagnosis, 2009, 29 (13): 1193-1203.

［249］Van Mieghem T, Klaritsch P, Doné E, et al.Assessment of fetal cardiac function before and after therapy for twin-to-twin transfusion syndrome[J]. American journal of obstetrics and gynecology, 2009, 200 (4): 400.e1-7.

［250］van Velzen C L, Clur S A, Rijlaarsdam M E, et al. Prenatal detection of congenital heart disease--results of a national screening programme[J]. BJOG : an international journal of obstetrics and gynaecology, 2016, 123 (3), 400-407.

［251］van Velzen C L, Ket JCF, van de Ven et al. Systematic review and meta-analysis of the performance of second-trimester screening for prenatal detection of congenital heart defects[J]. International journal of gynaecology and obstetrics: the official organ of the International Federation of Gynaecology and Obstetrics, 2018, 140 (2): 137-145.

［252］Viñals F, Poblete P, Giuliano A. Spatio-temporal image correlation (STIC): a new tool for the prenatal screening of congenital heart defects[J]. Ultrasound in obstetrics & gynecology : the official journal of the International Society of Ultrasound in Obstetrics and Gynecology, 2003, 22 (4): 388-394.

［253］VIRGINIE LAMBERT A B C, B E G A, ANDRÉ CAPDEROU MD P A B, et al. Right ventricular failure secondary to chronic overload in congenital heart diseases: Benefits of cell therapy using human embryonic stem cell-derived cardiac progenitors[J]. The Journal of Thoracic and Cardiovascular Surgery, 2015, 149(3): 708-715.

［254］Vora N L, Powell B, Brandt A, et al. Prenatal exome sequencing in anomalous fetuses: new opportunities and challenges[J]. Genetics in medicine : official journal of the American College of Medical Genetics, 2017, 19 (11): 1207-1216.

［255］Wagner P, Eberle K, Sonek J, et al. First-trimester ductus venosus velocity ratio as a marker of major cardiac defects[J]. Ultrasound in obstetrics & gynecology : the official journal of the International Society of Ultrasound in Obstetrics and Gynecology, 2019, 53 (5): 663-668.

［256］Walknowska J, Conte F A, Grumbach M M. Practical and theoretical implications of fetal-maternal lymphocyte transfer[J]. Lancet (London, England), 1969, 1 (7606): 1119-1122.

［257］WANG D, ZHANG Y, JIANG Y, et al. Shanghai Preconception Cohort (SPCC) for the association of periconceptional parental key nutritional factors with health outcomes of children with congenital heart disease: a cohort profile[J]. BMJ Open, 2019, 9(11):e031076.

［258］Wang F, Reece EA, Yang P.Superoxide dismutase 1 overexpression in mice abolishes maternal diabetes-induced endoplasmic reticulum stress indiabetic embryopathy[J]. American journal of obstetrics and gynecology, 2013, 209 (4): 345.e1-7.

［259］Wapner R J, Babiarz J E, Levy B, et al.Expanding the scope of noninvasive prenatal testing: detection of fetal microdeletion syndromes[J]. American journal of obstetrics and gynecology, 2015, 212 (3): 332.e1-9.

［260］Willems PJ, Dierickx H, Vandenakker E, et al. The first 3, 000 Non-Invasive Prenatal Tests (NIPT) with the Harmony test in Belgium and the Netherlands[J]. Facts, views & vision in ObGyn, 2014, 6 (1): 7-12.

［261］Wong K K, Fournier A, Fruitman D S, et al. Canadian Cardiovascular Society/Canadian Pediatric Cardiology Association Position Statement on Pulse Oximetry Screening in Newborns to Enhance Detection of Critical Congenital Heart Disease[J]. Can J Cardiol, 2017, 33(2):199-208.

［262］WU Y, LIU B, SUN Y, et al. Association of Maternal Prepregnancy Diabetes and Gestational Diabetes Mellitus With Congenital Anomalies of the Newborn[J]. Diabetes Care, 2020, 43(12): 2983-2990.

［263］Xie WQ, Zhou L, Chen Y, et al. Circulating microRNAs as potential biomarkers for diagnosis of congenital heart defects[J]. World journal of emergency medicine, 2016, 7 (2): 85-89.

［264］Yamamura J, Schnackenburg B, Kooijmann H, et al.High resolution MR imaging of the fetal heart with cardiac triggering: a feasibility study in the sheep fetus[J]. European radiology, 2009, 19 (10): 2383-2390.

［265］YAN S, THIENTHANASIT R, CHEN D, et al. CHD7 regulates cardiovascular development through ATP-dependent and -independent activities[J]. Proc Natl Acad Sci U S A, 2020, 117(46): 28847-28858.

［266］Yang J, Wu J, Peng H, et al.Performances of NIPT for copy number variations at different sequencing depths using the semiconductor sequencing platform[J] Human genomics, 2021, 15 (1): 41.

［267］Younoszai A K, Saudek DE, Emery S P, et al. Evaluation of myocardial mechanics in the fetus

心脑血管疾病、阿尔茨海默病、儿童
先心病、传染性疾病精准防诊治

by velocity vector imaging[J]. Journal of the American Society of Echocardiography : official publication of the American Society of Echocardiography, 2008, 21 (5): 470-474.

［268］Yu C M, Sanderson J E, Marwick T H, et al. Tissue Doppler imaging a new prognosticator for cardiovascular diseases[J].Journal of the American College of Cardiology, 2007, 49 (19): 1903-1914.

［269］ZamanA, MotwaniM, OliverJJ, et al. 3.0T, time-resolved, 3D flow-sensitive MR in the thoracic aorta: impact of k-t BLAST acceleration using 8- versus 32-channel coil arrays[J]. J Magn Reson Imaging, 2015, 42(2): 495-504.

［270］ZHANG B, LIANG S, ZHAO J, et al. Maternal exposure to air pollutant PM2.5 and PM10 during pregnancy and risk of congenital heart defects[J]. J Expo Sci Environ Epidemiol, 2016, 26(4): 422-427.

［271］Zhang H, Gao Y, Jiang F, et al.Non-invasive prenatal testing for trisomies 21, 18 and 13: clinical experience from 146, 958 pregnancies[J]. Ultrasound in obstetrics & gynecology: the official journal of the International Society of Ultrasound in Obstetrics and Gynecology, 2015, 45 (5): 530-538.

［272］Zhang H, Ye M, Chen G, et al. 0.1 mm ePTFE versus autologous pericardium for hand-sewn trileaflet valved conduit: a comparative study[J]. J Artif Organs 2019, 22(3):207-213.

［273］ZHANG S, WANG L, YANG T, et al. Parental alcohol consumption and the risk of congenital heart diseases in offspring: An updated systematic review and meta-analysis[J]. Eur J Prev Cardiol, 2020, 27(4): 410-421.

［274］Zhao Q M, Liu F, Wu L, et al. Prevalence of Congenital Heart Disease at Live Birth in China[J]. J Pediatr, 2019, 204:53-58.

［275］Zhao Q M, Ma X J, Ge X L, et al. Pulse Oximetry with Clinical Assessment to Screen for Congenital Heart Disease in Neonates in China: A Prospective Study[J]. Lancet, 2014, 384(9945):747-754.

［276］Zhao Q M, Ma XJ, Ge X L, et al. Pulse oximetry with clinical assessment to screen for congenital heart disease in neonates in China: a prospective study[J]. Lancet (London, England) 2014, 384 (9945), 747-754.

［277］Zhao QM, Liu F, Wu L, et al. Prevalence of Congenital Heart Disease at Live Birth in China[J]. Journal of Pediatrics, 2019, 204:53-58.

［278］Zhu S, Cao L, Zhu J, et al. Identification of maternal serum microRNAs as novel non-invasive biomarkers for prenatal detection of fetal congenital heart defects[J]. Clinica chimica acta; international journal of clinical chemistry, 2013, 424: 66-72.

［279］Zipursky A, Hull A, White F D, et al. Foetal erythrocytes in the maternal circulation[J]. Lancet (London, England), 1959, 1 (7070): 451-452.

［280］曾国洪，王树水 . 常见先心病介入治疗进展及争论 [J]．实用儿科临床杂志 , 2012, 27（1）：70-74.

［281］高伟，刘廷亮，杨磊 . 新生儿先心病的介入治疗构想 [J]. 中华实用儿科临床杂志 , 2018, 33（13）：974-978.

［282］胡密淑，胡芯端 . 胎儿超声心动图用于先心病产前诊断中的临床价值研究 [J]. 中国优生与遗传杂志 , 2016, 24（6）：87-88, 2.

［283］胡晓静，马晓静，曾子倩，等 . 应用脉搏血氧饱和度或 / 和临床评估（心脏杂音听诊）筛查新生儿危重型先心病的系统评价和 Meta 分析 [J]. 中国循证儿科杂志 , 2020, 15（5）：325-332.

［284］黄国英 . 我国开展新生儿先心病筛查的重要性 [J]. 中华儿科杂志 , 2017, 55（4）：241-243.

［285］经食管超声心动图临床应用中国专家共识专家组 . 经食管超声心动图临床应用中国专家共识 [J]. 中国循环杂志 , 2018, 33（1）: 11-23.

［286］潘湘斌 , 曹华 , 李红昕 , 等 . 单纯超声心动图引导经皮介入技术中国专家共识 [J]. 中国循环杂志 , 2018, 33（10）: 943-952.

［287］泮思林 . 胎儿结构性心脏病介入治疗专家指导意见（2019 年制定）[J]. 中国实用儿科杂志 2019, 34（6）: 458-460, 469.

［288］滕云 , 黄冰鑫 , 陈寄梅 . 胎儿先心病的治疗现状和研究进展 [J]. 中华胸心血管外科杂志 , 2021, 37（7）: 443-446.

［289］田友平 , 胡晓静 , 马晓静 , 等 . 不同海拔地区新生儿脉搏血氧饱和度分布的差异 [J]. 中华医学杂志 , 2021, 101（19）: 1410-1414.

［290］万俊义 , 张戈军 , 潘湘斌 , 等 . 应用新型 Pul-Stent 支架治疗肺动脉分支狭窄的临床研究 [J]. 中国循环杂志 , 2019, 34（9）: 904-908.

［291］谢育梅 , 陈军 . 可降解封堵器治疗先心病的研究进展 [J]. 中华实用儿科临床杂志 , 2020, 35（1）: 2-6.

［292］杨慧 , 朱琦 , 郭楠 , 等 . 单心动周期实时三维超声心动图在胎儿房室间隔缺损诊断中的应用 [J]. 实用妇产科杂志 , 2016, 32（1）: 53-56.

［293］赵趣鸣 , 刘芳 , 吴琳 , 等 . 危重先心病新生儿产科医院出院前漏诊情况分析 [J]. 中华儿科杂志 , 2017, 55（4）: 260-266.

［294］中华人民共和国卫生部 . 中国出生缺陷防治报告（2012）. 2012 年 09 月 12 日 .

［295］中化医学会放射学分会儿科学组 , 中华医学会儿科学会放射学组 . 胎儿 MRI 中国专家共识 [J]. 中华放射学杂志 , 2020, 54（12）: 1153-1161.

［296］周达新 , 潘文志 , 吴永健 , 等 . 经导管主动脉瓣置换术中国专家共识（2020 更新版）[J]. 中国介入心脏病学杂志 , 2020（6）.

［297］庄建 , 王树水 , 温树生 , 等 . 胎儿心脏肿瘤的外科救治 [J]. 中华胸心血管外科杂志 , 2016, 32（7）: 388-390.

心脑血管疾病、阿尔茨海默病、儿童
先心病、传染性疾病精准防诊治

第六章 传染病精准诊疗进展

摘　要

传染病领域精准诊疗相关的基础研究与临床应用进展研究旨在为创新技术与临床应用相结合的产业化发展提出建议。本章分为四个部分：

● 一是汇集国内外较为权威的最新统计与测算数据，介绍全球传染性疾病的流行情况及其造成的疾病负担。

● 二是阐述了过去 5 年传染病基础研究领域的前沿技术重大突破。报告基于医学信息学研究思路，通过情报学方法系统性检索、清洗并梳理文献，遴选传染病学基础研究领域近 5 年来前沿技术的重大突破，并从病原学研究和药物、疫苗靶点发现及筛选两个重点方向进行解读。

● 三是传染病精准防诊治的创新技术和临床应用进展。报告结合国际前沿研究与临床实践经验，针对传染病精准防 – 诊 – 治的具体环节，阐述临床应用的重要创新技术，包括精准预防阶段的疫苗与疫苗策略、传染病流行病学大数据利用等实施路径，精准诊断阶段的宏基因组二代测序、核酸检测、人工智能等技术手段，精准治疗阶段的靶向抗病毒药物、宿主导向抗菌治疗、治疗药物监测等临床策略；介绍了以生物样本库、大数据平台和生物信息学为主的精准诊疗技术支撑体系；并进一步梳理了我国重点关注的新型冠状病毒肺炎、结核病、新发及急性传染病等领域的精准诊疗创新技术应用现状。

● 四是创新技术与临床应用相结合的产业化发展。根据前述内容，为我国传染病精准诊疗领域的创新技术与临床应用相结合的产业化发展提出建议，归纳了分子诊断技术、临床辅助决策支持系统、传染病智能预警与溯源系统等创新技术的发展现状、发展前景及发展策略。

第一节　前　言

一、传染病及其流行病学

传染性疾病一直是危害人类健康的重要疾病，随着社会的进步以及预防医学、基础医学、药学和临床医学的蓬勃发展，人类在与传染病的斗争中取得了丰硕成果。《2021 世界卫生统计报告》的数据显示，传染病状况的显著改善是带来人类平均寿命延长趋势的主要原因，因传染病所导致的死亡持续减少；艾滋病、肺结核造成的死亡人数大幅下降；疟疾死亡率也大幅降低，2019 年较 2000 年降低超过一半（25 例 / 10 万危险人群 *vs*. 10 例 /10 万危险人群），较 2015 年降低 18%。

《2021 世界卫生统计报告》同时提醒我们在科技高度发达的今天，传染病仍对人类社会构成重大威胁，需要保持警惕。病毒性肝炎、流行性感冒、伤寒等经典传染病仍是目前临床常见疾病。结核病（TB）仍是世界上单一传染源导致死亡的主要原因，据 WHO《2021 年全球结核病报告》统计，2020 年全球新发结核病患者 987 万，发病率为 127/10 万，估算发病数与发病率持续下降，但这一数字近年来改善速度非常缓慢，中国是全球结核负担排名第二的国家，结核发病率为 59/10 万人（2019 年为 58/10 万）。2019 年新感染艾滋病毒的人数约为 170 万人，相较于 1998 年减少 40%。2019 年约有 2.96 亿人患有慢性乙肝（定义为乙型肝炎表面抗原阳性），其中只有约 10%（3 040 万）乙肝患者知晓自己的感染状况，只有 660 万确诊乙肝患者接受了治疗，乙肝导致约 82 万人死亡，主要死因是肝硬化和肝癌。

根据中国疾病预防控制中心（CDC）的统计数据，2020 年全国（不含香港、澳门特别行政区和台湾地区）共报告 40 种法定传染病病例共计 5 806 728 例，其中死亡 26 374 人，报告发病率为 413.63/10 万，报告死亡率为 1.88/10 万。

近年来，新发传染病不断出现，常造成形势严峻的大流行，2003 年中国暴发的传染性非典型肺炎（即重症急性呼吸综合征，SARS）引起全球关注。自世界卫生组织 2005 年设置国际关注的突发公共卫生事件（public health emergency of international concern，PHEIC）机制以来，已宣告 6 次，分别为 2009 年甲型 H1N1 流感大流行、2014 年脊髓灰质炎病毒的国际传播、2014 年西非埃博拉疫情、2016 年寨卡病毒感染、2018 年刚果金埃博拉疫情以及 2020 年新型冠状病毒疫情（COVID-19）。《2021 世界卫生统计报告》称新冠疫情已成为全球的主要死因，造成了巨大数量的人口额外死亡。

二、传染病疾病负担和卫生经济学

由哈佛大学公共卫生学院和世界卫生组织的专家会同全球 100 多位学者进行了全球疾病负担研究（global burden of disease study，GBD），该研究将伤残调整生命年（disability-adjusted life years，DALY）作为评价疾病负担的指标，其计算方式为流行疾病或健康状况导致的因过早死亡造成的健康生命年损失数（years of life lost，YLL）和因残疾造成的健康生命年损失数（years lost due to disability，YLD）之和。GBD2017 研究结果显示，下呼吸道感染是 2017 年全球范围内造成 DALY 的五大主要原因之一。GBD2019 研究结果显示，2000 ~ 2019 年由人类免疫缺陷病毒 / 获得性免疫缺陷综合征（human immunodeficiency virus /acquired immune deficiency syndrome，HIV/AIDS）和感染性腹泻等传染病引起的 DALY 下降了 50%。

统计数据显示自 2000 年以来，全球在降低结核病、艾滋病以及疟疾三种目标疾病的疾病负担上的共同努力，已取得一定成效，但传染病往往能造成更广泛的社会经济影响。中国 CDC 曾对登革热疾病负担展开评估，该评估基于法定传染病监测系统报告病例数据，应用 YLD、YLL 及 DALY 作为指标，最终估算结果显示 2010 ~ 2019 年中国登革热 DALY 负担水平由 9 人年增至 883 人年，疾病负担总体呈上升趋势，对人群造成的风险不断增加。笔者合作研究团队曾基于国内 2006 ~ 2017 年流感相关流感样病例数据结合 2019 年人口学数据，对我国流感导致的总体疾病负担（包括健康和经济影响）展开定量研究，结果显示，我国平均每年流感相关总经济负担为 263.81 亿元，占 2019 年国内生产总值的 0.266‰。国家传染病医学中心合作的复旦大学研究团队于 2020 年也对新冠造成的疾病负担进行计算，基于多种来源公开数据，计算了 2019 年 12 月至 2020 年 3 月武汉市不同年龄组人群新型冠状病毒肺炎（以下简称新冠肺炎）的发病率、就诊率、住院率和死亡率，估计了新冠肺炎的临床严重性；另以无新冠肺炎流行的往年同期流感样病例的就医负担、严重急性呼吸道感染和肺炎的住院负担为参照，定量估算了新冠肺炎疫情对医疗服务系统的冲击，结果表明新冠疫情负担比 2009 年流感大流行或季节性流感高，临床严重程度与 1918 年流感大流行相似。

第二节　2016—2021年传染病基础研究领域的前沿技术重大突破

一、重大传染病及潜在新发传染病病原学研究

近30年来全球出现的新发传染病超过四十种，并且以每年新发一种的态势增长。病毒、细菌、寄生虫、真菌等病原体构成重大传染病流行的风险持续存在，随着现代人类生活方式的改变和交通工具的发展，特定区域的传统传染病在新的地理区域出现造成再发流行，我国也面临着越来越多的输入性病例威胁。据统计约有75%的引起人类重大危害的新发传染病来自于跨物种传播，各地陆续发现的一些新发传染病提示感染事件暴发地区未必是病原体起源地，研究病原体结构与序列、寻找与病原体存在地理和生态联系的物种，是确定传染病源头与中间宿主的关键环节。基因芯片和基因组测序技术提高了对已发传染病溯源工作的效率，也提高了人类对新的潜在宿主和新病原体的识别能力；主动在野生环境中发现具有潜在致病性或者公共卫生意义的病原体并加以深入研究的反向病原学概念也应运而生。动物来源病毒是导致新发传染病的主要病原体。目前已知有7种冠状病毒可感染人类，有关病毒起源、结构、进化、变异规律，病毒增殖和感染的生命活动规律及免疫保护机制，病毒物种间传播等的研究不断涌现。利用生物分子互作技术、生物分子标记技术、单细胞测序技术、系统生物学、反向遗传系统、合成基因组学平台等深入研究自然界及重组合成病毒，分析与病原相互作用的宿主分子类型及功能，明确病原致病与免疫的关键分子，揭示传染病的天然免疫机制成为研究热点。

病毒的基因组不断产生适应性变异以提高传播能力和降低致病性，常形成新的流行毒株，为降低其对人类的威胁性与危害性，需要对传播能力强、高致病性的传染病病原体的致病机制展开深入研究与揭示。通过结构生物学研究技术，SARS病毒、艾滋病病毒、埃博拉病毒、SARS-CoV-2等病原入侵人体机制已被阐述。SARS-CoV-2的传播能力远高于SARS-CoV的机制也从分子角度得到了解释，即6个核心位点的突变使SARS-CoV-2的S蛋白与宿主ACE2之间的亲和力比SARS-CoV提高了10～20倍。由于冠状病毒的RNA依赖RNA聚合酶缺乏校对功能，所以SARS-CoV-2基因组具有较高的突变率，具有特定适应性突变的毒株会在SARS-CoV-2的病毒类群中逐渐变成优势毒株，造成在易感染人群中更为广泛地传播，也导致了疫苗及药物有效性降低。病毒变体携带的突变使其能够逃避部分天然或疫苗诱导的免疫反应，新近研究显示中和抗体与SARS-CoV-2的原始流行毒株结合力较强，但是巴西、

英国、南非和印度发现的病毒变异株与抗体的中合作用降低，提示逃逸突变在病毒进化中发挥了重要作用。

二、关键传染病药物、疫苗靶点发现及筛选

药物靶点包括基因、受体、酶、离子通道、转运体、核酸等，是药物与人体作用的结合位点，通过药物与位点的结合实现药物的治疗作用。高内涵药物筛选技术（high content screening，HCS）采用高分辨率的荧光数码影像系统，在筛选样品时可以保持细胞结构和功能完整性，筛选效果优于高通量药物筛选；计算机虚拟筛选技术减少实验的盲目性，缩短先导化合物的周期，提高发现概率。目前已鉴定出新冠、结核病等传染病药物的部分作用靶点，并解析了多个"靶点－药物"复合物结构，为新型药物、疫苗研发提供靶标。

抗病毒药物的作用靶点包括抑制病毒进入、抑制病毒 DNA 或 RNA 合成、抑制病毒复制过程或抑制复制相关的关键蛋白酶以及抑制病毒组装与出芽释放等。其中，病毒复制相关的聚合酶以及复制过程中的关键蛋白酶抑制剂是目前各类抗病毒药物研发的主要类型之一，也是最为有效的抗病毒靶点。由于新发病毒性传染病发现时间短，临床上尚缺乏特异性高、毒性小的抗病毒类药物，小分子药物对治疗病毒性传染病存在巨大潜力。利用天然产物库或上市药物库中的合成化合物筛选抗病毒活性物质，具有研发时间短、开发成本低等优势，有助于解决新发传染病病原体感染机制不明情况下药物研发的盲目性。目前研发新型抗病毒药物需要明确已筛选出的具有抗病毒活性的药物作用靶点，并对化合物抗病毒作用机制开展研究，为将此类化合物研发成为新一代抗病毒药物提供科学依据。新冠肺炎疫情暴发以来，直接中和病毒的中和抗体等大分子药物也开始受到重视，以其更快的研发与合成速度也开始上市并用于临床。

抗菌药物研发受到病原菌耐药和不明原因细菌感染带来的压力，新型抗菌药物的研发策略一直是热点话题。从降低细菌致病因子和细菌合成的角度来发现药物靶点和靶点群，利用特洛伊木马策略和代谢云干预策略，修饰特异性的代谢位点，有助于更好地发现潜在药物靶点和开发先导化合物。近年来，为了治疗耐药菌引起的感染，针对耐药相关的关键酶设计的酶抑制剂也成为药物开发的热点，系列新型的抗菌药物均属于抗生素与酶抑制剂的复合类抗菌药物。宿主导向的抗菌药物研发也逐渐引起关注。

在疫苗出现之前，人类在与传染病斗争的历史中丧失了无数生命，目前约 2/3 的传染病已经研发出相应疫苗，但仍有约 20 余种疾病如疟疾、丙型肝炎、HIV、登革热、中东呼吸综合征（MERS）等缺少有效疫苗。联合疫苗及多价疫苗因其更高的疾病控制效率及预防覆盖率、基因工程疫苗因安全性和量产能力优势，成为未来疫苗研发的

关注点。SARS-CoV-2 引起的新冠肺炎暴发以来，以 mRNA 疫苗为代表的核酸疫苗与腺病毒载体新冠疫苗等新型疫苗开始大范围被用于预防新冠的感染，标志着核酸疫苗与病毒载体疫苗开始被广泛用于临床。此外，基于蛋白质疫苗的反向疫苗学近年来也成为研究热点，反向疫苗学颠覆了传统的巴斯德疫苗学方法，并不针对蛋白质进行候选疫苗的研究，而是利用计算机技术结合生物信息学软件对病原体的基因组信息进行分析，从基因推导的蛋白序列中预测和筛选可用的蛋白候选疫苗，比传统的疫苗学方法更为安全可靠。在结核病、丙型肝炎、布鲁氏菌、HIV、梅毒螺旋体等多种病原生物疫苗研制中都开始了反向疫苗学研究。

中国工程院发布的《全球工程前沿 2020》遴选了医药卫生领域 Top10 工程研究前沿与 Top10 工程开发前沿，以下五个方向与传染病密切相关，值得重点关注（图 6-1）。

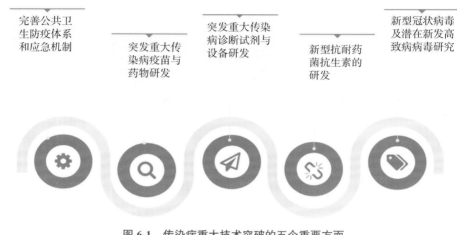

图 6-1　传染病重大技术突破的五个重要方面

第三节　传染病精准防诊治的创新技术和临床应用进展（图 6-2）

一、精准预防

1. 疫苗与疫苗策略

疫苗接种是预防、控制传染病的有效策略，在降低人群病死率、重症率、延长预期寿命等方面发挥了重要作用。借助疫苗与疫苗策略实现传染病精准预防至少包含以下两个要点。

（1）多种技术路线在传染病疫苗中的应用：传统疫苗技术在消灭天花病毒、有效控制脊髓灰质炎和麻疹等传染病上发挥了关键作用，新兴技术逐步在传染病疫苗中

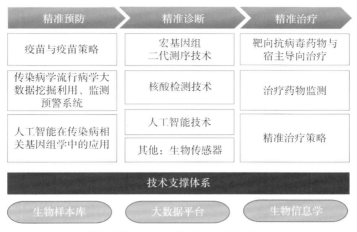

图 6-2　传染病精准防诊治的创新技术和临床应用进展

显现价值，其中以核酸疫苗技术和重组病毒载体疫苗技术适用范围最广、发展最迅速。核酸疫苗产品主要针对的病原体包括流感病毒、寨卡病毒、乙型肝炎病毒、丙型肝炎病毒、HIV、SARS-CoV-2 等，新冠疫情加速了 mRNA 疫苗研发进程。重组病毒载体疫苗技术已被用于针对埃博拉病毒、登革热病毒、MERS-CoV 病毒、SARS-CoV-2 的疫苗研发。

（2）在疫苗研发与疫苗策略中体现精准医学理念：近年来结构生物学、免疫 - 抗体组学、生物信息学的发展为精准疫苗（个性化疫苗）提供了工具。在传染病领域，实施个性化疫苗策略的成本较高，但现阶段体现精准医学理念、考虑人群差异性的设计具有重要意义。疫苗的精准设计要求加强对传染病病原体、免疫应答机制的基础研究；临床试验方案的精准设计有助于充分探索疫苗的生物学特性，针对新冠病毒、寨卡病毒等的候选疫苗，已对特殊人群开展有效性试验，为指导制定不同人群的疫苗策略提供证据。

2. 传染病学流行病学大数据挖掘利用、监测预警系统（图 6-3）

传统传染病监测预警方法存在监测信息互通局限性问题，造成"数据孤岛"、预警时间滞后或能力缺失现象发生。随着信息技术的蓬勃发展、传染病数据的海量积累，传染病监测预警系统技术与大数据结合，在传染病防治中发挥越来越重要的作用。

目前国内外用于传染病预测预警的统计学模型主要有时间序列模型、灰色系统理论、ARIMA 模型等，基于大数据的监测预警系统主要包括以下几种思路。①基于医疗大数据（检验结果、病历数据、费用数据等）进行人群早期症状监测：电子病历系统的普及使持续、系统、广泛收集病例临床信息用于早期识别并预警疾病成为可能，非处方药销售数据与流感样疾病患者数量之间的关联也得到了证实。②基于互联网大数据进行疾病流行预测：此类型研究基本假设为人们患病后会通过搜索引擎或社交媒

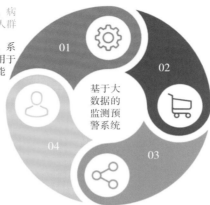

基于医疗大数据（检验结果、病历数据、费用数据等）进行人群早期症状监测

电子病历系统的普及使持续、系统、广泛收集病例临床信息用于早期识别并预警疾病成为可能

基于互联网大数据进行疾病流行预测

假设为人们患病后会通过搜索引擎或社交媒体查找疾病相关信息、搜索关键词的频率与疾病发生率存在相关关系，主要应用于流感、登革热、新冠疫情等预测

基于病原体监测大数据实现传染病监测预警

传染病暴发识别、病原体追踪、传播模式的发现以及发现新的克隆群，并促进不同地区的网络化实验室监测，为实现传染病精准监测提供技术保障

基于人群大数据进行传染病进展预测

将人类活动、临床迹象、病原分析与实时进展结合，为传染病精准防控提供新的思路，辅助趋势研判

基于大数据的监测预警系统

图 6-3　基于大数据的监测预警系统的 4 种思路

体查找疾病相关信息、搜索关键词的频率与疾病发生率存在相关关系，主要应用于流感、登革热、新冠疫情等预测。"谷歌流感趋势模型"（GFT）曾于 2009 年惊艳一时，但后续表现并不如人意，媒体引导的用户搜索行为等导致预测结果产生偏倚，海量数据清洗、检索词标准化仍是影响预测模型准确度的关键问题，这些局限性都提示了传染病监测预警要防范"大数据自大"的陷阱。③基于病原体监测大数据实现传染病监测预警：发达国家十分重视病原检测工作，例如美国建立 PulseNet 监测食源性传染病暴发，自 2018 年起应用全基因组测序技术对食源性疾病病原体进行亚型分型。基因测序技术的迅猛发展催生了基因组流行病学，病原体基因组测序和生物信息学分析已被广泛用于传染病暴发识别、病原体追踪、传播模式的发现以及发现新的克隆群，并促进不同地区的网络化实验室监测，为实现传染病精准监测提供技术保障。④基于人群大数据进行传染病进展可能性预测：微观层面上，结合社交信息、消费信息、电信大数据等对确诊病例的流动轨迹及人群关系网进行精准刻画，加速搜寻可能存在暴露接触史的人群，实现隔离管理；宏观层面上，基于感染人群数据（新增确诊病例、疑似病例、密切接触者等），借助传播动力学等模型，实时监测并借助 GIS 技术辅助展示确诊病例及密接人群的热力分布，辅助趋势研判。中国百度、腾讯、阿里、高德、电信等企业在大数据助力新冠疫情应对上进行了较好实践，工信部统筹三大电信运营商推出的"通行码"、由支付宝研发率先用于杭州并推向全国的"健康码"系统等，都是精准监测、精准防控、精准赋能复工复产的中国特色实践。症状大数据、互联网大数据、病原体基因组大数据、人群大数据可实现优势互补，将人类活动、临床迹象、病原分析与实时进展结合，为传染病精准防控提供新的思路。

二、精准诊断

1. 宏基因组二代测序技术

病原学诊断是传染病精准诊疗的切入点，在临床诊治中也发挥着至关重要的作用。下一代基因测序（next generation sequencing，NGS），又称高通量测序或大规模并行测序，是一种同时并独立对数千到数十亿 DNA 片段进行测序的技术。其中，宏基因组二代测序(metagenomic next generation sequencing，mNGS)具备无偏倚、广覆盖、高通量、快速精准等优势，其前景和潜力已被越来越多的研究证实，并在传染病临床诊治中发挥着越来越重要的作用。

《中国宏基因组学第二代测序技术检测感染病原体的临床应用专家共识》就 mNGS 的临床应用范围、样本采集、分析解读和诊断效能等方面进行了证据总结和意见推荐，建立中国感染病原体宏基因组学检测的标准规范。宏基因组二代测序在呼吸系统、中枢神经系统、血液系统等部位以及协同感染中得到越来越多的应用，笔者团队在临床传染病精准诊疗中，逐步从精准靶向迈向"精准宏基因组"诊断，在国内首创了临床感染病原"无偏向性"诊断体系。

2. 核酸检测技术

核酸检测是传染病病原学诊断的直接证据之一。多重 PCR（multiplex polymerase chain reaction）技术相较于常规 PCR 技术，能够实现对多种病原体的同时检测，具备高通量、高灵敏度、高特异度等特点，该技术经过多年完善与优化已日益成熟，已经被广泛用于实验室与临床检测。在技术基础上，多重 PCR 试剂盒应运而生，国际和国内多种试剂盒搭载毛细电泳分析仪作为检测平台，可一次性检出 Adv、CoV、FLuA、FluB 等多达 20 种的呼吸道病毒与其他病原体。

核酸检测技术在新冠肺炎疫情防控中发挥了重大作用。虽然新冠检测方法众多，但相较于 CT 扫描，分子诊断凭借准确、快速、便捷、更适于大规模检测的优势，成为疑似病例诊断的一线方法，病毒基因测序、实时荧光 RT-PCR 检测、血清特异性抗体检测三种方法其原理、优缺点和适用范围各不相同，其中又以核酸检测为确诊疑似病例与患者治愈出院的"金标准"。新冠疫情的常态化防控需求对核酸检测提出了更高的效率要求，驱动了技术进步和相关新产品出现。

3. 人工智能技术

人工智能算法研究也推广到传染病领域，相关算法模型在疟疾、流感、多重耐药性结核等传染病精准诊断和识别上都表现出良好性能。但人工智能本质上仍是一种计算形式，效果十分依赖于训练数据集的数量和质量，实现临床转化的壁垒在于：算法模型只能基于设备按标准收集或经清理后的结构化集成数据，且需要足够数量的疾病特征指标与相应的高质量专家诊断结果进行训练，在实际应用中无法解决数据"卡脖子"的问题，尤其在应对新发及急性传染病的复杂计算中能力有限。

值得关注的是，得益于影像数据的易获取性与易处理性，图像识别与深度学习技术在传染性肺部疾病的影像诊断中得到了实际应用。在结核病诊断中，人工神经网络、模糊逻辑算法、遗传算法及其联合技术表现出了较好的特异性与准确性，相关产品也投入一线使用，一定程度上缓解了医疗机构尤其是基层地区医疗资源少、医生数量缺乏或经验不足、结核病筛查工作量大等问题。新冠疫情防控中，海量读片需求、疾病肺部特征不典型、一线医生人力缺乏等痛点，推动了相关产品在新冠肺炎诊断中应用，其中较为典型的案例有上海联影新冠肺炎辅助分析软件（uAl-Discover-NCP）、依图医疗胸部 CT 新型冠状病毒智能评价系统、平安科技肺炎 CT 影像智能辅助诊断系统等，均在大型医院落地，应用在抗疫一线，成为提高精准诊疗效率的技术力量。

4. 其他

（1）临床辅助决策支持系统（clinical decision support system，CDSS）：CDSS 打通了电子病历数据与传染病循证知识库，可辅助医生进行传染病诊断。理想状态下，CDSS 可以实现传染病疑似病例发现、相似病例推荐、合理治疗方案设计等功能，有助于传染病疑似病例的灵敏监测与精准诊疗。目前在传染病领域，基于机器学习的 CDSS 系统主要关注细菌感染、病毒感染、结核病等，多数用于辅助诊断，还有部分涉及治疗反应、抗生素耐药性等的预测。

（2）生物传感器：生物传感器基于纳米或微技术平台，利用生物感应元件与目标检测物（病原体或病原体副产物）相互作用，产生阳性响应信号（光、电、磁或视觉可检测信号等），实现对传染病病原体的实时灵敏检测。生物传感器正越来越多地被应用于病原体检测中，其应用范围取决于生物识别分子对目标分析物的特异度和亲和力，用于临床检测存在一定局限性，尚待深入研究，未来在传染病精准诊断中具备开发潜力和应用前景。

三、精准治疗

传染病病原体的结构特征、感染与传播机制的不断揭示，指导着精准药物研发与精准治疗策略的发展，病原体生命周期的每一步都有望成为抑制复制、降低感染性的治疗靶点。由于传染病涉及病原体种类繁多，各种病原体生命活动机制存在差异，实现传染病的精准治疗还有很长的路要走。但毫无疑问，未来传染病治疗方案将与精准医疗、个性化医疗概念相融合，传染病精准治疗策略将以病原体导向与宿主导向相结合为指引方向。

心脑血管疾病、阿尔茨海默病、儿童
先心病、传染性疾病精准防诊治

1. 靶向抗病毒药物

确定靶点是提高传染病精准治疗效率的关键环节，直接抗病毒药物（DAAs）和宿主靶向抗病毒药物（HTAs）仍是抗病毒药物研发的主要思路，不同机制的抗病毒药物在不同病原体上的表现存在差异，例如乙型肝炎治疗中，直接靶向肝细胞中HBV生命周期的候选药物在临床试验中表现出潜力，但诱导宿主恢复HBV特异性免疫应答的调节剂表现一般。而针对流感病毒，直接作用抗病毒药物难以克服其变异快、易耐药的特点，靶向宿主成为新型抗流感药物研发的热点。

2. 宿主导向抗菌治疗

抗菌药物的不合理使用导致了耐药危机的暴发，患者具体特征、感染微生物和易感性模式都是精准治疗中不可忽视的因素。由于个体对抗菌药物的耐受性存在差异，以宿主导向的抗菌药物研究成为治疗细菌感染的热点，完整揭示病原菌、抗菌药物、宿主细胞、宿主体内微环境之间的相互作用机制与发生发展规律，可以指导精准药物研发与精准抗菌治疗策略。目前国内外对宿主导向抗菌治疗的机制取得了一定进展，临床转化尚存在一定障碍。

3. 治疗药物监测

治疗药物监测（therapeutic drug monitoring，TDM）是为患者提供最佳治疗方案和最适宜服药方案的关键，是实现精准治疗的有效保障手段，目前被广泛用于癌症治疗领域，并已开始应用于抗生素以及干扰素、洛匹那韦/利托那韦、磷酸氯喹等抗病毒药物中。另外，2019年，TDM也被美国胸科协会（ATS）、美国疾病预防控制中心（CDC）、欧洲呼吸学会（ERS）、美国感染病学会（IDSA）列入耐药结核病的治疗指南，作为用药剂量调整的辅助手段。

四、技术支撑体系

1. 生物样本库

生物样本库是精准诊疗的基础支撑。传染病学监测、传染病流行及恢复期的生物样本采集和管理，对传染病诊断、流行分析和科学研究具有重要意义。发达国家生物样本库建设起步较早，目前已建立起较为完整和成熟的技术规范和标准体系，并逐渐呈现联盟化、网络化的趋势。美国典型菌种保藏中心（ATCC）、俄罗斯微生物保藏中心（VKM）、英国的国家菌种保藏中心（UKNCC）等以微生物为保存对象，在建设中逐步制定了重要传染病病原体的管理技术规范。联合国儿童基金会、联合国开发计划署、世界银行、世卫组织热带病研究和培训特别规划（TDR）的诊断研究小组开发了不同的生物样本库系统，分别在结核、登革热、利什曼病和梅毒等疾病中使用。伦敦卫生与热带医学学院受资建立寨卡病毒样本库时，采用去中心化网络模型建立虚拟生物库网络，为大流行疾病提供了更快速、高效、可持续的解决方案，有效服务于国家监测计划，相关经验已被用于 COVID-19 生物库网络建设。

2. 大数据平台和生物信息学

在应对传染病的"流行性"和"传染性"中，大数据平台整合病原体序列大数据、网络实验室监测大数据、流行病学大数据、网络大数据（综合搜索、社交媒体）、国民经济数据等多源数据，为传染病智慧监测预警和精准预防奠定基础。数据储存（结构化数据、非结构化数据、多源异构数据）、数据清洗、数据挖掘（聚类分析、关联分析、自然语言处理）、数据可视化（热点分析、动态演化分析）、传染病预警技术（系统科学模型、时间序列分析）、人工智能（机器学习、深度学习等）为传染病精准防诊治各个环节提供技术保障。建立以电子病历系统为基础的健康医疗大数据平台，驱动数据转化为科学知识和经验，并辅助临床决策，推动精准诊疗发展。

生物信息学技术整合多学科方法，是精准诊疗的辅助分析工具。生物信息学技术在病原体诊断、溯源和进化分析上发挥了重要作用，传染病产生的大数据（尤其是高通量测序数据），为生物信息学技术发挥价值提供了空间，基因组流行病学有助于实现更加精细的流行病监测与防控。

五、我国重点关注传染病中的创新技术应用

1. 新冠肺炎

新冠疫情应对是全球关心的热点话题，精准医学理念在新冠研 – 防 – 诊 – 治的各个环节均有所体现。精准医学思路下的疫苗组学和逆向组学技术，使 COVID-19 疫苗开发极具未来前景。人工智能技术在辅助新冠精准诊疗中的作用主要包括了四大战略方向：①疾病分类、诊断和风险预测；②药物再利用和开发；③药物基因组学和疫苗；④医学文献挖掘。由于新冠病毒不断变异、医学科研突破及医疗实践经验积累，以及大流行形势演化，相关研究方向也在持续不断发展变化。

在应对本次新冠肺炎疫情过程中，笔者团队对创新精准诊疗相关技术进行了大量实践与应用（图 6-4）：①解码本地输入的首例新冠病毒基因组，奠定新冠肺炎精准诊断基础；②开发应用多种精准诊断技术，牵头建立基于精准诊断的上海发热门诊预警流程体系；③阐明新冠病毒致病机制，制订和优化诊治方案，在早期提出上海方案供国内外参考；④揭示新冠病理生理改变，实践基于免疫基础的激素治疗策略；⑤创建特殊人群临床诊治方案；⑥推动国内首个中和抗体临床试验研发潜在药物靶点，得到了国内和国际同行认可。在疫情常态化防控需求下，有效疫苗和特异性药物成为互补"组合拳"，将是打好新冠持久战、实现精准防治的关键武器。

心脑血管疾病、阿尔茨海默病、儿童先心病、传染性疾病精准防诊治

新型冠状病毒肺炎	病毒基因测序、实时荧光RT–PCR检测、血清特异性抗体 3种检测方法原理、优缺点和适用范围各不相同。
	在应对新冠肺炎疫情过程中，团队对创新精准诊疗相关技术进行了大量实践与应用： ①解码新冠病毒基因组，奠定新冠肺炎精准诊断基础； ②开发应用多种精准诊断技术，牵头建立基于精准诊断的上海发热门诊预警流程体系； ③阐明新冠病毒致病机制，筛选优化上海抗病毒方案； ④揭示新冠病理生理改变，实践基于免疫基础的激素治疗策略； ⑤创建特殊人群临床诊治方案； ⑥推动国内首个中和抗体临床试验研发潜在药物靶点，得到了国内和国际同行认可。
	人工智能技术在辅助新冠精准诊疗中的作用主要包括四大战略方向： ①疾病分类、诊断和风险预测；②药物再利用和开发；③药物基因组学和疫苗；④医学文献挖掘。 精准医学思路下的疫苗组学和逆向组学，使COVID-19疫苗开发极具未来前景。

图 6-4　新冠肺炎的创新技术应用（截至 2021 年 11 月，相关进展仍在持续不断更新中）

（1）精准预防：新冠疫苗的潜力与价值得到了产学研界的广泛认可，目前新冠疫苗的研发与产业化热度不减。研发上，随着时间推移，疫苗有效性积累了越来越多的临床和真实世界研究证据。已进入临床的不同技术路线的新冠疫苗均揭示了较好的重症预防效果，尚有多款疫苗处于临床试验不同阶段，针对 Delta 等变异毒株、加强接种、序贯接种等的研究证据不断积累，有助于疫苗研发的路径优化与更加精准的疫苗策略制定。产业发展上，随着疫情防控的常态化需求以及各国加强针政策的推行，新冠疫苗市场价值得到证实与持续看好，商业化发展顺利，极大地带动了相关产业链（包括疫苗包装及原材料、生产灌注设备、流通耗材、一次性耗材及医疗废弃物处理、冷链运输供应链）的发展。

据 WHO 统计数据，截至 2021 年 11 月 2 日，198 款新冠疫苗处于临床前研究阶段，128 款新冠疫苗进入临床研究，随着时间变化相关进展及数据仍在持续不断更新中。国外有辉瑞、Moderna、强生、阿斯利康等企业的疫苗上市；国产新冠疫苗全面布局传统与新兴技术路线，上市产品包括中国生物的两款灭活疫苗、科兴生物的一款灭活疫苗、医科院生物所的一款灭活疫苗、智飞生物的重组蛋白疫苗、康希诺的腺病毒载体疫苗以及康泰生物的灭活疫苗，目前尚有多款疫苗处于临床试验阶段（表 6-1）。

（2）精准治疗：治疗性药物是实现新冠疫情防控常态化、感染后精准临床治疗的有效辅助手段，对有疫苗外预防和感染后治疗需求的人群意义重大。新冠治疗药物研发中，最受瞩目的是中和抗体和小分子治疗药物。中和抗体主要用于暴露后预防和感染后治疗中，目前全球范围内已有多款中和抗体或组合疗法获得紧急使用授权（包括再生元的 casirivimab/imdevimab 联合疗法、礼来 / 君实生物合作开发的 etesevimab/bamlanivimab 联合疗法、葛兰素史克 /Vir Biotechnology 合作研发的 Sotrovimab），

表 6-1 我国处于临床中后期及上市阶段的新冠疫苗

技术路径	公司或机构	临床进展或上市情况
灭活	中生北京所	2020/12/31 国内获批，2021/5/7 WHO EUL
灭活	科兴	2021/2/5 国内获批，2021/6/1 WHO EUL
灭活	中生武汉所	2021/2/25 国内获批
灭活	医科院生物所	2021/6/9 国内获批
灭活	康泰	2021/5/14 国内获批
重组蛋白	智飞	2021/3/10 国内获批
重组蛋白	三叶草生物	2021/9/22 宣布全球关键性 II / III 期临床试验达到保护效力的主要和次要终点
重组蛋白	华西医院 / 威斯克	2021/6/15 进入 III 期
腺病毒载体	康希诺 / 军科院	2021/2/25 国内获批
腺病毒载体	沃森 / 清华 / 天津医大	2021/8/4 进入 II 期
流感病毒载体	万泰 / 港大 / 厦大	2021/10/28 进入 III 期
mRNA	BioNTech/ 复星	2021/1/25 香港获批，2021/8/23 FDA 获批
mRNA	沃森 / 支博 / 军科院	2021/7/22 进入 III 期
DNA	Inovio/ 艾棣维欣	2020/12/2 进入 II 期，2021/10/29 WHO 国际随机临床试验计划（Solidarity Trial Vaccines，STV）

（数据来源：Clinical Trails；机构官方新闻。截至 2021 年 11 月 6 日，相关进展及数据仍在持续不断更新中）

我国 BRII-196/BRII-198 新冠中和抗体由腾盛博药携手清华大学和深圳市第三人民医院共同开发，目前已被授权紧急使用。

口服药物具有较好的依从性，将为精准治疗提供有力支持。多款候选口服药物（多为小分子药物）进入研发后期，关键临床试验将陆续揭盲，其中 Merck 和 Ridgeback 生物治疗公司共同研发的 monlnupiravir（核苷类似物）进展最快，2021 年 11 月 4 日已获英国药监局批准，此前也已在 FDA 递交上市申请。2021 年 11 月 5 日，辉瑞宣布其新冠口服药物 Paxlovid（蛋白酶抑制剂）减少新冠肺炎非住院患者的住院或死亡率高达 89%，效果媲美甚至好于新冠中和抗体，显著优于 Molnupiravir。目前我国新冠治疗药物主要布局在抑制病毒复制、阻断病毒进入细胞和调节人类免疫系统 3 条技术路线上，据不完全统计，已有 30 余种药物进入临床试验阶段（表 6-2），相关进展及数据仍在持续不断更新中。

2. 结核病

精准医学理念在结核病，尤其是耐药结核的管理和治疗中具有极为广阔的探索空间：耐药结核病生物样本库有助于揭示个体患者的基因型或表型与具体的药物治疗反应之间的相关性；利用测序数据来编译耐药突变数据库和在线工具（如

表 6-2 新冠主要治疗药物（中和抗体及口服药物）

企业	药品名称	研发状态
Gilead	Remdesivir	FDA 授权
Roche/Atea	AT-527（oral）	Ⅲ期
Merck	Molnupiravir（MK-4482；oral）	英国获批
Pfizer	Paxlovid；oral	Ⅲ期
Lilly	Baricitinib（oral）	FDA 授权
开拓药业	Proxalutamid（oral）	乌拉圭授权
Regeneron	Casirivimab & Imdevimab	FDA 授权
Lilly& 君实	Bamlanivimab & Etesevimab	FDA 授权
GSK/Vir	Sotrovimab	FDA 授权
Astrazeneca	AZD7442	Ⅲ期
腾盛博药	BRII-196 & BRII-198	Ⅲ期
Celltrion	Regdanvimab	Ⅲ期

（数据来源：Clinical Trails；机构官方新闻。截至 2021 年 11 月 6 日，相关进展及数据仍在持续不断更新中）

TBDreaMDB、MUBII-TB-DB 等），驱动知识向临床实践的转变；通过个性化药物方案、结核病风险分层与针对性治疗实现精准预防和治疗，改善患者管理等。我国是结核病负担大国，华山感染团队在结核病精准防诊治上进行了大量研究与实践探索：首先对结核病耐药机制开展系统性研究并获得重大创新性发现，创新性开发了结核病快速药敏检测新技术，建立了耐多药结核病的精准诊断技术平台，优化基于分子药敏的耐药结核病治疗方案，牵头或组织前瞻性多中心临床试验，并组建结核病治疗联盟推广应用精准诊疗新技术新方案（图 6-5）。

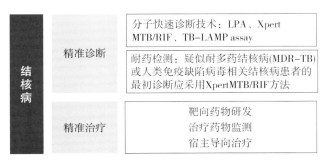

图 6-5 结核病的精准诊断和治疗

（1）精准诊断：菌种分子鉴定是明确分枝杆菌最精准、快速的诊断技术，LPA、Xpert MTB/RIF、TB-LAMP assay 等均可作为结核的分子快速诊断技术。笔者团队在精准靶向性病原诊断技术上不断尝试，首创改良优化 TSPOT.TB 抗原，建立 T-SPOT.TB 结核病免疫诊断平台，已用于上万例疑似结核病患者的筛查和诊断，成果应用于 20 余个省市地区逾 80 家医院，病原学确诊率提高 15%，并在全球首创了 CRISPR 结核诊断技术。

生物标志物的开发在精准诊断中十分重要。国际上众多研究揭示了可用于结核 RNA 检测的诊疗标志物，如 A novel 3-gene host transcriptional signature（GBP5，DUSP3 and KLF2），都具备产品化的临床应用价值。笔者团队已与赛沛诊断合作将上述诊疗标志物转化为临床诊断工具，投入基层医疗项目中用于结核与耐药结核患者的精准诊断。

耐药性检测也是实现结核病精准诊断的重要步骤，WHO 推荐对疑似耐多药结核病（MDR-TB）或人类免疫缺陷病毒相关结核病患者的最初诊断应采用 XpertMTB/RIF 方法。

（2）精准治疗：2020 年 WHO 结核病整合指南之耐药结核治疗模块中，提出了全口服短程首选化疗方案和 BPaL 方案，短程化治疗成为结核病精准治疗的新方向。国内张文宏团队提出基于精准诊断基础的中国全口服短程化疗方案，也在随机对照全国多中心临床研究 TB-TRUST 中被广泛应用。

新型靶向药物相对于传统抗结核药物抑制效果更好，针对病原体生命周期分子靶点的直接作用药物研发，对结核及耐药结合的精准治疗具有重要意义。治疗药物监测能够充分药物代谢动力学 / 药物效应动力学理论指导用药，结合患者基因型特点、TDM 及体外抗结核药物敏感试验结果来制订合适的剂量，优化给药方案，实现结核病精准诊疗，提高疗效。宿主导向治疗也是抗结核治疗中新的热点方法：正向调控的药物主要针对病原菌抑制机体免疫通路的机制，通过解除抑制或强化炎症通路而清除结核分枝杆菌，大多数停留在临床研究和实验室研究阶段；负向调控的药物旨在抑制结核病的炎症反应，缓解疾病症状或组织疾病进展及肉芽肿形成，已被广泛用于临床。

3. 新发与急性传染病

截至 2021 年 10 月 31 日，世卫组织推荐优先研究的高危疾病包括新冠肺炎、里米亚刚果出血热（CCHF）、埃博拉病毒病（EVD）、马尔堡病毒病（MVD）、拉沙热（Lassa fever）、中东呼吸综合征、严重急性呼吸综合征、尼帕病毒病（Nipah virus disease）、亨尼帕病毒病（Henipa virus disease）、裂谷热（RVF）、寨卡病毒病（Zika virus disease）及新发未知疾病（"Disease X"）等。结合 WHO 建议及我国新发与急性传染病流行情况，除上述 COVID-19 外，本部分内容重点关注埃博拉、MERS、SARS、寨卡病毒病、流感以及新发未知疾病的精准诊疗（图 6-6）。

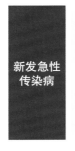

| 新发急性传染病 | 病原体诊断是传染病精准诊疗的基础和关键 | 分子诊断技术，尤其是宏基因组二代测序技术，将是极具价值的创新技术应用，也将有力准动传染病精准诊疗发展 |
| | 信息技术和数据科学研究成果应用场景广泛 | 实时数据监测采集、流行病学时间序列与空间序列模型、大数据分析和机器学习技术，已被用于广泛应用于对埃博拉病毒的预防与监测研究、新冠肺炎疫情预测模型等场景 |

图 6-6　新发与急性传染病的创新技术应用

（1）精准预防：信息技术和数据科学研究成果已被用于传染病监测和预测，例如实时数据监测采集、流行病学时间序列与空间序列模型、大数据分析和机器学习技术，已被广泛应用于对埃博拉病毒的预防与监测研究之中。机器学习与基因组学相结合，已被用于构建预测模型，通过病毒基因组特征，预测其发展成为人畜共患病的可能性，为传染病精准预防提供了新思路，存在较大的探索和优化空间。

新发及急性传染病疫苗研发的难度大、成本高、失败率高，但在各界共同努力下取得了一定进展。埃博拉病毒疫苗研发大多采取了重组病毒载体疫苗技术路线，进展也相对较快（表 6-3）。军事医学研究院生物工程研究所和康希诺生物股份公司共同研发的 Ad5 载体埃博拉疫苗已于 2017 年上市（该团队采取同样技术路径研发的新冠疫苗研发也于 2021 年 3 月上市）；2021 年 9 月，强生官方称其埃博拉病毒 2 针免疫疫苗方案（Ad26.ZEBOV+MVA-BN-Filo）在成人和儿童中都具有良好的耐受性、并诱导了强烈的免疫反应。MERS 与 SARS 同为冠状病毒疾病，都曾为人类社会带来巨大恐慌和重大经济损失，但目前为止尚无针对两者的安全有效的疫苗进入商业化，少数 MERS-CoV 疫苗进入临床试验，大多 SARS-CoV 疫苗处于临床前发现阶段（表 6-4）。目前也尚未有寨卡病毒疫苗上市，但多个候选疫苗已进入临床试验阶段，近 30 个机构在寨卡病毒疫苗研发中布局，且多拥有较为成熟的疫苗平台（表 6-5）。

流感作为传染性强、传播速度快的急性呼吸道感染病，每年给我国带来极大的健康与经济负担，WHO 推荐接种疫苗作为预防流感的手段。新冠疫情引发了居民疫苗接种意愿的回升，国内多家企业（智飞生物、国光生物、中慧元通生物等）的四价流感疫苗研发进入临床后期阶段。

（2）精准识别与诊断：大多数新发与急性传染病起源于人畜共患病。为了更好地早期识别、响应新发大流行疾病，美国国家卫生署启动新发大流行病威胁计划（Emerging Pandemic Threats，EPT），旨在开发兼具系统性与前瞻性的疾病监测、控制和预防方法，对传染病监测系统基础设施、信息共享平台进行了大量投入，EPT基于"One Health"理念开发的综合监测系统与基因组数据、大数据流行病学平台相

251

表 6-3　埃博拉病毒疫苗主要品种

名称	公司或机构	研发状态	技术特点
Ad5-EBOV	康希诺；军事医学研究院生物工程研究所	获批上市	重组病毒载体疫苗
ITV-1	Immunotech Laboratories	上市审批中	治疗性疫苗
Ad26.ZEBOV+ MVA-BN Filo regimen	强生；NIAID	Ⅲ期	重组病毒载体疫苗
rVSV-EBOV	默克	Ⅲ期	重组病毒载体疫苗
VRC-EBOADCO76-0O-VP	葛兰素史克；NIAID	Ⅲ期	重组病毒载体疫苗
Adenoviral vector vaccine	NIAD；ReiThera Srl	Ⅱ期	重组病毒载体疫苗
Ebola virus vaccine	VECTOR	Ⅱ期	非特异性疫苗
GamEvac-combi vaccine	Ministry of Health and Social Development of the Russian Federation	Ⅱ期	治疗性疫苗

（数据来源：Clinical Trails；机构官方新闻。截至 2021 年 11 月 6 日）

表 6-4　MERS-CoV 疫苗主要品种

名称	公司或机构	研发状态	技术特点
INO-4500	GeneOne Life Science；Inovio Pharmaceuticals	Ⅱ期	DNA 疫苗
MERS Cov vaccine	Vaccitech	Ⅰ期	重组病毒载体疫苗
SAB-301	SAB Biotherapeutics	Ⅰ期	亚单位疫苗

（数据来源：Clinical Trails；机构官方新闻。截至 2021 年 11 月 6 日）

表 6-5　寨卡病毒疫苗主要品种

名称	公司或机构	研发状态	技术特点
mRNA-1325	ModeRNA Therapeutics	Ⅱ期	RNA 疫苗
VRC-ZKADNA090-OO-VP	NIAID；NIH	Ⅱ期	RNA 疫苗
Zika virus vaccine	Beth Israel Deaconess Medical Center；NIAID；The Ragon Institute；University of Sao Paulo	Ⅰ期	灭活疫苗
GLS-5700	GeneOne Life Science；Inovio Pharmaceuticals	Ⅰ期	DNA 疫苗
Zika virus vaccine	赛诺菲	Ⅰ期	非特异性疫苗
TAK-426	武田制药	Ⅰ期	灭活疫苗
MV-ZIKA	Commissariat a l'Energie Atomique；European Vaccine Initiative；Institute Pasteur；Themis Bioscience GmbH	Ⅰ期	减毒活疫苗
VLA-1601	Emergent BioSolutions；Valneva SE	Ⅰ期	灭活疫苗

（数据来源：Clinical Trails；机构官方新闻。截至 2021 年 11 月 6 日）

心脑血管疾病、阿尔茨海默病、儿童
先心病、传染性疾病精准防诊治

结合，为数字病原体监测实现精准识别与预防勾勒了蓝图，但其落地上存在伦理、社会与法律问题以及数据共享与集成上的障碍。

在新发及急性传染病中，病原体诊断是传染病精准诊疗的基础和关键。因此，分子诊断技术，尤其是宏基因组二代测序技术，将是极具价值的创新技术应用，也将有力推动传染病精准诊疗发展。2017年，笔者团队在国内首先开展临床二代测序病原学分子诊断的应用研究，同时建立感染性疾病病原深度测序平台，并联合其他分子生物学检测手法，建立国内首个感染病精准诊断平台，为发热待查疑难感染性疾病的快速精准诊断与精准治疗提供技术基础。此外，新发及急性传染病常暴发于实验室能力极低的环境中，便携式的诊断平台具有极高的应用价值。

第四节　创新技术与临床应用相结合的产业化发展（表6-6）

表6-6　创新技术与临床应用相结合的产业化发展

创新技术	发展现状、机遇与挑战	建议
分子诊断技术	◎ PCR 技术已吸引了众多企业的商业化开发和运作，尤其在呼吸道传染疾病领域，多重 PCR 试剂盒已投入使用 ◎ NGS 技术在传染病精准诊疗中的作用已得到了广泛认可，具有广阔的应用前景和市场潜力 ◎ 基础研究中发现诊疗标志物，一般都具备成果转化和产业化价值	◎ 针对大型临床医疗机构及实验室常规检测场景，开发自动化分析设备 ◎ 针对传染病现场调查、患者随访、患者居家自我管理等场景开发小型便携式即时检测设备 ◎ 2020年11月美国 FDA 已批准了首个家用新冠病毒检测试剂盒
临床辅助决策支持系统	◎ 国外 CDSS 系统产品发展迅速，在成熟的综合性临床决策支持系统产品中，可检索到传染病相关内容 ◎ 2018年，国家卫健委推进以电子病历为核心的医疗机构信息化建设工作，使 CDSS 成为部分医疗机构的刚性需求	◎ 国内传染病 CDSS 应用尚不成熟，缺乏对传染病本体构建的研究，在规范传染病术语、提高一致性、克服共享障碍、促进实际应用落地、充分发挥临床价值上需要进一步深入研究
传染病智能预警与溯源系统	◎ 基于大数据的传染病智能预警与溯源系统的理论研究与工作摸索已取得长足的发展和进步，与区块链、物联网、人工智能等先进技术进行有机结合，并逐步走向成熟 ◎ 国家重大公共卫生事件医学中心正式在华中科技大学同济医院启用云数据中心	◎ 从市场前景来看，不同规模和级别的利益相关机构在需求和购买力上存在差异，因此在大规模成果转化和产业化落地上，更依赖于疾控机构及政府部门等的官方推动和买单

一、分子诊断技术

PCR 技术作为分子诊断主流技术，已吸引众多企业进行商业化开发和运作，尤其在呼吸道传染疾病领域，多重 PCR 试剂盒已投入使用。PCR 技术产业化在新冠疫情期间得到迅猛发展。NGS 技术在传染病精准诊疗中的作用已得到广泛认可，具有广阔的应用前景和市场潜力。针对大型临床医疗机构及实验室常规检测场景，开发自动化分析设备；或针对传染病现场调查、患者随访、患者居家自我管理等场景开发小型便携式即时检测设备，对传染病的常规与应急监测、精准防控与诊疗极具价值，同时将有助于进一步产业化发展。2020 年 11 月，FDA 已批准了首个家用新冠病毒检测试剂盒。

二、基于疾病知识库的临床辅助决策支持系统

国外 CDSS 系统产品发展迅速，在著名的综合性临床决策支持系统产品中，可检索到传染病相关内容。2018 年，国家卫健委推进以电子病历为核心的医疗机构信息化建设工作，使 CDSS 成为部分医疗机构的刚性需求，CDSS 产业化发展迎来了绝佳时机。国内传染病 CDSS 应用尚未成熟，缺乏对传染病本体构建的研究，需要进一步规范传染病术语、提高一致性、克服共享障碍、促进实际应用落地、充分发挥临床价值，学习国际先进经验，例如著名开放生物医学本体（Open Biomedical Ontologies，OBO）中的传染病本体（Infectious Disease Ontology，IDO）可作为核心，且已有研究讨论了 COVID-19 时代背景下 IDO 的扩展与更新，相关数据集均可通过 GitHub 存储库等途径免费获取。在国内传染病领域，应当加强产 – 学 – 研合作，构建传染病知识库与语义关联体系，并注重其可扩展性，为基于循证决策的传染病精准诊疗打下基础。

三、基于大数据的传染病智能预警与溯源系统

基于大数据的传染病智能预警与溯源系统的理论研究与工作摸索已取得长足的发展和进步，与区块链、物联网、人工智能等先进技术进行有机结合，并逐步走向成熟。从市场前景来看，不同规模和级别的利益相关机构在需求和购买力上存在差异，因此在大规模成果转化和产业化落地上，更依赖于疾控机构及政府部门等的官方推动和买单。2021 年 10 月，国家重大公共卫生事件医学中心正式在华中科技大学同济医院启用云数据中心，数据集成能为多点预警、决策研判、指挥联动提供部分数据支撑，数据上"云"使跨机构、跨区域的临床服务共享、慢病管理、多中心临床研究成为可能，是深度整合 5G、物联网、大数据、人工智能等"新基建"技术，实现数字化转型，打造智慧医院的示范样板，在未来该系统的扩展与升级有望为传染病智能预警与溯源提供保障。

心脑血管疾病、阿尔茨海默病、儿童
先心病、传染性疾病精准防诊治

第五节 相关重要论文

〔1〕The Journal of Infectious Diseases.Next Generation Sequencing and Bioinformatics Methodologies for Infectious Disease Research and Public Health: Approaches, Applications, and Considerations for Development of Laboratory Capacity. 下一代测序（NGS）与生物信息学相结合已成功地用于与公共卫生相关的传染病研究的大量分析。本文总结了传染病基因组监测和病原体识别中最常见的 NGS 和生物信息学工作流程，以及建立以 NGS 和信息学为重点的传染病研究公共卫生实验室中的主要挑战和考虑因素。

〔2〕Lancet Infectious Diseases.One step closer to precision medicine for infectious diseases. 有研究报告新型抗毒素脂质体制剂 CAL02 的首次人体研究结果，CAL02 有望作为严重社区获得性肺炎球菌肺炎抗生素治疗的辅助药物。这一研究表明传染病精准诊疗更进一步。

〔3〕微生物与感染 . 精准医疗与结核病 . 在中国的临床实践中，引起严重疾病负担、对病死率有重大贡献度的慢性传染性疾病应作为精准医疗的研究重点。结核病的精准诊断、特殊人群的药理学参数与药物代谢相关的分子标记、针对病原体生命周期分子靶点的直接作用药物研发、针对病原体生命周期分子靶点的直接作用药物研发等方面已有医疗实践。

〔4〕华西医学 . 结核病精准治疗的现状与未来 . 近年来，结核病精准治疗主要聚焦于耐药结核病、宿主导向治疗及纳米靶向治疗，并取得了一定的成果，为结核病特别是耐药结核病的治疗提供了重要手段。

〔5〕ACS Infectious Diseases. A Comparison of Optical, Electrochemical, Magnetic, and Colorimetric Point-of-Care Biosensors for Infectious Disease Diagnosis. 本文讨论了基于光学、电化学、磁和比色分析的传染病诊断技术，以及相关技术用于即时医疗的快速诊断模式。

〔6〕Clinical Microbiology and Infection Volume. SARS-CoV-2 seroprevalence worldwide: a systematic review and meta-analysis. 通过系统综述血清流行病学调查结果，评估全球 SARS-CoV-2 在不同人群和地理区域的流行情况。

〔7〕Antibiotics.It's Not Easy Being Green: A Narrative Review on the Microbiology, Virulence and Therapeutic Prospects of Multidrug-Resistant Pseudomonas aeruginosa. 关于铜绿假单胞菌的适应性、毒力和抗生素耐药性的简要综述。

〔8〕医药前沿 . 丙型肝炎治疗的新进展：直接作用抗病毒药物和宿主靶向抗病

毒药物. 新型抗 HCV 药物主要包括直接作用抗病毒药物（DAAs）和宿主靶向抗病毒药物（HTAs），具备高效性、耐药少、疗程短和使用方便等优点，本文从作用机制、疗效、耐药性等方面对其进行总结。

［9］疾病监测. 基于蛋白质组学技术的新型冠状病毒感染诊断研究进展. 该研究就全球范围内蛋白质组学技术在 SARS-CoV-2 感染诊断中的研究及其应用进行综述和展望。

［10］Nature.Age-specific mortality and immunity patterns of SARS-CoV-2. 研究人员使用来自 45 个国家 / 地区的特定年龄 COVID-19 死亡数据和 22 个血清阳性率研究的结果来调查了多个国家 / 地区感染和死亡模式的一致性，为各国评估大流行进展提供参考。

［11］Journal of Antimicrobial Chemotherapy.ResFinder 4.0 for predictions of phenotypes from genotypes. 耐药分析软件 resfinder 4.0 用于基因型预测表型，能够输出可靠性不低于抗微生物药敏试验（AST）的抗菌谱。

［12］Transboundary and Emerging Diseases.Stability of SARS-CoV-2 and other coronaviruses in the environment and on common touch surfaces and the influence of climatic conditions: A review. 介绍了人类及动物冠状病毒在不同环境、常见接触表面及不同气候条件下的稳定性。

［13］Science.The effect of human mobility and control measures on the COVID-19 epidemic in China. 评估了管控措施对新冠疫情传播情况的影响。

［14］高等教育出版社. 全球工程前沿 2020. 遴选了医药卫生领域 Top10 工程研究前沿与 Top10 工程开发前沿，包括突发重大传染病疫苗与药物研发、突发重大传染病诊断试剂与设备研发、新型抗耐药菌抗生素的研发等方面。

参考文献

［1］2020 年全国法定传染病疫情概况 [EB/OL][2021-10-18]. http://www.nhc.gov.cn/jkj/s3578/202103/f1a448b7df7d4760976fea6d55834966.shtml.

［2］Arkaprabha Sau, Habibul Ahsan. A Simulation Study on Hypothetical Ebola Virus Transmission in India Using Spatiotemporal Epidemiological Modeler (STEM): A Way towards Precision Public Health[J]. Journal of Environmental and Public Health, 2017.

［3］Ayyoubzadeh S M, Ayyoubzadeh S M, Zahedi H, et al. Predicting COVID-19 Incidence Through Analysis of Google Trends Data in Iran: Data Mining and Deep Learning Pilot Study. JMIR Public Health Surveill, 2020, 6 (2): e18828[J].

［4］Babcock S, Beverley J, Cowell L G, et al. The infectious disease ontology in the age of COVID-19[J]. Journal of Biomedical Semantics, 2021, 12(1): 1-20.

心脑血管疾病、阿尔茨海默病、儿童
先心病、传染性疾病精准防诊治

［5］ covid-19 vaccines research emerging evidence on safety and the need for additional-doses-of-covid-19-vaccines[EB/OL][2021-10-31]. https://www.who.int/news-room/events/detail/2021/10/25/default-calendar/who-consultation-on-covid-19-vaccines-research-emerging-evidence-on-safety-and-the-need-for-additional-doses-of-covid-19-vaccines.

［6］ Dande P, Samant P. Acquaintance to artificial neural networks and use of artificial intelligence as a diagnostic tool for tuberculosis: a review[J]. Tuberculosis, 2018, 108: 1-9.

［7］ Deurenberg R H, Bathoorn E, Chlebowicz M A, et al. Application of next generation sequencing in clinical microbiology and infection prevention[J]. Journal of biotechnology, 2017, 243: 16-24.

［8］ Gardy J L, Loman N J. Towards a genomics-informed, real-time, global pathogen surveillance system[J]. Nature Reviews Genetics, 2018, 19(1): 9-20.

［9］ GBD 2017 DALYs and HALE Collaborators. Global, regional, and national disability-adjusted life-years (DALYs) for 359 diseases and injuries and healthy life expectancy (HALE) for 195 countries and territories, 1990-2017: a systematic analysis for the Global Burden of Disease Study 2017[J]. Lancet, 2018, 392(10159):1859-1922.

［10］ GBD 2019 Viewpoint Collaborators. Five insights from the Global Burden of Disease Study 2019[J]. Lancet, 2020, 396(10258): 1135-1159.

［11］ Global health estimates: Leading causes of DALY[EB/OL][2021-10-18].https://www.who.int/data/gho/data/themes/mortality-and-global-health-estimates/global-health-estimates-leading-causes-of-dalys.

［12］ Go T, Kim J H, Byeon H, et al. Machine learning-based in-line holographic sensing of unstained malaria-infected red blood cells[J]. Journal of Biophotonics, 2018, 11(9): e201800101.

［13］ Groschel M I, Owens M, Freschi L, et al. GenTB: A user-friendly genome-based predictor for tuberculosis resistance powered by machine learning[J]. bioRxiv, 2021.

［14］ Gu W, Miller S, Chiu C Y. Clinical metagenomic next-generation sequencing for pathogen detection[J]. Annual Review of Pathology: Mechanisms of Disease, 2019, 14: 319-338.

［15］ Guo P, Zhang J, Wang L, et al. Monitoring seasonal influenza epidemics by using internet search data with an ensemble penalized regression model[J]. Scientific Reports, 2017, 7(1): 1-11.

［16］ Kan B, Zhou H, Du P, et al. Transforming bacterial disease surveillance and investigation using whole-genome sequence to probe the trace[J]. Frontiers of Medicine, 2018, 12(1): 23-33.

［17］ Krubiner C B, Faden R R, Karron R A, et al. Pregnant women & vaccines against emerging epidemic threats: ethics guidance for preparedness, research, and response[J]. Vaccine, 2021, 39(1): 85-120.

［18］ Ladner J T. Genomic signatures for predicting the zoonotic potential of novel viruses[J]. PLoS Biology, 2021, 19(9): e3001403.

［19］ Lee H W, Lee J S, Ahn S H. Hepatitis B virus cure: Targets and future therapies[J]. International journal of molecular sciences, 2021, 22(1): 213.

［20］ Liu T Y, Sanders J L, Tsui F C, et al. Association of over-the-counter pharmaceutical sales with influenza-like-illnesses to patient volume in an urgent care setting[J]. PLoS One, 2013, 8(3): e59273.

［21］ Liu X, Liu C, Liu G, et al. COVID-19: Progress in diagnostics, therapy and vaccination[J]. Theranostics, 2020, 10(17): 7821.

［22］ Mahomed S, Padayatchi N, Singh J, et al. Precision medicine in resistant tuberculosis: treat the correct patient, at the correct time, with the correct drug[J]. Journal of Infection, 2019, 78(4): 261-268.

［23］ Mislin G L A, Schalk I J. Siderophore-dependent iron uptake systems as gates for antibiotic Trojan horse strategies against Pseudomonas aeruginosa[J]. Metallomics, 2014, 6(3): 408-420.

［24］ Mollentze N, Babayan S, Streicker D. Identifying and prioritizing potential human-infecting viruses from their genome sequences[J]. bioRxiv, 2021.johnson johnson ebola vaccine regimen demonstrated robust and durable immune response in adults and children in data published in the lancet infectious diseases[EB/OL][2021-10-31].

［25］ Nahid P, Dorman S E, Alipanah N, et al. Official American thoracic society/centers for disease control and prevention/infectious diseases society of America clinical practice guidelines: treatment of drug-susceptible tuberculosis[J]. Clinical Infectious Diseases, 2016, 63(7): e147-e195.

［26］ Omersel J, Karas Kuželiki N. Vaccinomics and adversomics in the era of precision medicine: a review based on HBV, MMR, HPV, and COVID-19 vaccines[J]. Journal of Clinical Medicine, 2020, 9(11): 3561.

［27］ Pashchenko O, Shelby T, Banerjee T, et al. A comparison of optical, electrochemical, magnetic, and colorimetric point-of-care biosensors for infectious disease diagnosis[J]. ACS Infectious Diseases, 2018, 4(8): 1162-1178.

［28］ Peeling R W, Boeras D, Wilder-Smith A, et al. Need for sustainable biobanking networks for COVID-19 and other diseases of epidemic potential[J]. The Lancet Infectious Diseases, 2020.

［29］ Peiffer-Smadja N, Rawson T M, Ahmad R, et al. Machine learning for clinical decision support in infectious diseases: a narrative review of current applications[J]. Clinical Microbiology and Infection, 2020, 26(5): 584-595.

［30］ Prioritizing diseases for research and development in emergency contexts[EB/OL][2021-10-31]. https://www.who.int/activities/prioritizing-diseases-for-research-and-development-in-emergency-contexts.

［31］ Pulsenet[EB/OL][2021-10-31]. https://www.cdc.gov/pulsenet/anniversary/timeline.html#future.

［32］ Rauch S, Jasny E, Schmidt K E, et al. New vaccine technologies to combat outbreak situations[J]. Frontiers in immunology, 2018, 9: 1963.

［33］ Santus E, Marino N, Cirillo D, et al. Artificial Intelligence-Aided Precision Medicine for COVID-19: Strategic Areas of Research and Development[J]. Journal of Medical Internet Research, 2021, 23(3): e22453.

［34］ Shen Y, Yuan K, Chen D, et al. An ontology-driven clinical decision support system (IDDAP) for infectious disease diagnosis and antibiotic prescription[J]. Artificial Intelligence in Medicine, 2018, 86: 20-32.

［35］ Smith K M, Machalaba C C, Seifman R, et al. Infectious disease and economics: The case for considering multi-sectoral impacts[J]. One Health, 2019, 7: 100080.

［36］ Sun G, Matsui T, Hakozaki Y, et al. An infectious disease/fever screening radar system which stratifies higher-risk patients within ten seconds using a neural network and the fuzzy grouping method[J]. Journal of Infection, 2015, 70(3): 230-236.

［37］ Sweeney T E, Braviak L, Tato C M, et al. Genome-wide expression for diagnosis of pulmonary tuberculosis: a multicohort analysis[J]. The Lancet Respiratory Medicine, 2016, 4(3): 213-224.

［38］ Taccone F S, Bond O, Cavicchi F Z, et al. Individualized antibiotic strategies[J]. Current Opinion in Anesthesiology, 2016, 29(2): 166-171.

［39］ Warsinske H C, Rao A M, Moreira F M F, et al. Assessment of validity of a blood-based 3-gene signature score for progression and diagnosis of tuberculosis, disease severity, and treatment response[J]. JAMA Network Open, 2018, 1(6): e183779-e183779.

［40］ Wilder-Smith A, Preet R, Renhorn K E, et al. ZikaPLAN: zika preparedness Latin American network[J]. Global health action, 2017, 10(1): 1398485.

［41］World Health Statistics 2020[EB/OL][2021-10-18]. https://apps.who.int/iris/bitstream/hand le/10665/342703/9789240027053-eng.pdf?sequence=1&isAllowed=y.

［42］World Health Statistics 2020[EB/OL][2021-10-18]. https://apps.who.int/iris/bitstream/hand le/10665/342703/9789240027053-eng.pdf?sequence=1&isAllowed=y.

［43］Xu JG. Reverse microbial etiology: a research field for predicting and preventing emerging infectious diseases caused by an unknown microorganism[J]. J Biosaf Biosecur, 2019, 1(1): 19-21. DOI: 10.1016/j.jobb.2018.12.00

［44］Yang J, Chen X, Deng X, et al. Disease burden and clinical severity of the first pandemic wave of COVID-19 in Wuhan, China[J]. Nature communications, 2020, 11(1): 1-10.

［45］Zimmer A J, Schumacher S G, Södersten E, et al. A Novel Blood-Based Assay for Treatment Monitoring of Tuberculosis[J]. 2021.

［46］龚慧，申鑫，严涵，等 . 2006-2019 年中国季节性流感疾病负担估计 [J]. 中华医学杂志，2021，101（8）：560-567.

［47］黄鑫，杨婷，尹建华，等 . 新发传染病流行的重要途径——跨物种传播 [J]. 国际流行病学传染学杂志，2020, 47（4）：358-361.

［48］刘晓晔，毛畅思，朱奎 . 宿主导向抗菌药物的研究进展 [J]. 中国动物传染病学报，2021, 29（4）：52-60.

［49］全球工程前沿 2020 报告 [EB/OL][2021-10-18]. http://www.engineering.org.cn/ch/con/Engineer-ingFronts2020/EF.

［50］王旭阳，刘其会，张文宏 . 精准医疗与结核病 [J]. 微生物与感染，2017, 12（6）：328-332.

［51］徐朦，刘小波，宋秀平，等 . 基于伤残调整寿命年的 2010-2019 年中国登革热疾病负担评估研究 [J]. 中国媒介生物学及控制杂志，2020, 31（5）：509-512.

［52］中国宏基因组学第二代测序技术检测感染病原体的临床应用专家共识 [J]. 中华传染病杂志，2020, 38（11）：681-689.